全国中医药行业高等教育"十三五"创新教材

教育部高等学校中医学类专业教学指导委员会第一批"十三五"本科中医学专业校本教材

# 中医文化学导论

（供中医学、中药学、针灸推拿学、管理学等专业用）

主　编　李和伟

U0307690

中国中医药出版社

·北　京·

图书在版编目（CIP）数据

中医文化学导论/李和伟主编.—北京：中国中医药出版社，2019.12（2025.1重印）

全国中医药行业高等教育"十三五"创新教材

ISBN 978－7－5132－5107－5

Ⅰ.①中…　Ⅱ.①李…　Ⅲ.①中国医药学－文化－中医学院－教材　Ⅳ.①R－092

中国版本图书馆 CIP 数据核字（2018）第 153990 号

中国中医药出版社出版

北京经济技术开发区科创十三街 31 号院二区 8 号楼

邮政编码　100176

传真　010－64405721

北京盛通印刷股份有限公司印刷

各地新华书店经销

开本 787×1092　1/16　印张 12.5　字数 283 千字

2019 年 12 月第 1 版　2025 年 1 月第 2 次印刷

书号　ISBN 978－7－5132－5107－5

定价　48.00 元

网址　www.cptcm.com

服 务 热 线　010－64405510

购 书 热 线　010－89535836

维 权 打 假　010－64405753

微信服务号　zgzyycbs

微商城网址　https://kdt.im/LIdUGr

官 方 微 博　http://e.weibo.com/cptcm

天猫旗舰店网址　https://zgzyycbs.tmall.com

如有印装质量问题请与本社出版部联系（010－64405510）

全国中医药行业高等教育"十三五"创新教材

教育部高等学校中医学类专业教学指导委员会第一批"十三五"本科中医学专业校本教材

# 《中医文化学导论》编委会

# 编写说明

　　本教材系教育部高等学校中医学类专业教学指导委员会认定的第一批"十三五"本科中医学专业特色校本教材。该教材从中医文化起源切入，从中医文化理论、中医文化思想、中医文化伦理、中医思维方式、中西医文化比较等问题出发，探索中医文化思想体系、现代发展及未来方向，在传承中提高认识，推陈出新，在扬弃中发展创新，传播弘扬。在中医文化知识构建中引导学生逐步学会对问题的梳理和科学的逻辑思考，建立符合科学规律的中医价值观和现代医学观。

　　本教材的编写思路：一是本着原汁原味呈现中医文化历史状态，阐明中医文化渊源、思想体系、科学原理、发展阶段和历史评价等；二是在中医文化发生的知识和体系基础上，梳理、归纳、总结和提炼当前学术理论界对中医文化的不同观点、思想、认识和价值判断，拓展中医文化的研究视野，注重学生的主观判断和认识体验，引导学生提升中医认同感。三是设置知识拓展文献及思考题，形成开放性思考问题，指导学生自主思考，主动学习，训练学生逐渐形成良好的思维模式和缜密的处理问题和解决问题的科学方式，注重学生形成正确的价值判断，建立中医思维框架体系，形成现代中医药学价值观。

　　本教材由主编提出编写大纲、编写体例和基本观点，编委会成员负责各章节的编写。具体分工：绪论由李和伟、汪淼、董玲编写；第一章由邸维鹏、文庠、凌子平编写；第二章、第三章、第四章由郑南编写；第五章由孟健男、王蕾编写；第六章由车志远、冷德生编写；第七章由郑南编写；第八章由傅文第编写；第九章由徐凯、于钦明、闫朝升编写。全书由李和伟、傅文第、郑南统稿。黑龙江中医药大学原党委书记袁纲同志对本教材进行了审阅，在起草编写大纲和最终定稿审稿期间对本书给予了非常多的帮助与指导，在此表示衷心感谢！中医文化学是一门新兴学科，欢迎各位使用者提出宝贵意见，以便再版时修订提高。

《中医文化学导论》编委会

2019 年 4 月

# 目 录

# 绪　论

**【学习目的】**

了解文化、中华文化、中国传统文化、中医药文化的相关概念，以及其相互的关系；了解中医药文化学研究的对象，以及学习中医药文化学的意义。

## 一、文化的概念

文化是一个具有人文属性的宏观概念，其内容浩瀚广博，几乎涉及人类生活的一切领域，随着观察角度的不同，文化就会具有不同的内涵，中医药文化亦是如此。因此，学习中医药文化就要了解"文化""中华文化""中国传统文化"。

### （一）文化的含义

关于文化的定义，仁者见仁，智者见智，五花八门，莫衷一是。据有关专家统计，达两百余种之多，但归纳起来，主要有以下几种。

**1. 文化是人文教化**

在古代，文化是一个复合结构词，意思是以文化之。《易传·贲卦》云："观乎天文，以察时变；观乎人文，以化天下。"这里的天文是指天地自然的运行规律，原文主要是指社会人伦秩序、礼仪制度。

"文"字的本义是指各色交错的纹理，如花纹、水纹、斑纹等，是"纹"的古字。《易·系辞下》云："物相杂，故约文。"许慎在《说文解字》云："文，错画也，象交叉。"由此初义衍生出文字、文章、文学、文采之义，进而"文"有了"质""实""朴"相对美善之义。郑玄注《礼记》云："文，犹美也、善也。""文"字在历史上具有相当高的地位，谥法上"文"字为最高谥号。《左传·昭公二十八年》曰："经天纬地曰文。"皇帝死后谥"文"，必须在治国上有重大业绩。

"化"字的甲骨文是由两个对倒的人组成的，意思是转化、变化。中国古代视"化"为自然大道，不同于西方人重"创"之道。在先秦典籍中，"化"字引申为教化，即通过教育使人的品性向好的方面转化。《老子·第五十七章》云："我无为而民自化。"古代有"化外"一词，就是指中国教化未达到的地方。

**2. 文化是物质财富和精神财富的总和**

现今一般教科书和工具书中大多采用文化的广义，即"文化是人类在社会历史实践过程中所创造的物质财富和精神财富的总和"（原苏联《哲学百科全书》1964 版）。广义的文化认为，文化的本质特征是人、人为（这里的人为，指的是人的一切行为，不同于古代的人文。古代的人文包括人性、人道，是指人所以为人的行为），因此，文化是与自然相对应的概念。梁漱溟在《中国文化要义》中说："文化就是吾人生活所依靠之一切……文化之本义，应在经济、政治，乃至一切无所不包。"现代社会也有用文明一词来表述文化，两者同属于人类生存方式的概念，虽有相同相似之处，但文化侧重于人文精神内涵，以内在为主；文明侧重于社会，物质形态以外在为主。

**3. 文化是意识形态的反映**

狭义的文化一般是指与人的精神意识活动相关的社会行为和社会产物。在西方，"文化"一词来源于拉丁文 Cultura，原词为动词，意为耕作、培养、教育、发展、尊重、居住、练习、注意等。与拉丁文同属印欧语系的英语、法语、德语等，语言中的"文化"意义都保留了拉丁文的某些含义，进而引申出对人性的陶冶、品德的教养等意义。这与中国古代"文化"的含义非常接近，只不过文化在中文中一开始便专注于精神意识活动，直指伦理道德，礼仪制度，而 Cultura 则是以土壤改良、植物栽培等物质生产引导到能力、知识、修养、情操等精神领域。

由于人的一切活动，除了本能之外，几乎无一不与人的主观意识密切相关，尤其是人所创造的一切财物，无不打上人的意识的烙印。因此，文化不可能不延伸到物质产品，但这并不影响人们对狭义文化的理解和使用。狭义文化论者认为，文化应与产品物质本身有所区别，它只是作为人的精神活动、如审美情趣、价值观念、宗教信仰等隐性存在于产品之中。因此，构成文化的内涵不是表层的、形式的存在，而是深层的相对稳定的存在。思维方式、价值观念和审美情趣构成了文化的三项核心要素。正是这三项核心要素，蕴藏在人们的生活方式之中，才逐渐形成一种比较稳定的社会心理和民族意识。目前，人们在学术研究中采用的文化定义多取狭义，其范畴大体上与人文这一概念相似，特指精神财富，主要是指与人的思维、意识、情感等密切相关的实践活动，如文学、历史、哲学、艺术、宗教、道德习俗等，具有明显的人生和社会的价值取向。目前，这一观点比较成熟的定义是："文化是代表一定民族特点的，反映其理论思维水平的精神风貌、心理状态、思维方式和价值取向等精神成果的总和。"（李宗桂《中国文化概论》）

总之，从本质上讲，文化是人类区别于其他动物的生存方式，是人类自我创造的产物。文化是人类从自然状态迈向更高层次的标志和动力，是人类文明的基础和源泉。一个民族的特立绵延也在于文化的孕育滋养，构成各民族传统文化主要特征的因素是居住地域的差异性、民族人种的特异性、文化形态的稳定性和传承历史的延续性。民族文化的价值不仅体现在它的普适性上，也体现在它的特殊性上。

## （二）文化的结构与层次

"文化"这一概念，人们在长期使用过程中，对其内涵和外延的认识差异甚大，研究者基于文化自身内部各要素之间的关系，提出了关于文化结构、层次的理论：有主张文化在结构分为物质文化和精神文化两层次者；有主张物质、制度、精神三层次者；有主张物质、制度、行为、精神四层次者；还有以物质、社会关系、精神、艺术、语言、风俗习惯为文化之六大子系统者等。其中以四层次说比较完整而简明。

**1. 物质文化**

物质文化又称物态文化，是人类所从事物质生产活动及其成果的总和，是可感知的、具有物质实体的文化事物。物质文化以满足人类最基本的生存需要为目标，直接反映人与自然的关系，反映人的本质力量的对象化、客观化程度，以及整个社会生产力的发展水平，是人类一切文化创造的基础。

**2. 制度文化**

制度文化是人类在社会实践活动中所建立的各种社会规范、社会组织的总和。文化人类学的基本常识告诉我们，人是有意识的类存在物。人类的物质生产是社会的、群体的活动，只有在一定的社会关系之下才能进行。在这个过程中，人类不仅创造了物质财富，更创造了自己独有的社会环境，还创造了处理人与社会之间相互关系的准则，并逐步将其确定、规范化为社会的经济制度、婚姻制度、家族制度、政治法律制度，以及家族、民族、国家、经济、政治、宗教团体、教育科技组织等。制度文化着眼于调试和解决人与人、人与社会之间的关系，虽不直接与自然界发生关系，但其特质及发展水平仍然离不开人与自然发生联系。

**3. 行为文化**

行为文化是人类在长期的社会实践尤其是相互交往中所约定俗成的习惯性行为定势，是人类在日常生活中的行为模式的反映。行为文化与民风民俗的形态出现，具有鲜明的民族特性和地域特性。行为文化的产生，既与人类生活所依赖的一定地域与自然环境有关，也离不开一定社会环境下的制度文化，是制度文化在人的行为模式上的体现。

**4. 精神文化**

精神文化又称心态文化，是人类在社会实践和意识活动中出现的价值观念、审美情趣和思维方式的总和。作为文化的核心部分，精神文化包括社会心理和社会意识形态两部分。社会心理是含有主观的、潜移默化的演进形成的一种思维定式，是指人们日常的精神状态尚未经过理论加工与艺术升华，体现为流行的大众心态，诸如人们的愿望、要求、情绪等。社会心理受物质文化和制度文化的影响，并与行为文化互为表里。社会意识形态是指经过政治家及文化学者、专家系统加工的社会意识，通常以物化形态，诸如著作或作品固定下来。

以上文化结构的诸层次中，物质文化反映的是人与自然的关系，制度与行为文化反映的是人与社会的关系，精神文化反映的是人与自我的关系。精神文化处于整个文化结构层次的最高层，因为根植于民族文化的深层心理，故而很难改变。精神文化是文化的核心与精髓，是不同国家或民族文化相区别的本质所在。

## （三）中国文化与中国传统文化

文化具有国别性、民族性。在世界历史上，各个民族和国家基于不同的自然社会条件、环境，创造了属于自己同时也属于全人类的文化。

中国文化是中国所有民族的文化总汇，是生活在中国土地上的中华各族人民在社会发展的历史过程中创造的，包含中国人的价值观念、思维方式、审美情趣、道德情操、民族性格、生活方式、行为方式等，是精神文化和物质文化的总和。

中国文化有广义和狭义之分。广义的中国文化包括中国传统文化、近现代文化和当代文化。狭义的中国文化主要指鸦片战争（1840年）以前的中国文化，也就是我们所说的中国传统文化。

中国传统文化经历了几千年的发展演变，其所聚合的丰富的文化精神是中华民族的民族精神，基本精神特点是"天人合一"、以人为本、刚健有为和贵和尚中。

**1. "天人合一"**

"天人合一"的观念具有悠久的历史，是中国文化的基本精神之一。中国文化的"天人合一"有别于西方文化的人定胜天，讲求的是人与自然的融合，也包含人化的自然与异化的人的融合。中国传统文化重视人与自然的和谐统一，认为天与人、天道与人道、天性与人性是相对相同的，能够达到统一。

**2. 以人为本**

人本主义在中国由来已久，无论是儒家还是法家、道家、墨家都是建立在人的基础上的学说。墨家反对统治者为了争权夺利而发动战争，强调"兼爱"，是对人的尊重。法家论述法术，是针对人的治理。道家论述人与自然的关系也是人本主义的体现。儒家民本理论更是从人事出发立论的。

**3. 刚健有为**

刚健有为就是人必须具有坚强的性格、勇敢的精神，在人世间有所作为。刚健有为是儒家、法家、墨家思想的主流，刚健的精神表现在个体上就是一种独立不屈的人格和坚定的信念。孔子说："士不可不弘毅。"弘毅就是心胸宽广，意志刚强。孔子的阐述一直是中国文化精神的主流，也是中国历代文人所奉行的信条，是中国文化人文精神的组成部分。

**4. 贵和尚中**

"中和"就是和谐统一，合适平衡，是中国文化精神的精髓。在文化价值方面，提倡在统一文化的范围内，不同派别、不同类型、不同发展程度、不同民族之间思想文化的相交渗透和多样统一，既维护了民族文化的整体性，又保持了文化的多样性；在民族关系上，以和为贵，承认任何民族的文化都有其自身的意义和价值；在道德伦理和社会行为上，提倡中庸思想，以利于社会秩序的维护和社会的和谐稳定。"贵和尚中"的文化理念，使中华民族在整体上体现了一种内敛而非扩张的文化精神，是中华文化亲和力的核心。

## 二、中国传统文化与中医文化的关系

### （一）中医文化是中国传统文化的瑰宝

有着五千多年历史文明的中国，文化思想源远流长，灿烂丰富，像浪花闪烁、浩荡奔腾的长江、黄河，孕育、滋养着一代代勤劳善良的中国人。回眸观之，穿越时空的文学画廊绚丽缤纷，绘画、书法、音乐等充满了生命意识与情感花瓣的艺术流芳溢彩。在中国传统文化中还有一种文化，即中医药文化。它根深叶茂，博大精深，是我们不能也不可能忘记的。它是中国传统文化中永远美丽、永远耀眼的瑰宝。

　　源于中国历史与土壤的中医，既悬壶济世，中国人依靠它得以祛病安康，保持蓬勃的生命活力；又是一种含义深刻的文化思想，与人的精神意志、心灵情感息息相通。从文化思想来看，中国传统文化中的中医，其思想基础与中国传统文化的哲学精神一脉相通。中医是运用中国古代传统哲学的精气学说、阴阳学说和五行学说行医治病，诠释人生命的秘密。其"阴阳和合"与"顺应自然"的生理机制和对待生命的"清静无为"的主观精神，正是儒家中和思想与道家"道法自然"古代哲学精神的最佳体现。

　　当前，随着经济和社会的发展，以及人们物质生活水平的提高，富裕和生活条件逐渐好起来的中国人更注重生命，更重视身体健康和延年益寿。人们都在积极地探讨和研究人体的特征与生命的规律，尤其是如何养生，如何"防患于未然"，从治愈疾病到预防疾病。中医及其文化，恰恰为我们提供了这种良好的契机。吸取了中国传统哲学和文化精华的中医，历经两千多年的融会发展，已经形成了一整套完整的理论体系。其价值和思想核心可以用一个词概括，那就是"和谐"。世间万物都是对立统一、矛盾一致的。任何疾病，无论大小、轻重都起于阴阳不和，是因"和谐"的缺失而造成的。中医治病就是燮理阴阳，使之"和谐"。只要"和谐"了，人的病就好了。这种"和谐"主要包含人与环境和自然、人与人之间、人与自身三种方式。处理和调节好了这三种矛盾，人就是一个"和谐"的人、一个健康完美的人。这一中医药文化的哲学思想与中国古代传统的儒、道、佛的文化哲学思想如出一辙。这种文化思想正逐渐被各种肤色的人所接受，发展到如今，中医及其文化已经漂洋过海，在全球 100 多个国家和地区都有它靓丽的身影，可以说愈来愈辉煌，愈来愈伟大。

### （二）中医药是打开中华文明宝库的钥匙

　　钥匙是开锁的工具，为守护、防卫、珍藏、保密的需要，人类大约在 17 世纪发明了"锁"和"钥匙"，且约定俗成"一把钥匙开一把锁"，所以钥匙是开锁的必备工具，是打开锁固范畴的开路先锋。

　　虽然蕴含体现中华文明特色的瑰宝数不胜数，但能"打开中华文明宝库的钥匙"唯有中医药学，因为只有中医药学全面、系统、完整地保有中华文明的核心理念；只有中医药学在基本观念、实质内容、思路方法、表述方式等方面能够全面、系统、完整地保有中华文明的基因；只有中医药学在凝聚中国古代哲学智慧、健康养生理念、防病治病的理法方药等方面，能够全面、系统、完整地保有中国古代科学的成果。换而言之，中医药学是中华文明复兴的开路先锋。

　　中医药学作为中国独有的医学科学具有丰富的原创内涵。历代医家通过不断深入观察和反复的临床实践，以独特的视角和思维方式，创造性地总结了对人体健康与疾病的规律性认识，形成了系统的理论与技术方法。诚然，中医学、西医学都是人类防治疾病、维护健康的医学科学，目的一致，但医学体系不同：西医学属于自然科学；中医学既属于自然科学也属于社会科学。西医学属于生物医学模式，即生物－社会－心理医学模式；中医学属于整体医学模式。西医学是在还原论指导下，基于解剖学基础发展而来的，诊疗思维着重于寻求致病因子和精确病变定位，然后采用对抗式思维，定点清除致病因子，使机体恢复健康；中医学是在整体观指导下，基于"天人合一"、形神合一的中国哲学基础发展起来的，诊疗思维着重于寻求致病因素（内因、外因、不内外因）和正气、邪气的消长定位，然后采用包容式思维，并非定点清除致病因子，而是通过扶正祛邪、补偏救弊使机体恢复健康。因此，中医治病的最大特点不是定点清除致病因子，而是调理、矫正致病环境，使致病因子难以生存和发展，使"正气存内，邪不可干"。

人类的生命科学至今还是一个尚未打开的迷宫，而中医药学关于天人关系、脏腑关系、经络关系、表里关系、精气神关系、"生长壮老已"关系等的理论与实践经验都涉及医学和生命科学之"钥"。因此，深入研究和科学总结中医药学，必将凸显中医药学的鲜活生命力和广阔的发展前景，"对丰富世界医学事业、推进生命科学研究具有积极意义"。

## 三、中医文化的概念与研究内容

对"文化""中国文化""中国传统文化"了解以后，再理解什么是中医文化就会清晰、容易得多。对文化本身认识的多元性，给中医文化的界定带来了复杂性。从中医文化与中医科学技术区别角度来界定："所谓中医文化，不是或主要不是指中医作为科学技术本身，而是指这种科学技术特有的社会形式、文化氛围，也即中医学发展同整个社会文化背景的联系，以及中医学中所体现的特有的文化特征。"从广义文化上界定，即"中医文化是中华民族优秀传统文化中体现中医药本质与特色的精神文明和物质文明的总和"。从文化的具体层面来界定："中医文化是中医药学内在的价值观念、思维方式和外在的行为规范、器物形象的总和。"综合而言，即"中医文化以中医学为研究对象，研究中医学与传统文化的联系及中医学自身的精神文化、行为文化与器物文化"。

中医文化研究具有多学科、综合性的特征。中医文化的研究范围包括中医药学形成的文化社会背景、中医药的语言文献、中医药学发生发展的历史、中医药学的思维方式、哲学思想、价值理念、文化功能、人文精神、中医学区别于其他医学的文化特征、中医学发生发展的总体规律、中医学未来的发展方向、历代名医的生平及所处历史背景、医家学术思想形成的条件及传承等。除此之外，中医文化研究还包括地域中医文化、中医药企业（包括中药厂、中医院）文化的研究。研究中医文化的学科叫中医文化学。

中医文化研究（中医文化学）由中医哲学、中医史学、中医文献学、中医语言文字学（医古文）等子学科构成，还包括一些新兴的交叉学科，如中医人类学、中医社会学、中医伦理学、中医心理学、中医生态学、中医经济学等。这些子学科中，中医哲学是中医文化学的核心，因为任何一种文化的核心都是该文化的哲学。哲学是关于世界观、价值观和方法论的学问，中医哲学就是中医学的世界观、价值观和方法论。具体地说，中医哲学包括中医思维、中医本体论、中医方法论、中医伦理学、中医价值论等。

## 四、学习和研究中医文化的意义

### （一）中医文化的复兴是推动中华文化复兴的重要途径

伴随着人类进入 21 世纪的步伐，古老的中国焕发出新的生命力。经济迅速发展，各项事业日新月异，中华民族的复兴已不再是遥不可及的梦想。但是民族的复兴并不仅仅是经济的振兴，还有文化的复兴。从某种意义上说，文化的复兴比经济的复兴更为重要和关键，因为文化的复兴能为经济的发展提供源源不断的潜在动力。一个民族一旦形成自己良好的主导文化模式，即使在一个时期由于某种原因使经济遭受挫折，甚至衰退，但只要它的文化根基还在，它就有迅速走向复兴的可能。文化的发展并不是自发的，也不是与经济实力发展完全呈正比、同步前进的，它需要人为地、自觉地去推动，去发展。在全球文化一元化与多元化激烈冲突的今天，面对西方文化霸权主义的挑战，中华传统文化的复兴尤其显得十分必要和紧迫，更需要当代人不屈不挠地奋力推动。

众所周知，中医是中国传统文化的重要组成部分，是当今唯一仍在发挥重要作用的中国传统科学，是传统文化的重要载体之一。因此，中医文化的复兴是推动中华民族文化复兴的一个重要途径，中医文化能够重现昔日辉煌也将是中华民族文化复兴的一个重要表现。中医药学在发展的过程中，不断汲取当时的哲学、文学、数学、历史、地理、天文、军事等多学科知识的营养，同时又融入中华民族优秀传统文化的血脉之中，成为传统文化不可分割的一个组成部分。中医药学是在中华民族传统文化的土壤中萌生、成长的，中医药学在这种文化氛围中能够自然地得以普及。古代上自帝王将相，下至凡夫俗子，各个阶层或多或少都能知医识药，由儒从医者、由官业医者更是不胜枚举。"秀才学医，笼中捉鸡""不为良相，则为良医"，一方面形象地道出了具有传统文化知识背景的人学习中医相对容易之现象，另一方面也说明了中医与传统文化的密切关系。今天，若离开了中国传统人文文化教育和传播，中医药执业人员单纯学习中医诊断、方剂、药性，终究难成一代中医名家（即使一时出名也后劲不足），中药也难以保持和发展道地药材与传统炮制方法，与中医药相关的产品，包括中医文化产品也难以形成良好、持久的市场氛围；离开文化的滋养，中医理论也难以得到健康持续发展。因此，中医文化研究既是复兴传统文化的重要角色，也是国民经济（尤其是医疗市场经济）的重要推动力。

## （二）中医的危机从根本上说是文化的危机

近百年来，中医的发展出现了危机，一个时期甚至面临被取缔、被消灭的境地。中医的危机从根本上说就是中国传统文化的危机。伴随着新文化运动"德先生"和"赛先生"的提出，传统文化遭到猛烈的抨击，作为传统文化一部分的中医药学也不可避免地遭到前所未有的批判，其在中国的医学主导地位也受到冲击。科学主义的盛行，西方学科分类及其"形式和方法"成为是否"科学"的评估标准，中国所有的传统学术实际上都面临着一个取得科学"资格"的问题，中医药学自不例外。而科学，诚如胡适所言："有一个名词在国内几乎做到了无上尊严的地位；无论懂与不懂的人、无论守旧和维新的人都不敢公然对它表示轻视或戏侮的态度，那个名词就是'科学'。"科学在近现代中国达到了"几乎全国一致的崇信"，凡是不符合"科学"的东西都要遭到批判、唾弃。在这种科学话语语境中，"中学"即"旧学"，"旧学"就是垃圾。新旧的差距就是进步与倒退、科学与迷信的差距。所谓中学、所谓国故、所谓国粹、所谓经典、所谓中医全被归入旧的、倒退的、迷信的、要抛弃的范围。在"五四"时代所建立的话语霸权之下，带"中"的一切事物都失去了合法性，而唯一的合法的话语便是"科学"。在这样的语境中，中医成了"失语的中医"，也就是丧失了自己语言的中医。与传统文化密切相关的主干课程——医古文被边缘化，在中医师职称考试中被取消，而换成能与西方科学接轨的现代语言工具——英语。其他与传统文化相关的课程，在中医药院校成为可有可无的选修课。中医本身自有一套理论结构与历史传承，阴阳五行理论可以追溯到《易经》《尚书》；药物学可以在传说中的神农氏找到源头，在后世的陶弘景、孙思邈、李时珍的著作中找到活水；临床实验可以追溯到战国时代的扁鹊。

"问渠哪得清如许，为有源头活水来"。失去源头的中医能够继承就已令人欣慰，更遑论创新与发展！不少老中医专家大声疾呼："继承就是发展！"那是看到了中医在所谓"现代化"口号下面临消亡的危机。近几十年来，政府对中医的关怀、保护和扶持力度不可谓不大，中医药教育规模也在一天天扩大，但中医的发展并没有取得所期望的结果，这不能不引起我们的深思。

造成这种现象的根本原因就是在文化观念上，长期以来西方文化中心论和现代科学霸权主义思想占据主导地位。它使中国传统文化，尤其是中医受到了一再的摧残和打压。因此，加强中医文化研究是当务之急，是重中之重。

学习中医文化并不反对用现代科学手段、西医标准研究中医药，作为一种研究途径，应该承认其研究价值。中医药的科学研究和文化研究并不是截然对立的，而是相辅相成的。中医的发展只能按照中医本身的规律发展，而不是按西方科学、西方医学的模式发展，否则必定以抛弃自己的文化为代价。中医要发展，首先要搞清中医的历史文化，也就是从它形成、发展的文化背景诸因素上去做全面考察。中医文化研究的根本目的就是要重新找回自己的表达"语言"、自己的思维方式、自己的价值观念，从而给中医发展提供适合自己发展的优良土壤，或提供中医发展所必需的营养成分。

中医具有较其他医学更为浓厚的文化属性。医学的对象是人的生命。换句话说，生命是医学的本原，所以生命文化就是医学的元文化。中医在认识生命的本质、规律问题上有着不同于西方的鲜明的个性色彩，如中医将"气"看成是生命的本原和动力，将阴阳五行看成是生命的过程序列、生命的存在方式；将自然人与社会人作动态比附，建构了一个由心神调控的心与身同构、同序的小生命系统和人与宇宙同构、同序的大生命系统。中医比任何一门医学更能反映本民族的文化特征。从某种意义上说，与其将中医看成是一门生命科学，不如将中医看成是一种生命文化。从生命文化的角度讲，中医药文化研究尤为迫切和必要。

## （三）中医文化研究必将促进地域经济的发展和文化的进步

中医文化研究不仅能促进中医药学术的发展，也必将促进地域中医文化的建设和发展，促进中医企业文化的建设与发展，提高本地区的知名度，带来本地区经济的发展和文化的繁荣进步。

地域中医文化是该地区宝贵的资源财富。中国古代由于交通不便，加之气候、地理等诸因素的影响，各个相对独立的区域形成了独具特色的医药文化，如绵延千余年至今而不衰的新安医学、上古名医岐伯故里的庆阳医学、中医近代史上有重要地位的孟河医学、具有南国特色的岭南医学等。从经济、文化、思想、历史渊源等不同角度考察、研究地域中医文化，探求地域中医文化形成的原因，必将极大地促进当地的经济、文化发展。地域中医文化是与当地的名医文化密不可分的，如庆阳的岐伯、南阳的张仲景、亳州的华佗、耀县的孙思邈、新安的汪机、蕲春的李时珍、玉田的王清任等，这些名医无疑成为当地的名片，给当地带来了不可估量的无形资产。

中医企业文化建设是企业发展的战略需要。企业文化已经成为企业的核心竞争力，成为企业的无形资产和品牌，如通过对久负盛名的同仁堂、胡庆余堂等企业文化研究，为医药企业文化提供借鉴，能够形成良好医药行业规范，并对企业持久健康运行提供文化支持。目前，中医文化研究已经引起有识之士的关注，相信在世界经济一体化和文化多元化的时代潮流中，中医文化一定会展现它富有魅力和生命力的光彩，为中华民族的伟大复兴做出应有的贡献。

文化是一个民族的灵魂，是立于世界民族之林的独特标记。中国传统文化是决定中国人思维方式、价值取向和气质特征的根本基因，是中华民族强大号召力、凝聚力和向心力的源泉。中医文化是中国传统文化的典型和范例，是科学文化与人文文化水乳交融的知识体系。中医文化世代相传，成为中国人生活方式的基本物质范畴，成为中国人思想情感寄托的精神平台。

中医文化是中华民族独特的宇宙观、自然观、生命观、生活观的基因构成部分，加强中医药文化研究，对于促进中医学回归其人文与自然科学共生属性的完整的理论体系，提升中医自身的价值，激发其原创力、生命力，为中医未来国内国际发展及中国文化国际化提供有关战略思考；为现代科学研究拓展认知方式、思维方式；在全球提供健康服务，同时倡导健康理念和生活方式，弘扬和谐的生命观、生态观和发展观具有重要的意义。

》》》**思　考　题**

1. 谈谈你对"文化"的理解。
2. 谈谈中医文化与中国传统文化的关系。
3. 什么是中医文化学，学习中医文化学的意义是什么。

# 第一章　中医文化的发展历程

【学习目的】

　　掌握中医文化的形成和发展脉络；熟悉中医文化发展各阶段的文化特点；了解中国传统文化对中医理论形成所起的作用和意义。

## 第一节　中国文化的形成与发展

　　文化是动态的，永远处于运动的状态之中。中国文化是迄今世界上最久远、最稳定、最丰富的文化之一。中医药文化根植于中国文化，学好中医药文化的前提就是要对中国文化有清晰的了解。

### 一、中国文化的形成

中国文化的形成主要经历了史前时期、殷商西周时期和春秋战国时期三个阶段。

#### （一）史前时期

　　古人类学研究及考古发现已证明，早在大约 170 万年前，中国境内就有了早期人类活动。1965 年，考古学者在云南元谋上那蚌村发现的元谋直立猿人化石是中国境内最早的人类活动的历史确证。此后，相继发现北京猿人（约 50 万年前）、早期智人（约 20 万—4 万年前）、晚期智人（距今 1 万年前），直到新石器时代，清晰、完整地勾勒出中国人类起源与进化的各个环节。根据人种学的分类，中国人属于蒙古人种。从元谋人、蓝田人再到山顶洞人，现代蒙古人种所具有的典型体征，如颧骨高凸、铲形门齿、印加骨、额中缝等在明显的进化趋势中一脉相承。中华文化在中国大地上的发生，从一开始即呈多元状态，不仅是黄河流域，在长江流域、珠江流域甚至东北、华北都有旧石器和新石器文化遗址的发现。

**1. 史前的物质文化**

　　远古时期，文化的产生首先表现为工具。在旧石器时代，中华先民将自然或经简单加工的石块、弓箭等作为采集和狩猎的基本工具。这一时期，具有划时代意义的文化创造是火的使用。至少从北京猿人开始，中华先民就已经能够熟练使用火，宣告人类与动物界相分离。恩格斯甚至认为，可以把火的发现"看作人类历史的开端"。从大约公元前 7000 年开始，中华先民进入了新石器时代。这个时期，磨制较为精细的石器取代了打制的粗糙石器，农业、畜牧业成为首要生产部门，陶器得到了广泛应用。迄今为止，我国发现的新石器时代的文化遗址有七八千处，诸如仰韶文化（前 5000—前 3000 年，1921 年发现于河南）、红山文化（与仰韶文化大致同时期，1935 年发现于辽宁）、大汶口文化（前 4500—前 2500 年，1936 年发现于浙江）、马家窑文化（前 3000—前 2600 年，1923 年发现于甘肃）、龙山文化（前 2800—前 2300 年，1928 年发现于山东）等都是其中最有代表性的。从旧石器到新石器时代，标志着原始物质文化得到了重要发展。

**2. 史前的观念文化**

原始观念文化主要以原始宗教和原始艺术为代表。原始宗教主要包括自然崇拜、生殖祖先崇拜和图腾崇拜三种表现形式。由于受认识自然水平和能力的限制，先民将许多无法解释的自然现象都归为神灵意志的体现，由此产生了诸多崇拜形式。总体来说，原始宗教反映了当时低下的社会生产力水平，具有协调人与自然关系的作用，在物质文化与精神文化之间也起到了补充作用，是原始社会的观念文化主流。

原始艺术主要表现在陶塑、陶绘、雕刻等。在距今 4000 年的河南密县池北岗、新郑裴李岗的新石器时代文化遗址中发现了陶塑猪头。半坡文化遗址则出土有陶塑人头像，耳垂部甚至已有穿孔，说明当时人们已经在耳朵上悬挂饰物。陶绘主要以动、植物图形为素材，如鱼形纹、圆点勾叶纹、三角形、方形、菱形图案等。其他还有新疆呼图壁县的岩画、江苏连云港锦屏山将军崖的岩画等。

## （二）殷商西周

大约在新石器时代晚期，氏族部落联盟经过漫长的兼并融合后，逐步完成了向国家的过渡，夏、商、周三朝是中国文化形成的关键时期。有文字记载的历史从这一时期开始，国家在这一时期开始形成，影响中国历史的诸多文化制度的基础也在这一时期奠定，中国文化的特殊面貌在这一时期开始形成。夏、商、周时期的文化明显体现出从神本文化到人本文化的态势。

**1. 殷商神本文化**

商部落发祥于山东半岛，起初以游耕农业为主。约在公元前 14 世纪，商王盘庚迁都，由奄（今山东曲阜）迁至殷（今河南安阳）。在长期稳定的条件下，商人的文明水平得到了明显提高，其中一个重要事件便是甲骨文字的出现。它标志着古代中国进入文明时代。受史前原始思维的影响，殷商尊神重祀，体现出强烈的神本文化特色。《礼记·表记》云："殷人尊神，率民以事神，先鬼而后礼，先罚而后赏，尊而不亲。"殷墟出土的十多万片甲骨几乎记录的都是祭祀、占卜的内容。殷人的宗教信仰处于自然宗教的多神信仰阶段，是当时人类思维水平尚处于蒙昧阶段的反映。随着实践经验、心智水平和能力的提升，这种以尊神为特色的神本文化逐步向以人为本的人本文化过渡。

**2. 周人的文化维新**

周曾是偏处渭水以北的黄土高原、长期附属于商的部落。经过数百年的时间，约在公元前 11 世纪，利用商王室的腐败，起兵伐纣，最终胜利，建立起周朝。

"周虽旧邦，其命维新"（《诗经·文王》）。周朝建立后，对殷商的制度虽有因袭，但多有文化上的"维新"。这种"维新"首先表现在建立完备的宗法制度，包括嫡长子继承制、分封制和宗庙祭祀制度。这种宗法制度强调伦常秩序，注重血缘身份，兼备政治权力统治和血亲道德制约的双重功能，将家族制度政治化，不仅确定了古代中国社会结构的基本特征，而且对以后集权政治体制的固化也产生了极其重要的影响，并进一步渗透进民族意识、民族性格和民族习惯之中。如果说，中国传统文化具有宗法文化的特征的话，那么这种特征正是从西周开始形成的。

周人的"维新"还表现在"制礼作乐"，即确立礼制及与之相配合的情感艺术系统。"礼"最初有祭祀神灵的宗教之义，而周的"制礼作乐"的礼乐则超越此义，提升至完整的制度与文化的构建，囊括国家政治、经济、军事、文化一切典章制度，以及个人的道德修养和行为准则规范。《礼记·曲礼》云："道德仁义，非礼不成；教训正俗，非礼不备；分争辩讼，非礼不决；君臣上下，父子兄弟，非礼不定；宦学事师，非礼不亲；班朝治军，莅官行法，非礼威严不行；祷祠祭祀，供给鬼神，非礼不诚不庄。""礼"在形式上体现为"仪"，即各种礼节和仪式。

周人推行的种种制度，如礼制、宗法制、分封制等，实质上渗透着强烈而自觉的伦理道德精神，周人的文化维新奠定了中国传统文化中德治主义、民本思想和忧患意识的致思取向。

### （三）春秋战国

公元前770年，在西部夷人犬戎的进逼之下，周平王由丰镐东迁至洛邑，历史进入春秋战国时期。此时，周天子权威失坠，礼崩乐坏，社会的剧烈动荡和变革不仅为文化的重组提供了机会，更是催生助长了"士"阶层的兴起，使他们从原先所属的贵族阶层中分化出来，成为专事于精神文化创造的独立群体。同时，由于"天子失官，学在四夷"，原先世守专职的朝廷文化官员散落民间。他们凭借知识聚徒讲学，著书立说，一时学派林立，诸子蜂起，出现了百家争鸣的恢宏局面，"道术将为天下裂"（《庄子·天下篇》），春秋战国遂成为中国文化的"轴心时代"。

春秋战国时期的诸子之学，西汉司马谈曾概括为阴阳、儒、墨、名、法、道德六家，西汉刘歆又将诸子归为儒、墨、道、名、法、阴阳、农、纵横、杂、小说十家，排除文学范畴的小说家，后世称为"九流"。其实就思想成就而言，主要的还是司马谈所概括的六家。诸子之学"起于时势之需求而救其偏敝"，具有"救时之弊"的文化目的性。由于社会地位、思考方式等方面的差异，诸子之学在学派风格上也具有鲜明的个性特征。孔、墨、老、庄等先秦诸子是我国文化史上第一批百科全书式的学者，他们以巨大的热情和高度的智慧开宗立派，编撰《易》、《书》、"三礼"、《春秋》等中国文化的"元典性"著作，对宇宙、社会、人生进行了极其深刻的追索和思考，建构了中国古代思想文化的基本格局，对人类文明的发展做出了创造性的贡献。

### 二、中国文化的发展与兴盛

公元前221年，秦王嬴政经过多年的兼并战争，终于完成"吞二周而亡诸侯，履至尊而制六合"的统一大业，中国的历史文化进入了秦汉统一时代。国家的统一与强盛在文化史上具有划时代的伟大意义，一方面国家一统，结束了群雄争霸的历史，极大地促进了多元文化的整合。尤其是经过400余年的文化建设，形成了全社会强烈的文化认同心理，它标志着中华文化共同体的初步形成。同时，中国文化从东、南、北三个方向与外部世界展开了多方面、多层次的交流，尤其是丝绸之路的开辟，更架起了中外文化交流的桥梁。经由丝绸之路，中国文化传播至西亚乃至欧洲，西域和印度文明也得以传入我国。正是这种双向的文化交流，塑造和展现了统一帝国时代中国文化的宏阔壮大与灿烂辉煌。

### （一）秦汉：文化一统

秦王朝在建立统一帝国之初，除了废除分封制、实行郡县制等一系列政治制度变革外，还建立起高度统一的中央集权。与此同时，秦始皇还出台了一系列以统一为原则的文化举措，改变了战国时"田畴异亩、车涂异轨、律令异法、衣冠异制、语言异声、文字异形"的局面，即所谓"书同文"（以秦篆为统一文字）、"车同轨"（统一车辆形制与道路宽窄）、"度同制"（统一度量衡制度与货币）、"行同伦"（制定秦律，推行严刑峻法）、"地同城"（废除封建邦国之制，打破地区壁垒）。秦始皇为定天下于一尊，遂于统一后9年采纳了丞相李斯焚书的奏议："臣请史官非秦记皆烧之。非博士官所职，天下敢有藏《诗》、《书》、百家语者，悉诣守、尉杂烧之。有敢偶语诗书者弃市，以古非今者族，吏见知不举者与同罪。令下三十日不烧，黥为城旦。所不去者，医药、卜筮、种树之书。若欲有学法令，以吏为师。"这些统一的文化制度的确立，虽然是为了加强专制集权统治，但也增进了秦帝国版图内各区域人们在经济、文化、生活乃至心理方面的共同性，为中华文化共同体的最后形成奠定了重要的基础。

汉武帝时期，为了适应封建大一统政治局面的需要，董仲舒针对汉初"儒道互黜""百家殊方"的情况，坚决主张"罢黜百家，独尊儒术"，并提出德刑并用，而以德政为主的统治思想，主张充分发挥"礼乐教化"的作用。他以"六经"为指针，高举"重儒更化"的旗帜，寻求一种与地主制经济、宗法——专制君主政体相吻合的文化形态。其独尊儒术的主张，不仅为汉武帝所接受，更是确立了后世以儒为宗的政治文化模式，被以后两千余年专制体制奉为圭臬，有力地维护了封建专制统治。

### （二）魏晋南北朝：乱世中的多元文化

汉末的黄巾军暴动和董卓之乱，使久已摇坠的汉帝国终于土崩瓦解。秦汉四百余年，天下一统的格局宣告结束，一场长达近400年的战乱又由此展开。先是魏、蜀、吴三分天下，中间西晋实现了统一，但仅昙花乍现，随着五胡乱华、西晋灭亡，中国又陷入南北分割状态。北方先有16国割据，后又有北魏、东魏、西魏、北齐、北周等政权更迭，南方则有东晋、宋、齐、梁、陈诸王朝轮替。经久的战乱与割据，打破了秦汉时期政治、思想与经济的一元体制，儒学独尊的文化模式随之崩解，在这种乱世的格局中，文化重新呈现多元发展的局面。

**1. 魏晋玄学**

东汉后期，面对统治阶级的腐败、名教危机的深化和社会的大动乱，儒家"不周世用"日益凸显，动摇了儒家作为国家意识形态的基础。正是这种日益严重的政治、经济、文化与社会危机，使当时上层的文人逐步摈弃对社会的认同，转而寻求个体的独立与意义，将心灵超越与精神自主作为人生的取向，由此而刺激了老庄思想的回归，玄学在这一文化背景下产生。

玄学源自原始道家，但不是简单的重复，而是在魏晋时期特定的历史文化语境中对老庄思想的重新阐发，是对道家思想的新发展，被称为新道家。作为魏晋时期主流的学术思潮，玄学在中国文化史上具有重要的地位，对中国文化产生了深远的影响。一是玄学作为本体论哲学，对"本末""有无"，以及相互关系的分析具有高度的谈玄析理色彩，提升了中国哲学的思辨水平和分析能力；二是玄学逍遥游放、任情适己的人生观，深刻影响并铸造了中国知识分子清、虚、玄、远的生活情趣，成为他们在专制体制下调试自我、追求精神超越的重要依托；三是玄学"得意忘言"的思维方法，以及对形神关系的讨论是我国古代文艺美学的重要内容，对此后的诗歌、书法、绘画等都产生了重要影响，同样也包括对医学的影响。

**2. 文化的冲突与整合**

魏晋南北朝时期中国社会的动荡引发了不同思想派别和种族之间的文化冲突与整合，这种文化的冲突与整合主要表现在两个方面：一是儒、释、道三教的合流；二是胡、汉文化的碰撞与融合。

儒、释、道三教之间的冲突与整合是由魏晋南北朝时，道教、佛教势力的不断发展而引起的，原本东晋以后，玄、佛合流而成为士大夫生活中的显学。与此同时，道教也从民间宗教升格为官方认可的宗教，在门阀士族中广泛传播。道教在形成过程中，不仅以道家思想为主要渊源，也积极调和儒学，将儒家伦理思想纳入教义。范文澜在描述儒道关系时也指出："儒家对道教不排斥也不调和，道教对儒家有调和无排斥。"

佛教作为外来宗教在传入我国之初，曾与黄老并祠，被视为中国流行的神仙方术之一。魏晋南北朝时期，佛教得到了广泛的传播，势力也日益扩大，由此受到了儒、道的强烈排斥，被攻击为"夷狄之教"。佛教徒一面参与争论，同时为了弱化矛盾，也尽力将佛教教义与儒家、道教思想协调起来，认为佛、道同本共源。这种调和加速了佛教的中国化，也为佛教在中国的发展打下了深厚的基础。北周周武帝于建德三年（574 年）下诏设通道观，设定 120 人，合儒、释、道三教于一体。这象征着在政治意识形态层面上，儒、释、道三教合流的完成也标志着中国传统文化以儒家为本体，儒、释、道三足鼎立的文化格局正式形成。

魏晋南北朝时期文化的冲突与融合还体现在种族方面。西晋灭亡，东晋南迁，以匈奴、羯、氐、羌、鲜卑五个北方少数民族为主，入主中原，在北方先后建立了 16 个割据政权。16 国的割据局面后为鲜卑族建立的北魏政权所结束，统一了北方。其后北魏分裂为东魏、西魏，又分别为北齐、北周所取代，从北魏到北齐、北周总称北朝。五族入主中原并建立政权，引发了胡、汉之间的大规模冲突，甚至是战争和流血。但是站在文化整合的角度看又具有非常重要的意义：一是促进了胡人的汉化；二是异族文化与汉文化碰撞与交流，不仅为汉族文化带来了强健的精神和活力，使中国文化得到了多角度的发展和深化，更重要的是促进和加深了各民族间的交流与融合，为中华民族共同体和中华文化共同体的最后形成奠定了重要基础。

### （三）隋唐：中国文化的兴盛时代

隋唐结束了近四百年的分裂割据状态，重新进入天下一统时代。经历了几百年的积累和发展，中国封建经济在隋唐时期达到了顶峰。中国文化在经历了萌芽和发展之后，也在隋唐走向成熟，进入了气势恢宏、史诗壮丽的时代。

**1. 兼容并包、有容乃大的文化气派**

隋唐时期，为了发展社会经济，保证国家的长治久安，统治者制定和实施了一系列政策：经济上改造了北魏以来的均田制，强化土地国有制，实行租庸调制，进一步解放农民，实行科举制，排抑门阀士族，为广大庶族知识分子提供平等参与国家政治的机会，调动他们的积极性和创造性。正因如此，农业生产与经济在隋唐时期得到了迅速恢复和发展，社会生产力也得到极大的解放。尤其是唐代，经历了从唐太宗的"贞观之治"到玄宗的开元盛世的120多年，经济繁荣，国力强盛，更是达到了整个中国封建社会历史的巅峰，唐王朝也一跃而成为当时世界上最强盛、富庶的国家。伴随着经济的繁荣和国力的强盛，唐代文化也出现了欣欣向荣和全面发展的局面，并表现出泱泱大国独有的海纳百川、有容乃大的宏伟气魄。

唐代文化的宏大气魄还突出表现在立足于中华主体文化，以恢宏的胸襟与气度，广泛吸收异族、异域文化，一视华夷的思想是李唐对异族、异域文化的基本立场。一方面通过和亲等策略兼容南北，和谐民族关系，积极推进胡汉民族的交往与文化的融合；另一方面又贯通中外，广泛吸取外域文化，无论是南亚次大陆的佛学、历法、医学、音乐、美术，还是中亚的音乐、舞蹈，抑或西亚和西方世界的祆教、景教、摩尼教、伊斯兰教、医术、建筑等，从唐帝国开启的国门奔涌而入，形成五光十色、灿烂辉煌的胜景，以至于当时的西安成为胡、汉中外文化汇聚交流的中心，成为具有盛大气象的世界性大都市。

**2. 盛世辉煌的文学艺术**

文学艺术各门类所取得的辉煌成就是唐代文化繁荣的重要标志。

（1）唐诗　很大程度上因为唐诗，中国才有了"诗歌的国度"称号。对于唐朝人来说，诗歌就是生活，生活就是诗，这成为唐朝独有的文化风景。正是如此，仅清人所编的《全唐诗》就收录了2300余位诗人的4.8万多首诗，其中有李白、杜甫、王维、王昌龄、白居易、李商隐等为代表的一批诗歌巨匠，奏响了中国乃至世界文化史上的绝唱。

（2）书法　除唐诗外，唐代在其他文学艺术门类上也取得了极高的成就。书法原本在魏晋六朝时已开始走向美的自觉，在唐代达到了高峰。其中以李阳冰的篆书、李邕的行书、"颠张（旭）狂（怀）素"的草书等为代表。唐代书法以楷书为代表，先期有欧阳询、虞世南、褚遂良、薛稷，史称"初唐四家"；后期有颜真卿、柳公权等书坛一代宗师。

（3）绘画　唐代绘画延续了魏晋以来的绘画传统，仍以人物画为主。阎立本记为初唐重要的人物画家，盛唐时的吴道子更是获得"百代画圣"的美誉。除了人物画，更有文人审美情趣的山水画。其在唐代也发展成为独立的画科，出现了李思训、李昭道父子以山水画著称的画家。诗人王伟因擅长画山水而得到苏轼"画中有诗"的称赞，唐代为山水画的后世发展奠定了基础。

壁画在唐代也达到了很高的艺术水平，其中以莫高窟为代表，体现了全盛期唐代壁画的高度艺术成就。

（4）散文 唐代文学中散文成果丰硕，韩愈、柳宗元为复兴儒学而发起的散文文体，文风变革，确立了散文新的审美范范，对宋元及其后的散文产生了深远的影响。

其他雕塑、建筑、音乐等艺术较之前代也有较大的发展，共同衬托了唐代文化全面辉煌的胜景。

**3. 粲然文备的学术思想**

（1）经学的一统 隋唐时期，中国重新建立了统一的中央政权，为适应大一统的政治体制的需要，经学作为意识形态又进入了统一的时代。唐朝开国后，为适应帝国一统之需要，唐太宗"经籍去圣久远，文字讹谬"，于贞观四年（630）下诏，命颜师古等考定五经，于贞观七年（633）颁行天下。同时令孔颖达等编撰《五经正义》，于高宗永徽四年（653）正式颁行天下，标志着经学在结束了分裂状态后，重新回到政治生活的主导地位，成为唐王朝的统治思想。

（2）佛教的中国化 佛教在与儒、道的合流过程中逐步融入中国文化，成为中国文化的重要组成部分。这种中国化或本土化完成的重要标志，是在隋唐出现了形形色色的佛教宗派。这些宗派特别注重法脉的传承，或编撰传法谱系，或对佛教的各种经典提出自己的评价标准，以确立自己在佛法传承中的正统地位。这些佛教宗派以天台宗、华严宗和禅宗影响最大、最有中国特色，对中国文化也产生了深远的影响。禅宗的坐禅、参禅方法普遍为中国士大夫所接受；禅宗的白话语录为宋明理学家的语录开了先河；南宋陆九渊、明代王阳明等人的心学思想也直接得益于禅宗"明心见性"顿悟理论的启发。

（3）史学 唐代初期，出于以史为鉴的目的，朝廷设立了独立的修士机构，形成了一套以史官为主体、以监修国史为主导的修史制度，并为后世所沿袭。刘知几的《史通》是我国第一部史学理论著作，全面总结了此前史学发展的历史，系统阐述了史书的体例、内容、编撰方式和史学批评的原理、方法等主张，建立了比较完整的史学理论体系，在学术史上具有重要的地位。

## 三、中国文化的延续与演变

近代时期，中国封建社会的政治经济结构发生了巨大而深刻的变化，一方面随着作为制约皇权势力的门阀士族阶级告别历史舞台，君主政治已经取代先前的贵族政治，君主政治所依赖的庶族地主经济与小自耕农经济逐步成为社会经济的主体，封建集权的专制愈加强化；另一方面，城市商业贸易、手工业等经济活动的日趋活跃与不断发展，某些新的生产关系的萌芽开始在封建制度母体中出现，缓慢而逐渐地冲击封建体制难以维系的政治和经济基础。中国传统文化在这种无法克服的矛盾中也在不断变化，并最终在西方强势文化的冲击下，随着封建集权体制的解体而走向终结。

### （一）两宋：理学构建与市民文化的兴起

中国古今社会的变化最重要的在宋代。宋以前大体可称为古代中国，秦以前乃封建贵族社会。东汉以下，士族门第兴起。魏晋南北朝定于隋唐，皆属门第社会，可称为古代变相的贵族社会。宋代以下是平民社会，除蒙古、满族入主，为特权阶级外，提升入政治上层者由白衣秀才平地拔起，平民庶族参与国家政治的机会大大提高。

**1. 理学的构建**

由于统治者实行"崇文抑武"政策，优待知识阶层，极大地促进了教育、文化、科技的繁荣。宋代文化及至唐代兴盛后，仍呈现全面繁荣的局面。宋代文化最重要的标志是理学体系的构建。理学是儒学经汉唐经学阶段后，为应对佛、道对封建政治思想基础的冲击，适应封建集权的政治需要，立足于儒家的道德伦理思想，同时吸收道教的天道观念和佛教的哲学思辨与心性学说发展而来的。理学因此具有很强的政治伦理色彩，维护社会政治伦常秩序成为理学的重要文化功能。将儒家伦理思想与哲学整合为一，将传统儒家的"天人合德"发展为"天人一理"，理学不仅具有作为社会意识形态的政治伦理意义，还有另一层更为基本的意义，就是作为内圣之学，有一套严密、完整的关于道德的学说。在理论实践上，理学主张通过主静、立诚、居敬来修身养性；通过格物致知"穷天理，明人伦，讲圣言，通世故"，从而把外在的社会伦常规范建立、安顿在主体内在的主动欲求之上，变"他律"为"自律"，于是便有了诚意、正心、修身乃至齐家、治国、平天下。理学是宋代以后封建王朝的统治思想和专制集权体制的思想基础，对中国封建社会后期的历史产生了极为深远的影响。

**2. 市民文化的兴起**

就社会阶层而论，文化有上层文化和下层文化之分。中国文化从上古到中古，上层文化一直占据绝对主导的地位，文化活动的主体几乎毫无例外属于统治阶级的士大夫群体。虽然有乐府诗等民间文化文艺的创作活动，但主要是为了满足某种政治的需要，因而这种文化创作活动并未获得独立的意义和地位。北宋之后，城市经济不断发展和繁荣，在此基础上都市类市民阶层开始崛起，并不断壮大。市民阶层作为相对独立的文化群体有着自身独特的审美情趣和文化需要，都市市井文化正是适应这种需求而产生的。两宋时期，市井文化最直接、最外在的表现形式即是在瓦舍勾栏演出的百戏技艺。

### （二）辽夏金元：游牧文化与农耕文化的冲突与融合

宋元之际，中国历史重新进入民族关系复杂阶段。宋王朝缺少汉唐帝国对外的威慑力，几乎从立国之始便受到外患的困扰，长期与北部、西部的辽、西夏、金等游牧民族政权相对峙，最后宋王朝为金元所灭，更是暂时中断或改变了汉族文明的发展进程。

**1. 游牧文化与农耕文化冲突的双重效应**

公元 10~11 世纪，汉族的北宋和契丹族所建立的辽、党项族所建立的西夏，形成了新的"三国鼎立"局面。12 世纪前叶，北宋为女真族的金所灭，金与南宋又形成了南北对峙，直至 1279 年，蒙古族的元统一全国。

站在中华文化整体的角度看，北方各民族对宋人世界的长期包围和轮番撞击，必然限制和制约汉族文化的发展，但也产生了正面的文化效应。一方面，北宋这种被动挨打、南宋因国破家亡而生的忧患，渗透于宋代文化的各个层面，范仲淹的庆历新政、王安石的变法都是在这一背景下进行的。另一方面，各游牧民族在冲突中也从汉文化中汲取到丰富的营养，提升了其文明水平，契丹文字即是"汉人陷蕃者以隶书之半，就加增减"而成。在辽国，孔子受到朝野的普遍尊崇。汉籍文献被译成契丹文字，广为传播。同时，契丹文化也传入北宋。在西夏，官制体系逐步以汉制代替番制，仿宋实行科举，策试举人，几乎全方位地接受汉文化。在金国，儒学被奉为正宗道统，汉籍经典被普遍要求学习，汉族的许多典章制度也在金国推行。13世纪，元世祖忽必烈在中华大地建立了统一的大元政权。蒙古族入主中国，在汉文化影响下改革漠北旧俗，"行中国事"，统治体系和文物制度大幅度汉化，程朱理学甚至在元代一跃成为官学，深刻影响了明清的思想文化。在军事上取得胜利的蒙古族，在文化上又一次重演了征服者被征服的历史。宋元之际的游牧文化与农耕文化之间的冲突与融合，使各民族文化之间交融的深度和广度不断拓展，促进了中华民族的融合和中华文化的发展。

**2. 中外文化的大交流**

元代是我国历史上疆域空前扩大的帝国，"其地北逾阴山，西及流沙，东尽辽左，南越海表"（《元史·地理志一》），为中外文化的交流提供了坚实的基础。正因如此，中国文化在汉唐之后又一次与外域文化展开了规模宏大的交流。

首先是异族文化的输入。由于元帝国对欧亚大陆的征服，中国西部和北部的边界实际上处于一种开放状态，为中亚、西亚各民族文化进入中国创造了条件。阿拉伯、波斯和中亚的穆斯林，以及基督教、摩尼教徒大规模迁居中国。伊斯兰教信徒迁居的规模更大，以至于形成"回回遍天下"（《明史·西域传》）的态势。基督教元代称为"也里可温"。"也里可温"分为景教和罗马天主教两派。景教在中国内陆广设教堂，教徒广泛分布于中国多个区域；天主教主要在元大都及周边区域，不仅是中亚、西亚，随着欧亚大陆的沟通，欧洲人也接踵东来。1275年，意大利旅行家马可波罗来到中国，回国后所著的《马可·波罗游记》打开了西方人了解中国的一扇窗户，使中国从此成为西方人心目中遥远的梦想。随着来华人数及频次的增加，一些异邦的先进科技，如当时处于世界先进水平的阿拉伯天文学、数学等开始传入中国。

元代的中外文化交流还包括中国文化的对外传播。当时中国四大发明中的火药和印刷术分别经由阿拉伯、波斯、埃及传入欧洲，中国的历法、数学、瓷器、茶叶、丝绸、绘画、医药等也经过不同途径在俄罗斯、阿拉伯与欧洲广为传播，体现了中国文化作为先进文化的强大吸引力和影响力。

## （三）明清：传统文化的总结

经历了从形成、发展到高潮诸阶段之后，中国传统文化到了明清时期，随着所赖以维系的封建制度的没落，不可挽回地走到了衰落的最后阶段。另一方面，明清也在为传统文化向近现代文化的转型准备着条件。

**1. 空前严厉的文化专制**

明清是中国君主专制制度最为严厉的时代。朱元璋开国之初即废除了1000多年的宰相制度和 700 多年的"三省"（中书省、门下省、尚书省）制度，将军政大权独揽于一身，建立了高度垄断的专制体制。在思想文化领域，奉行空前严酷的文化专制政策。明清的文化专制最主要的表现形式就是文字狱，大批儒生与士大夫因文字而遭横祸。除在文化领域制造恐怖之外，明清时期的文化专制还表现在强化思想控制，以程朱理学为正宗，被置于绝对至尊地位。清乾隆年间，朝廷借编《四库全书》的机会，在全国范围内做了一次大规模的图书检查。凡是有抵触本朝之语都在查禁之列，全力解除危及君主专制体制思想基础的"异端"学说。据统计，《四库全书》在编修的过程中，共禁毁书籍 3100 多种，15.1 万多部，销毁书版 8 万块以上，规模之大，是中国文化在秦始皇焚书之后的再一次浩劫。严厉的文化专制，不仅限制了士大夫阶层的思想自由，阻碍了思想文化的正常发展，也严重束缚了学术的发展。

**2. 早期启蒙主义思潮**

随着社会形势的变化出现了具有个性解放意识的人文主义思潮。它的哲学思想基础是王阳明的心学。其以"致良知"为核心，高扬人的主体性，突出人在道德实践中的主观能动性，否认人为的用外在规范管辖"心"、禁锢"欲"的必要性。该思想冲击了以程朱理学为正宗的统治思想，有一定的解放意义，肯定了人欲的合理性，追求自我的自然发展，反对一切偶像崇拜和教义束缚，以批判的精神对待传统，表现出鲜明的叛逆勇气和精神，掀开了明代后期个性觉醒、人性复苏的人文主义思潮序幕。这一时期的启蒙主义思潮近似于欧洲文艺复兴思潮，两者都是在出现资本主义萌芽的基础上兴起的。文艺复兴思潮反对神学蒙昧主义、禁欲主义，与明清启蒙思潮中追求个性解放、肯定人欲有相通之处。但文艺复兴思潮最后在近代欧洲初步确立了宪政体制，而明清的启蒙思潮却无法冲破封建专制制度，提出新的社会方案，只能说这是历史的局限。

**3. 传统文化的大总结**

作为中国封建历史的最后阶段，明清两代进入了中国文化的总结时期。

（1）体现在大型图集册典的编纂上　明清两代统治者花费巨大人力、物力，对几千年浩如烟海的文物典籍加以收集整理，编纂了《永乐大典》《古今图书集成》《渊鉴类函》《佩文韵府》等。

成书于明永乐年间的《永乐大典》收入典籍达七八千种，使许多宋元典籍赖以传世，具有极高的文献价值。其编成后毁于大火，后又经八国联军抢掠，散失海外，今仅有残卷存世。

《古今图书集成》是我国现存规模最大的类书，共 1 万卷，目录另 40 卷，内分 6 汇编，32 典，6109 部。

《康熙字典》是世界上最早、字数最多的字典。

《四库全书》是我国历史上规模最大的丛书。全书收书 3740 部，79018 卷，分装 3.6 万多册，对于古代文献典籍的保存和流传贡献巨大。

明清时期还出现了一批古代科技方面的巨著，如李时珍的《本草纲目》，代表了当时世界在药物学和植物分类学方面的先进水平。徐光启的《农政全书》，总结了我国自古以来的农学理论，以及元明两代的农业经验，是我国古代最完备的一部农学著作。宋应星的《天工开物》，是一部关于生产工艺技术方面的百科全书。这些著作代表了封建社会晚期科学成就的高峰。

（2）体现在对古代文献的整理上　一大批学者受文化专制制度及明末清初学风转变的影响，对中国古代文献进行了大规模的整理和考据，对两千多年流传下来的文化典籍进行了规模宏大而又系统、深入的整理和总结，对我国传统学术文化的保存和传承做出了巨大贡献。

**4. "西学东渐"与中断**

纵观中国文化史，对中国文化产生最大影响的中外文化交流有两次，一是佛教的东传，一是明清时期的"西学东渐"。16世纪，马丁·路德倡导新教，罗马旧教受到重大打击。旧教中人组织耶稣会，将目光投向中国，先后派遣西班牙人沙勿略、意大利人范礼安、罗坚明、巴范济和利玛窦来华，从此拉开了"西学东渐"的序幕。其中，利玛窦是传播西学最有影响的人物。他于1582年来到中国，传播西学和天主教。他非常注重顺遂中国礼俗，并着手将西学中国化，引用儒家思想论证基督教教义，影响很大。他还译介数学、建筑、测量、立法，以及神学伦理学、音乐、绘画等方面的西学著作，促进了中国对外部世界的认识和了解。遗憾的是，由于接任利玛窦耶稣会会长的龙华民对中华文化粗暴无礼，激起了中国士大夫的强烈不满，导致天主教几次遭禁，并最后解散，"西学东渐"几近中断。其后英国传教士马礼逊来华，出版了中文书籍与刊物，其中包括第一部《华英字典》，为中国文人了解外部世界提供了重要的资料。但随着鸦片战争的爆发，西方文化在坚船利炮的支持下强势进入中国，中国被强制性地带入了半殖民地半封建社会，中国传统文化在血与火的洗礼中也被推到一个蜕变和新生的新的历史阶段。

# 第二节　中医文化的形成与发展

中医文化伴随着中医药发展从夏商西周时期医巫并存开始形成雏形。春秋战国之际，医巫分离，临床医学的分科已现端倪，且趋于专业化。秦汉时，以伤寒、杂病和外科为最突出的临床医学达到了前所未有的水平，出现了中国医学史上的第一次高峰。三国两晋南北朝时期，医药学在脉学、针灸学、药物方剂、伤科、养生保健中外交流等方面取得了成绩，为医学的全面发展积累了经验。隋唐时期，国力强盛，文化繁荣，中医学在这一时期得到了全面的发展，出现了中国医学史上的第二次高峰。唐、宋、金、元时期是中国医学史上学派争鸣、民族医学奋起的一个辉煌时期，为多源一体化的中医学注入了新的活力，呈现出蓬勃的生机。明代，医药学发展出现革新趋势，探求传染病病因、创造人痘接种预防天花、中药学研究等进入了新的层次，中外医药的交流范围已达亚、欧、非许多国家与地区，中外医学文化在交流接触中互惠受益。清代前中期，是医学趋于普及与升华发展的时期。一百年来，经过了与西方医学的撞击、对抗与结合，中医药在曲折中顽强发展。今天，国家高度重视中医药事业，提出了"中西医并重""发展中医药"的方针。伴随着中华民族的伟大复兴，中医药这一民族文化的奇葩必将绽放出更加瑰丽的光彩。

## 一、中医文化的雏形期（史前——夏、商、周）

原始社会，由于生产力水平极为低下，知识水平也非常有限，在与自然界做斗争的过程中，人们不可能科学地了解自然的规律和矛盾，如宇宙的起源、日月的运行、火山的爆发、洪水猛兽的袭击等。随着生产力的发展，原始宗教（图腾崇拜）、原始艺术和原始的哲学思维不断演进，为了生存和发展，人们渴望认识自然、征服自然，渴望主宰自己的命运，成为自然的主人。在人们的心目中，一切自然力都通过其想象形象化、人格化。随后，人们又依据社会生产和生活中出现的英雄人物，通过大胆奔放的想象，创造出许多与神有关的故事，在口头上广为流传。早期的神话传说，反映了这一时期的历史，如盘古开天、女娲补天、夸父逐日、精卫填海、神农尝百草、伏羲画八卦等。这些美丽动人的传说，反映了先民们与大自然做斗争的精神和取得的业绩，以及对周围世界的思考。殷末周初，哲学思想有了比较明显的发展，出现了阴阳、五行观念。《周易》古经大约也于此时期形成，比较系统的八卦学说提出，中医药文化逐渐具备了雏形。

### （一）对疾病的初步认识和记载

商朝因有文字资料的流传而成为我国确切历史的开端，商朝留下的文字资料里有陶文、玉石文、金文和甲骨文，其中以甲骨文居多。甲骨文已是相当成熟的文字形式，绝大多数是当时的卜辞，其中有大量反映当时疾病和医疗水平的资料。据统计，甲骨文卜辞中记载疾病的有 323 片，415 辞，包含身体的生理结构、卫生保健、生育现象等医药卫生词汇，以及针刺、灸疗、按摩等医疗卫生行为等。

根据甲骨文记载，商代对于疾病大部分是根据身体部位笼统命名的，如疾首（头病）、疾目（眼病）、疾耳（耳病）、疾鼻（鼻病）、疾身（腹病）等。有些疾病根据主要特征，并有专门命名，如疥、疟、蛊、龋等；也有根据生理失常命名的，如疾言（语言障碍和失语症）等；还有"疾年""疾雨""疾降"，描述疾病发生的广泛性，有可能是对流行病的最早认识。

随着西周农业和天文学的发展，人们不仅观察到四时节气、气候变化对农业的影响，对人体与自然环境的关系也有了进一步认识，初步了解了季节变化与疾病的关系。《周礼·天官·疾医》记载："四时皆有疠疾，春时有痟首疾，夏时有痒疥疾，秋时有疟寒疾，冬时有嗽上气疾。"其讲述了四时的常见病、多发病。《礼记》中有关于"（孟春）行秋令则民大疫""（季春）行夏令则民多疾疫"的记载，说明人们已开始认识到四时气候的异常变化能引起疾病的流行。

早期先民对疾病的治疗，从一开始比较平和无毒的"汤液""醪醴"等可食用的对某些疾病有治疗效果的药物，发展到具有一定毒性、专门治疗某些特定疾病的药物。《尚书·说命》云："药不瞑眩，厥疾弗瘳。"针砭的应用可能时间更早，山顶洞人的遗迹就发现了两头尖的骨针。根据甲骨文的分析，在殷代就已经普遍使用针砭和灸焫的治疗方法了。

### （二）医巫相混

远古时代，在生产力和科学技术不发达的情况下，人们面对疾病和死亡的时候，不约而同地希望用一种超自然的力量来摆脱痛苦，于是巫这个职业便应运而生。大约距今五六千年前的新石器时代晚期，我国就有巫师出现。巫师通过念咒、跳舞、祭拜等手段，上达人的祈愿，下达神的旨意，调动鬼神之力为人消灾致福。诸如医病、解梦、预言、祈雨等与先民生产生活有关的事项都属于巫师的职业范围。

夏、商两代，以原始宗教为主体，巫师在当时具有举足轻重的地位。当时的巫师是文化的代表，具备一定的科学、文化、艺术和历史知识。甲骨文中的论医卜辞，全部由当时的巫师所撰写。上古巫医一家，他们除了巫术外，还掌握一定的心理治疗和药物治疗技术。《说文解字》云："巫，祝也，女能事无形，以舞降神者也。"又云："医，治病工也……古者巫彭初作医。"《广雅·释诂》云："医，巫也。"《世本》云："巫彭作医，巫咸初作医。巫咸，亮臣也，以鸿术为帝亮之医。巫咸作筮。"关于巫医神话，《山海经·大荒西经》云："大荒之中……有灵山，巫咸、巫即、巫盼、巫彭、巫姑、巫真、巫礼、巫抵、巫谢、巫罗十巫，从此升降，百爰在药。"《山海经》中"开明东有巫彭、巫抵、巫阳、巫履、巫凡、巫相，夹窦窥之尸，皆操不死之药以距之。"《水经注·涑水》引郭璞注曰："言群巫上下灵山，采药往来也。"可见，最早使用医药的是巫觋，整个上古时代的医生都由巫觋兼任。

在医学科学不发达的古代，巫医以简单的医药学知识和治疗方法，杂以祈祷、禁咒、祭祀等"祝由"之术，给原始朴素的医疗活动披上了神秘的外衣。由于巫医认为疾病是鬼神作祟所致，所以他们治病主要是用祈祷、祭祀、诅咒等方法来祈求祖先的保佑和鬼神的饶恕，同时也有砭刺、汤药等附带的治疗方法。

我们所要分清的是，虽然巫医同源，但并不代表医源于巫。我们不可忽视在巫产生之前，古人就已经在生活、生产中有了医疗实践活动，以经验为基础的原始医药已经产生，只是在巫文化兴起后，巫师与医生职业相互融合依附。虽然在巫文化盛行之时医处于下风，被巫遮蔽和利用，但医与巫的对抗也从未停止，在周代后期已有专职的医生出现。根据《周礼·天官》记载，当时宫廷已经分为食医、疾医、疡医、兽医四种。食医管理饮食卫生，相当于营养医生；疾医相当于内科医生；疡医负责处理疮疡、金创、骨折等，相当于外科医生；兽医为治疗牲畜疾病的医生。

## 二、中医文化的形成期（春秋、战国——秦汉）

春秋战国是中国历史上的大变革时期，也是中国古代文化的形成期。这一时期，社会经济有了较快发展，政治上随着王权衰落，政权下移，由大国争霸演变为七雄并立，由分裂渐趋统一；社会制度由奴隶社会向封建社会制过渡。与政治、经济相适应，这一时期思想界异常活跃。孔子首开私人讲学之风，创立儒家学派；诸子继起，各以其说教授弟子，游说诸侯，出现了百家争鸣的局面。中国传统文化中的儒、墨、道、法、兵学说也是在这一时期形成的，并对中医基本理论的构建产生了巨大影响。在大量实践经验积累的基础上，中医理论和临床诊治取得了重大突破，在中医文化学术发展史上占有极为重要的地位，《黄帝内经》《五十二病方》《伤寒杂病论》和《神农本草经》的问世，标志着中医学发展到了一个新的阶段，出现了大批的医学家，如扁鹊、张仲景、华佗等。

### （一）诸子百家思想对中医基本理论构建的影响

先秦时期是中国古代哲学的萌芽阶段，提出了原始的阴阳观念和五行观念，反映了先民们开始运用理性思维方式来把握物质世界。战国末期，中国古代哲学进入了建立体系、创立学派的学术争鸣、大发展时代，呈现出"诸子百家之学"局面。先秦诸子虽称"百家"，实际仅十个学术流派。西汉司马谈在《吕氏春秋》对先秦诸子进行总结的基础上，将各个学术流派概括为阴阳、儒、墨、名、法、道六家（《论六家要旨》）。西汉末期，刘歆增加了农、纵横、杂、小说四家，为十家（《七略》）。后世以兵家易小说家，亦为十家。在这十家学术流派中，对中国传统文化影响较大的莫过于儒、道、墨、法四家。中医基本理论构建过程中，除了受到精气、阴阳、五行、哲学的影响外，诸子之学中的学术思想浸润其中，用以解释相关的生命现象，解决相关的医学问题，足以说明中医是中华民族优秀文化的结晶。

**1. 道家思想对中医理论形成的影响**

春秋时期，老子总结了古老的道家思想的精华，形成了"无为无不为"的道德理论，标志着道家思想已经成型。道家以"道"为核心，认为天道无为，提出无为而治、以雌守雄、以柔克刚、刚柔并济的政治军事策略，具有朴素的辩证法思想，是"诸子百家"中极为重要的哲学流派，存在于中华各文化领域，对中国乃至世界文化都产生了巨大的影响。道家学派的创始人及学术代表人物是老子（聃），后经战国中期的杨朱、关尹、宋钘、庚桑楚、子华子等齐国"稷下学宫"知名学者们的继承和发扬，成为当时影响较大的学术思想流派之一，后又分化为多个学术派别，其中分别以庄子（周）和管子（仲）为代表的两个主要流派影响较大。道家思想对中医理论形成的影响是多方面的，此处仅从道、气和辩证思维等方面予以介绍。

（1）道论　"道生一，一生二，二生三，三生万物。万物负阴而抱阳，冲气以为和"（《老子·四十二章》）。这是道家对宇宙万物的起源和宇宙万物结构模型的认识。中医也广泛运用"道"的概念，来表达宇宙万物生命活动的演化规律和相关理论原则，有宇宙、天地、自然规律之"道"的应用，如"五运阴阳者，天地之道"（《素问·天元纪大论》）；有脏腑、经络、气血、营卫等生理规律之"道"如"经脉之道""营气之道"等；有疾病发生、发展、演变过程之"道"，如"有道以来，有道以去；审知其道，是谓身宝"（《灵枢·无乱》）；有诊脉、望色、察病、标本顺逆的理论原则之"道"，如"持脉有道、虚静为保"（《素问·脉要精微论》）；还有养生保健理论原则的"道"，如"将从上古合同于道，亦可使益寿而有极时""其知道者……能形与神俱，而尽终其天年"（《素问·上古天真论》）等。道家提出"道法自然""无为而治"的价值取向，中医不但秉承了这一思想，并将其拓展引申，广泛运用于治法治则，如直接将"天之道，其犹张弓，高者抑之，下者举之，有余者损之，不足者补之"（《老子·第七十七章》）发展为"寒者热之，热者寒之，微者逆之，甚者从之，坚者削之，客者除之……开之发之，适事为故"（《素问·至真要大论》）具体的治疗方法；还将其运用于养生理论，如"圣人为无为之事，乐恬淡之能，从欲快志于虚无之守"（《素问·阴阳应象大论》）。

（2）气论 《庄子·知北游》提出"通天下一气耳"的思想，既强调了宇宙间万事万物都由这"一气"构成，也阐明了宇宙万物之间是通过"气"为中介而普遍联系的整体思想。道家的这一观点为中医理论中建构整体观念奠定了哲学基础。中医学认为，"人有精、气、津、液、血、脉……为一气耳，今乃辨为六名"（《灵枢·决气》）。道家的"一气"相当于今天哲学所说的"物质"。在这一哲学思想的指导下，中医学认为，人体是以心为主宰，以五脏为核心，通过经络"内属于五脏，外络于肢节"，联系各脏腑组织、器官，共同参与精、气、血、津、液的物质代谢，是一个有机的整体。

（3）辩证思维 辩证思想的核心是强调宇宙万物中的一切事物都是广泛的而不是孤立的，都是运动的而不是静止的，而对立统一规律是万事万物相互联系的基础和前提。道家理论中的辩证思想还处在初始阶段，但基本观点已经比较明晰。"有无相生，难易相成，长短相形，高下相倾，音声相和，前后相随"（《老子·第二章》），表达了对立统一的辩证思想。中医理论深受这一思想的影响，从中医学角度提出了"升降出入、上下表里、邪正盛衰、补虚泻实、'治未病'与治已病"等对立概念，使道家创立的辩证思维在生命科学层面得以体现和深化。

**2. 儒家思想对中医理论形成的影响**

儒家是先秦诸子百家之一，是孔子所创立、孟子所发展、荀子所集其大成，之后延绵不断，至今仍有一定生命力的学术流派。儒家在先秦时期与诸子百家地位平等，秦始皇"焚书坑儒"后，儒家受到重创。后来汉武帝为了维护封建专制统治，听从董仲舒"罢黜百家，独尊儒术"的建议，对思想实施钳制，使儒家重新兴起。儒家思想对中国文化的影响很深，中国人基因中的责任思想（以天下为己任）、忠孝思想（仁、义、礼、智、信）、恕的思想（己所不欲，勿施于人）、伦理思想（正心、修身、齐家、治国、平天下）都是主流思想。

（1）以"治国"类比"治医" 儒家将治国与治医进行类比，类比人体各脏腑功能系统之间相互协调的整体配合关系，体现了儒家的治国方略。《素问·灵兰秘典论》云："心者，君主之官也，神明出焉。肺者，相傅之官，治节出焉。肝者，将军之官，谋虑出焉。胆者，中正之官，决断出焉。膻中者，臣使之官，喜乐出焉。脾胃者，仓廪之官，五味出焉。大肠者，传道之官，变化出焉。小肠者，受盛之官，化物出焉。肾者，作强之官，技巧出焉。三焦者，决渎之官，水道出焉。膀胱者，州都之官，津液藏焉，气化则能出矣。凡此十二官者，不得相失也。故主明则下安，以此养生则寿，殁世不殆，以为天下则大昌。主不明则十二官危，使道闭塞而不通，形乃大伤，以此养生则殃，以为天下者，其宗大危，戒之戒之！"儒家还将治国之道与针刺治病之道类比，认为"司外揣内"的认知方法可广泛应用于各个领域。"岐伯曰：明乎哉问也，非独针道焉，夫治国亦然"（《灵枢·外揣》）。在此，儒家的治国理念和治国类比治医的观点表露无遗。后世"不为良相，则为良医"的"儒医"现象，也对中医的发展有着深远的影响。

（2）天命观 儒家的天命观承认自然规律，以及自然规律对社会、对人类生命活动的主宰作用，《黄帝内经》中就有对人体禀赋、体质类型的阐述。在探讨生命活动固有规律时，中医学提出了"天年"期颐、寿夭面相等理论（《灵枢·天年》）。在承认生命规律的天命观指导下，中医学构建了养生相关理论，如"谨如道法，长有天命"（《素问·生气通天论》）。

（3）"三才观" 中医受儒家"三才观"的影响，构建了天、地、人三才医学模型。"三才观"是《周易》提出的世界观和方法论，儒家予以继承和发扬，强调发挥天时、地利、人和的综合作用。这也是儒家对宇宙结构的基本看法。《黄帝内经》中有很多这方面的论述，涉及生理、病理、病证、诊法、治疗、养生等，比较集中地反映在《素问》中的"金匮真言论""阴阳应象大论""六节藏象论""玉机真脏论""脏气法时论"和"运气七篇"中。《黄帝内经》认为，"天地之数，始于一，终于九焉。一者天，二者地，三者人……故人有三部，部有三候，以决死生，以处百病，以调虚实，而除邪疾。""有下部，有中部，有上部，部各有三候。三候者，有天、有地、有人也，必指而导之，乃以为真。"（《素问·三部九候论》）在"三才观"的指导下，《黄帝内经》创立了"三部九候诊脉技术"，后《难经》将其浓缩在寸口诊脉方法之中并广泛应用。东汉张仲景改良为人迎（上部即"天"）、寸口（中部即"人"）、趺阳（下部即"地"）三部诊脉法，甚至三焦气化理论的建立仍未脱此"三才观"。经络系统的组成也是如此，认为该系统由主干（经脉）、分支（络脉）和附属部分三者组成。每部分又分之为三，主干（经脉）又有十二正经、奇经八脉和十二经别，分支（络脉）有别络、浮络和孙络，附属部分有十二经别、十二皮部和四气街三者，手足阴阳十二正经又各有手三阴经、手三阳经、足三阴经和足三阳经。如此等等，足见中医学理论构建时所受儒家"天、地、人三才"观的影响之深、之广、之远。

（4）和为贵、中庸 中医药文化中直接将儒家"过犹不及""不得中行而与之，必也狂狷"，应当"允执其中"（《论语》）的中庸观点用以构建其医学理论。中庸的核心是突出了保持相对平衡是事物存在、发展的根本条件。儒家的中庸思想在《黄帝内经》中通过阴阳、气血、营卫、脏腑、经络的相关理论，全面体现在相关的医学理论之中。中医学认为，"阴平阳秘"是生命活动处于最佳的和谐有序状态。这种平和状态一旦失常，就会出现"阳盛则阴病""阴盛则阳病"，或者有"阳不胜其阴""阴不胜其阳"，甚至"阴阳离绝"的病理变化。临床医生治疗疾病的终极目的就是使患病的机体复归到平和状态，并作为指导治疗的最高行为准则，故有"因而和之，是谓圣度"（《素问·生气通天论》）；"谨察阴阳所在而调之，以平为期"（《素问·至真要大论》）的治病观点。

儒家的中庸思想还体现在《黄帝内经》运用五行理论说明五脏系统之间的动态平衡，认为无论相生还是相克，都应当"执中而行"，否则就会出现"母子相及"或者"相乘相侮"的病理变化。如果"气有余，则制己所胜而侮所不胜；其不及，则己所不胜侮而乘之，己所胜，轻而侮之"（《素问·五运行大论》），并提出了五行之间的生克制化关系是"亢则害，承乃制，制则生化。外列盛衰，害则败乱，生化大病"（《素问·六微旨大论》）的著名论断。

在儒家"过犹不及"观点的影响下，中医建立了自己的致病观。六淫致病是气候变化太过，超过机体适应能力所致；情志致病是七情过激所致；饮食不节致病，无论是"饮食自倍""膏粱之变""大饮"，抑或五味偏嗜均为"太过致病"。此外，还有劳累太过、过度安逸致病等。《黄帝内经》在高扬儒家"过犹不及"中庸思想的同时形成了"生病起于过用"（《素问·经脉别论》）的著名病因观。

**3. 法家思想对中医理论形成的影响**

法家注重组织和领导的理论和方法，具有冷静的眼光和理智的态度，精于各种利害关系的计算，信奉冷酷无情的功利主义。法家源于春秋时期的管仲、子产，战国时期有李悝、商鞅、申不害、慎到等人，后期以韩非子、李斯为代表。前期法家多为从政者，是当时政治变法的积极设计者、倡导者、组织者和参与者，尤其是商鞅在秦国的两次变法，使秦国迅速强大起来。韩非子是法家思想之集大成者，在理论上提出了进化的历史观、功利的道德观，集"法""术""势"为一体的政治观点。认为人类历史是一个不断发展的过程，社会不同阶段有各自的特点和主题，应当遵循"世异则事异，事异则备变"的处事原则，认为人与人之间的关系都可以归结为某种利害关系；政治上应以"法"治国、以"术"治官、以"势"守之。韩非子的理论为秦所用，加速了秦对六国统一的进程。

"法家"之"法"是指法律政令，认为无论是治国、治人、治事都应当有一定的法度。《黄帝内经》全面接受法家"以法治事"的原则，并运用这一理念形成和构建了自己的医学理论。法就是规范人们行为的律令、原则和准绳，治医也是如此。《黄帝内经》认为，医生必须以"法"诊病，并确定了相应的诊病方法，如三部九候遍身诊脉法、人迎寸口二部合参诊脉法、独取寸口诊脉法、尺肤诊法、面部色诊法、虚里诊法、腹诊法等。临证应用这些诊法时还应遵循"诊法常以平旦"；"持脉有道，虚静为保"；"察色按脉，先别阴阳"；"见微得过，以诊则不失"；"视其外应，以知其内脏"的"司外揣内"；"常以不病调病人……平息以调之为法"；人迎寸口"两者相应，俱往俱来，若引绳大小齐等"，以及人"一吸脉再动，一呼脉亦再动，呼吸定息脉五动，闰以太息"等。治疗疾病更应当严守法度，因此有"用针之服，必有法则"（《素问·八正神明论》）。在此精神指导下，制订了相应的治病原则，认为医生治病必须遵循"虚则补之，实则泻之，寒者热之，热者寒之，逆者正治，从者反治"，组方应遵循君、臣、佐、使法度，方能达到"谨道如法，万举万全，气血正平，长有天命"（《素问·至真要大论》）的最终效果。

法家"世异则事异，事异则备变"的动态灵活处事原则，在《黄帝内经》中得以充分展示。在论述人体生长发育变化规律时，《黄帝内经》认为，由于受肾气及五脏气血盛衰变化的影响，人体在不同的年龄阶段，表现为生（出生）、长（发育）、壮（壮盛）、老（衰老）、已（死亡）的不同阶段。男女两性虽然都遵循这一生命演化总规律，但又有差异，在各个时期存在着不同的生理特征，要根据不同特征采用不同的养生方法，方能达到"形与神俱，而尽终其天年"（《素问·上古天真论》）的养生效果。病证也是不断演变的动态过程，就外感热病（伤寒病）而言，随着发病时日的延长，其病变部位、病理反应、临床表现是有区别的，在"世异则事异"思想的影响下，《黄帝内经》以六经理论为辨证体系建立的基础，初创外感热病六经辨证思路（《素问·热论》）。内脏病证也是如此。随着时间的迁移，疾病在五脏之间传变的顺序、病变所在的内脏、病理反应、症状特征均有明显的差异（《素问·玉机真脏论》）等。这一认识既是《黄帝内经》同病异治、异病同治、因人制宜、因地制宜、因时制宜等治病理论的基础，也是法家"事异则备变"思想的体现。这是中医辨证论治理论的文化背景。

### 4. 墨家思想对中医理论形成的影响

墨家学派是当时社会下层人民的思想代表，创始人是手工业者出身的墨子（翟）。墨子早年受儒家思想的影响，以后则"背周道而用夏政"，创立了自己的思想体系。墨子的主导思想是"历物十事"：即"尚贤""尚同""兼爱""非攻""节用""节葬""非乐""非命""天志"和"明鬼"。在认识论方面，墨子提出了"三表法"：认为主次当推究来历，详察实情及考验实用三者。这是中国历史上在认识论方面首次提出对人的认识进行检验，以及实用是检验认识（即理论）标准的观点。此后包括医学学科在内的自然科学，在其形成与发展过程中无不自觉或不自觉地受其思想的影响。

就墨子倡导的"三表法"而言，《黄帝内经》在确定其医学理论观点时严格遵循了这一原则。其中的阴阳五行的理论来源就是先秦阴阳家所创立的阴阳、五行说；精气理论与道家的"道气论"一脉相承；辨证论治本原于法家思想等。《黄帝内经》所论的诊法、病证、治疗，甚至五运六气理论的建立，是墨子"详察实情"认识原则的体现，因为这些理论都是以古人长期在生产生活中对天地万物、生命现象、气象物候，以及临床实践等实情详察的基础之上提出的。就临床医学而言，如果病人"数食甘美而多肥也，肥者令人内热，甘者令人中满，故其气上溢，转为消渴，"症见"口甘"（《素问·奇病论》），久则"足生大疔"（《素问·生气通天论》），总结出了消渴病（糖尿病）发生的原因与患者长期高热量饮食有关。其主症以消瘦（即"消"）、口渴多饮（即"渴"）、口甜而黏，后期多合并皮肉感染化脓的伴发症，并制订了"治之以兰，除陈气也"（《素问·奇病论》）的治疗方法。这是《黄帝内经》作者在长期临床"实情"观察基础上总结提出的理论观点，也是这些理论之所以至今日仍然行之有效的原因所在。

"墨子之学，以兼爱，尚同为本"，指出了"兼爱"和"尚同"是墨学的核心观念，其他内容都是这两者的补充和扩张。孟子对墨子"兼爱"的哲学思想进行了相当精辟的概括，认为"墨子兼爱，摩顶放踵（意为吃苦受累），利天下，为之"。因此，墨子的兼爱是以他人为中心，强迫自己去为别人服务，这也就是墨子自己所说的"欲天下治，而恶其乱，当兼相爱，交互利。此圣王之法，天下之治道也，不可不务也"。可见，"兼爱"考虑更多的是他人的利益或幸福。《黄帝内经》是一部以医学为主体的百科全书式的典籍，而医学的目标和任务正是以解除大多数人身心疾苦为宗旨的高尚事业。任何一个从事医学事业的人都是墨子"兼爱"思想的践行者，《黄帝内经》的内容无处不体现"兼爱"的思想。《灵枢·九针十二原》开篇即曰："余子万民，养百姓，而收其租税，余哀其不给，而属有疾病。余欲勿使被毒药，无用砭石，欲以微针通其经脉，调其血气，营其逆顺出入之会，令可传于后世，必明为之法，令终而不灭，久而不绝，易用难忘，为之经纪……先立针经。"这既是《灵枢经》的开卷道白，也是《黄帝内经》作者开宗明义、畅明撰著此书的主旨。它十分明白地告诉世人，解除广大民众的疾苦是创建医学学科的根本宗旨。墨子"兼爱"思想也是治医的基本道德观念，不懂得"兼爱"是不能治医的。讲求"实用"是墨家学术思想的主要价值取向，《黄帝内经》正是一部以医学内容为主体、实用性极强的典籍。医学的价值取向就是讲求实用，就在于解除患者的病痛，尽可能使人健康不病而"长有天命"。"有病热者，寒之而热；有病寒者，热之而寒，二者皆在，新病复起，奈何治？诸寒之而热者，取之阴；热之而寒者，取之阳，所谓求其属也"（《素问·至真要大论》）。此处在创建治法理论方面将墨家讲究"实用"的价值取向体现得淋漓尽致。

**5. 名家思想对中医理论形成的影响**

名家又称为"辩者"或"刑（形）名家"，或"名辩家"。名家思想的创立者有老子、墨子等人，后经惠施和公孙龙等人的发展，成为学术一家。名辩家的辩证逻辑与希腊的形式逻辑、古印度的因明学说被称为世界古逻辑学三大流派。名辩家注重"名"与"实"关系的论证，主要观点有惠施的"合同异"和公孙龙的"离坚白"。其论证推理方法主要是取象类比。

惠施认为，"大同而与小同异，此之谓小同异；万物毕同毕异，此之谓大同异"（《中国哲学史》）。墨子提出了"同异交得"和"二必异"的著名而重要命题（《经上》）。所谓"同异交得"是指"同"和"异"是相互兼得的，任何事物之间总是同中有异，异中有同，这一认识在现代哲学中被称之为"同一性"和"差异性"。所谓"二必异"是指世间的所有事物莫不相异，天地间没有两个完全相同的事物。这一观点在现代哲学里被称为"相异律"。无论是"同异交得"还是"二必异"，都是讲事物的"同""异"关系，《黄帝内经》以此论证人与宇宙万物发生、发展、变化的总规律，并认为天地万物的总规律是相同的。但人不同于宇宙万物，人是"天地之镇"，万物"莫贵于人"并以此为异。在此论点指导下构建的相关医学知识，如生理、病理、养生、治则治法等理论，无不体现人与宇宙万物都遵循"阴阳者，天地之道"这一"万物纲纪"（此为大同），但人体的生理病理变化又有不同的阴阳变化和具体的表现，如"阳盛则热""阴虚则热""阳虚则寒""阴盛则寒""阳盛则阴病，阴盛则阳病"等。《黄帝内经》所确定的"异病同治"和"同病异治"（《素问·病能论》）的治疗原则也是"合异同"思想的体现。

公孙龙的"离坚白"观点与"合异同"相反，认为"假物取譬，以'守白'辩"（《公孙龙子·迹府》）。所谓"假物取譬"就是运用取象类比思维，说明或论证相关道理的思维方法。《黄帝内经》将其作为认识人体各系统相互联系、五脏系统与自然界万事万物联系，构建天－地－人医学模型的主要思维方法，"不引比类，是知不明"；"及于比类，通合道理……可以十全"（《素问·示从容论》），以地球引力对潮汐的影响，类比地球引力影响人体气血的运行和分布状态，认为"人与天地相参也，与日月相应也，故月满则海水西盛，人血气积……至其月郭空，则海水东盛，人气血虚"（《灵枢·岁露论》），体现出名辩家"离坚白"的类比思维是《黄帝内经》阐述医学理论的主要思维方法。

**6. 阴阳家思想对中医理论形成的影响**

以邹衍为代表的阴阳家实际是阴阳与五行合论流派。该流派倡导阴阳对立统一规律，并用以解释宇宙万物的发生及演化过程；用五行特性及归类方法，解释宇宙万物之间的广泛联系；将阴阳和五行两套理论相结合，解释宇宙万物的起源、演化，甚至历史变迁、社会更替。其著名观点有"大小九洲论"和"五德终始论"，认为金、木、水、火、土五德之运也是阴阳二气作用的结果，故"深观阴阳消息（消息，即信息）"，可知"终始五德之运"（《史记·孟荀列传》）。由于这一学术流派以阴阳对立、统一、消长、变化为学说根本，因此汉以后学者称之为"阴阳家"。邹衍的阴阳五行合论观点被《黄帝内经》全面接受，提出"五运（即五行之气的运行变化）阴阳者，天地之道也，万物之纲纪，变化之父母，生杀之本始，神明之府也，可不通乎"（《素问·天元纪大论》），全面接受并运用阴阳五行理论解释相关医学知识，由此构建了以《素问》的"阴阳应象大论""金匮真言论""六节藏象论"等为代表篇论的核心医学命题——即"四时五脏阴阳功能系统结构模型"。

**7. 杂家思想对中医理论形成的影响**

杂家是战国后期出现的试图折中、杂糅诸子思想的学术流派，具有"兼儒墨，合名法"的特点。其代表作是秦之《吕氏春秋》和稍早于《黄帝内经》成书的《淮南子》。今人在详论杂家代表作《吕氏春秋》时说："此书于孔子、曾子、庄子、墨子之言，伊尹、刘子之书无不采辑，不主一家，故内容庞杂。但已亡佚之先秦古籍如阴阳家、农家……之说，可由此考见一斑"（《诸子通考》）。

杂家兼采先秦诸子各家之说、兼收并蓄的学术立场对中医理论的形成有十分重要的借鉴作用，从先秦文化解读《黄帝内经》的医学内容不难发现，中医理论的形成也是采用了兼收并蓄、博采众长的学术态度，使得其中所载的医学理论丰富多采。例如，《黄帝内经》中有关生命活动进程的阶段划分有两种方法：一种方法是以"男子八岁，女子七岁"为时间段进行划分（《素问·上古天真论》）；另一种方法是无论男女都以10岁为一个时间段划分（《素问·阴阳应象大论》《灵枢·天年》）。两套方法各有各的理论依据，各有各的医学意义，因此，《黄帝内经》以"兼收并蓄"的价值取向而一并予以应用。再如"治痿独取阳明"的治病方法，《黄帝内经》在肯定了"取阳明"是治痿重要方法的基础上，从导致"五脏气热"病理原因多样性的角度，明确了"取阳明"不是治疗痿病之唯一方法，应针对不同类型的痿病患者，"各补其荥而通其俞，调其虚实，和其逆顺。筋脉骨肉，各以其时受月，则病已矣"（《素问·痿论》）。至于疾病治疗方法的应用更是如此。《黄帝内经》认为，地域有东西南北的不同，气候有寒热温凉之殊，生活在不同地域环境的人们各有不同的体质，因而所患病证有很大的差异。不同的病证有不同的治疗手段，医生必须"杂合以治，各得所宜，故治所以异而病皆愈者，得病之情，知治之大体也"（《素问·异法方宜论》）。诸如此类即是对各有其理的不同观点予以博采众长的"兼收并蓄"价值取向的体现。至于杂家论著中的学术观点，《黄帝内经》更是信手拈来，为我所用，如将《吕氏春秋·尽数》的"大甘、大酸、大苦、大辛、大咸，五者充形而生害矣。大喜、大怒、大忧、大悲、大哀，五者接神而生害矣。大寒、大热、大燥、大温、大风、大霖、大雾，七者动精而生害也。故凡善生，莫若知本，知本则疾无由生矣"稍加改造就直接引入《素问·阴阳应象大论》等相关篇章之中，论述五味、五气、五色、五志所伤致病等相关内容。

《吕氏春秋》反对用宗教迷信方法治病的立场也对中医理论有深刻影响。如《黄帝内经》在"上（崇尚）卜筮祷祠，故疾病愈（更加）来"（《吕氏春秋·尽数》）的影响下，高扬反对迷信鬼神的旗帜，态度鲜明地表示，"拘于鬼神者，不可与言至德"（《素问·五脏别论》）；"道无鬼神，独往独来"（《素问·宝命全形论》）。

《黄帝内经》还直接引用《淮南子》相关篇章的观点解释人与自然的关系及其对发病的影响。《淮南子》认为，有"清阳者，薄靡而为天；重浊者，凝滞而为地"；"天倾西北，故日月星辰移焉；地不满东南，故水潦尘埃归焉"（《天文训》）。《黄帝内经》则说："清阳为天，浊阴为地"；"天不足西北，故西北方阴也……地不满东南，故东南方阳也"（《素问·阴阳应象大论》）。至于"天圆地方，人头圆足方以应之……此人与天地相应者也"可以说几乎全文援引于《淮南子》，由此可见杂家学术思想对中医理论构建的影响。

**8. 兵家思想对中医理论形成的影响**

兵家是以孙武、吴起、孙膑等一批军事家为代表的学术流派。这一学术流派又有兵权谋、兵形势、兵阴阳、兵技巧的不同学术思想。这对中医理论的形成也产生了不同程度的影响。如以自然界无穷变化说明用兵之法无常道的军事思想。《孙子兵法·势》云："色不过五，五色之变不可胜观也；味不过五，五味之变，不可胜尝也。"《素问》将此观点引入解释相关医学道理，指出："草生五色，五色之变，不可胜视；草生五味，五味之美，不可胜极"（《素问·六节藏象论》）。

在疾病治疗上，中医理论在治病用针、用药如用兵理念的指导下确立了自己的治疗思想。《孙子兵法·军争》云："善用兵者，避其锐气，击其惰归，此治气者也……无邀正正之旗，勿击堂堂之阵，此治变者也。"《黄帝内经》受其影响，要求医生施针治病不但要掌握左病刺左、右病刺右、阳病治阳、阴病治阴之常规方法，还应具备"善用针者从阴引阳，从阳引阴，以左治右，以右治左"（《素问·阴阳应象大论》）的变通方法。甚至还直接征引其说，制订相关病证的具体治法。《孙子兵法》曰："无迎逢逢之气，无击堂堂之阵。"《灵枢·逆顺》曰："无刺熇熇之热，无刺辘辘之汗，无刺浑浑之脉，无刺病与脉相逆。"《灵枢·玉版》在论疮疡刺治、脓肿切开引流、针具选择时也引用兵家观点，认为针刺所用的针具虽小，但对人身伤害的副作用犹如"五兵"。云："五兵者，死之备也，非生之具……夫针之与五兵，其孰小乎？"又云："两军相当，旗帜相望，白刃陈于中野者，此非一日之谋也。能使其民，令行禁止，士卒无白刃之难者，非一日之故也、须臾得之也。夫至使身被痈疽之病、脓血之聚者，不亦离道远乎？"先秦诸子之学还有纵横家和农家。纵横家是指当时专门从事政治、外交活动的谋士、政客们结合其政治、外交经历创立的学术流派。其中有以苏秦为代表的"南与北合"的"合纵"论和以张仪为代表的"西与东合"的"连横"论两大学术流派。农家是代表当时农民思想的学术流派。《孟子》记载有相关内容，主张人人必须从事农业劳动，自食其力。《黄帝内经》所载的五谷、五果、五畜、五菜，以及五脏病证分别对应五种谷、果、畜、菜之所宜的内容（《灵枢·五味》），以及"粜贵""粜贱"（《灵枢·岁露论》），认为太阴司天之政的年份，"其谷、玄"者收成好；少阴司天之政年份，"其谷丹、白"者能获丰收等（《素问·六元正纪大论》），这均是受农家思想的影响。

## （二）对疾病和医的认识进一步加深

### 1. 固定病名的出现

西周以来，在《周易》《尚书》《诗经》等著作中对热病、昏迷、浮肿、逆产、不孕等已有了初步认识，《周礼》《诗经》还提及虫蛊和沙虱病，仅《诗经》涉及的病名就多达四十余种，且大多描述了该病的症状。《山海经》根据发病特点，有固定的病名，如瘕、瘿、痔、疥、痈、疽、痹、疟、瘅、瘘、疣、厥等。几乎同一时期的《左传》中也记录了部分病名，如佝偻、瘅疸、疟疾、疠疾等。

### 2. 社会对医的认识提高

中医理论体系初步形成于战国至两汉时期，《黄帝内经》《伤寒杂病论》《神农本草经》等医学书籍的问世，标志着中医理论体系的初步形成。汉代以后的医学理论与实践的发展又逐渐完善了这一理论体系。《礼记·曲礼下》云："医不三世，不服其药。"所谓"三世"：一世为《神农本草经》出自神农尝百草，意指医者要熟悉各种草药的药效用法；二世为《黄帝内经》，包含《灵枢》《素问》，指医者要掌握医学相关理论及针灸；三世为《素女脉诀》，相传由素女所创，但原书已佚，具体内容、撰人、撰年均无可考，但知医者要掌握脉学，懂得脉诊。由此可见，当时对行医者的要求是具备医学理论、中药知识、针灸技术及脉诊能力。

## （三）医巫分离

春秋战国时期，随着生产力的发展与思想的开蒙，诸子蜂起，百家争鸣，到了孔子"不语怪力乱神"时代，源于医疗实践的医学开始崛起。春秋战国时期的著作中，最明显的变化就是医家的活动开始活跃，涌现出许多有理论、有技术的医家，医家的治疗方法越来越得到社会认可。《史记·扁鹊仓公列传》记载了病有"六不治"，最后一条就是"信巫不信医，六不治也"。到《黄帝内经》成书，中医基本理论的确立更是战胜神学巫术的可靠保证。《黄帝内经·素问》云："拘于鬼神者，不可与言至德；恶于针石者，不可与言至巧。病不许治者，病必不治，治之无功也。"其牢牢站在了无神论的立场上，对巫可治病的假象予以揭穿。"先巫者，因知百病之胜，先知其病之所以从生者，可祝而已"（《灵枢·贼风》）。这一时期，中医已开始从理论上阐明生命现象和疾病本质，树立了正确的生死观和疾病观，并创造出更多有效的防治技术和方法，使神秘而无意的巫术没有立足之地。此时巫与医作为两类群体已经分道扬镳。

## （四）以圣人为核心的医学理论缔造

中医药文化同其他传统文化一样，也是中华民族的先祖于代代传承和不断积累沉淀的过程中，逐渐发展起来的，圣人也参与了医学理论的构建。传说中的中医药文化发展史有两个高峰，是经由神农而至黄帝。后世医学经典纷纷托名古代先圣，也表明医学理论学有所承。追本溯源，本草学专著《神农本草经》、医理专著《黄帝内经》《黄帝八十一难经》、针灸学专著《黄帝明堂经》等，均符合中华传统文化的传承特点。这种传承关系在《黄帝内经》中主要体现为黄帝与其老师岐伯之间就医学的问答。此外，黄帝的老师还包括伯高、少师、少俞、鬼臾区，黄帝传医于雷公。岐伯在文中还提到过上古医师僦贷季，并多次提到其所学来自"先师""上帝"及圣人教化。此外还描绘了上古、中古、当今（暮世）的历史发展画面。《黄帝内经》中圣人（包括真人、至人）合道顺德，能够把握和顺应阴阳。《素问·上古天真论》云："余闻上古有真人者，提挈天地，把握阴阳……中古之时，有至人者，淳德全道，和于阴阳，调于四时。"圣人直接参与医学的核心理论构建（阴阳五行相关理论），制定医药的规矩准绳，并且传承于后世。《素问·阴阳应象大论》云："余闻上古圣人，论理人形，列别藏府，端络经脉，会通六合，各从其经；气穴所发，各有处名；溪谷属骨，皆有所起；分部逆从，各有条理；四时阴阳，尽有经纪，外内之应，皆有表里。"《素问·阴阳离合论》云："帝曰：愿闻三阴三阳之离合也。岐伯曰：圣人南面而立，前曰广明，后曰太冲。太冲之地，名曰少阴……"《素问·示从容论》云："夫圣人之治病，循法守度，援物比类，化之冥冥，循上及下，何必守经。"《素问·疏五过论》云："圣人之术，为万民式，论裁志意，必有法则，循经守数，按循医事，为万民副。"《素问·方盛衰论》云："是以圣人持诊之道，先后阴阳而持之。"《素问·异法方宜论》云："故圣人杂合以治，各得其所宜。"《素问·汤液醪醴论》云："自古圣人作汤液醪醴者，以为备耳。"与老庄、黄老哲学、易文化一样，中医药文化源于自然道德的哲学，是托圣人掌握阴阳五行规律将其用于医药方面，从而构建医学的核心理论。

### 三、中医文化的发展期（魏晋——明清）

在这个阶段，中国文化得到了很大发展，并且每个朝代都有鲜明的文化特色。魏晋玄学，南北朝时佛教光盛，唐朝时道教甚受尊崇，其后佛、道二教各有发展，形成了儒、道、释三教并存的局面。在这个时期，文学、艺术、科技等亦成绩斐然，唐诗、宋词、元曲、明清小说，每个领域都有世界级的大师，其各篇佳作，名传遐迩，历久常新；书法、绘画、歌舞等艺术也登峰造极；许多科学技术在当时位居世界领先地位。中医药文化在这个大背景下也得到了发展，并被当时的主流文化所影响与推动。

#### （一）魏晋至隋唐时期中医文化发展的特点

自东汉末之社会分裂，秦汉建立的封建大一统社会系统被打破，儒家的文化专制统治走向崩溃，思想文化领域呈现出较为自由的氛围，名法之学、玄学相继兴起，道教、佛教兴盛，在儒、道、佛三教相互斗争和排斥的过程中也出现了三教思想之间的渗透和融合。从隋唐开始，儒、道、佛并称"三教"，出现了三教合一的发展态势。

魏晋南北朝医学发展的主流是实践经验的积累和丰富，隋唐的医学发展是对前朝的医学理论进行集成。晋唐时期的医学理论发展主要表现在医经的类编、注释与基础理论的发展；经方和本草理论得到发展；临床医学分科明确，形成体系；养生学形成体系，服石解散为特色；"医者意也"思维方式复兴。这一时期，玄学、道教、佛教也对中医理论的发展产生了影响。

**1. 魏晋至隋唐时期的中医理论发展特点**

（1）医经的类编、注释与基础理论的发展　魏晋南北朝时期，医经学和中医的基础理论发展相对于经方本草而言受到重视更少，但医家对脉学（《脉经》）、针灸学（《针灸甲乙经》）文献进行了分类整理编纂，全元起注疏《内经》、吕广注《难经》开启了经典医著的注疏先河，影响深远。

隋唐时期，医学发展以大型综合性医经方书《诸病源候论》《四海类聚方》《备急千金要方》《千金翼方》《外台秘要》为特色，本草也得到进一步丰富和修订。较方书、本草而言，医经和基础理论的研究著作相对较少，但意义重大，如《诸病源候论》在病因病机和证候学方面取得了重大成就，占有重要的学术地位。其对疾病、证候分门别类，运用《黄帝内经》的阴阳、脏腑、气血津液等理论串联，真正将《内经》理论用于临床，使之构建成系统化、条理化的临床医学体系。第一次系统论述"痰"病，建立痰病学说，在中医理论，尤其是病因病机方面可谓理论创新。杨上善的《黄帝内经太素》和王冰的《黄帝内经素问注》为唐代《内经》相关研究的代表。《黄帝内经太素》是首次节选《黄帝内经》原文进行分类注释的著作，是中医学理论体系的早期框架结构。《黄帝内经素问注》是最早单注《素问》的著作，王冰编次和注释的《素问》使中医元典得以传承和发扬。

（2）**方剂和本草理论得到发展** 汉代的医学流派除养生、神仙外，还有医经、经方两家。魏晋南北朝时期，中医学的发展虽上承秦汉，但以经方、本草学为特色。经方方面，方书大量涌现是这一时期的特色。近500种医籍中，方书占到三成以上，编纂体例全，类型多样化。医家在继承前代医方的基础上，根据自身经验进行创新，方书中注重临床用药的经验积累，方药注重简、验、效、廉。方书以疾病为中心，对疾病的症状描述更加细致，病因病机认识趋于深入，防治之法有所发挥。方书中除大量针对疾病的验方外，方剂学理论也有独立论述。陈延之《小品方》的处方用药总论，论述了药物的相畏、相反、相杀，药物的主治、作用和加减，药品炮制大法和剂量换算，以及处方用药理论和法则。医家在服食养生、炼丹、治病救人的探求中，重视本草学研究，本草的数量、分类方法、功用、炮制等方面都有所总结、发现和创新。其中，具有代表性的本草著作《名医别录》，对《本经》进行补注，丰富了药物的数量和对药性的认识。李当之的《药录》被李时珍赞曰"颇有发明"；吴普的《吴普本草》，广引诸家所论，是集魏以前本草学之大成者。在体例方面，在《本经》基础上增加了药用植物生态、药物形态、采集时间、加工炮制、配伍宜忌等内容，奠定了本草学体例的基础。对药性的论述也从《本经》的一药一性味发展为一药多种论，对药物毒性阐述得更加明确。陶弘景的《本草经集注》是对南北朝以前本草的重要总结，对《本经》的药物采制、炮制、药物分类方法、服药禁忌、药物度量、煎配药方、七情畏恶等方面都有创新发挥。徐之才的《雷公药对》对药物的运用影响深远。陈藏器根据中医病理学说，对本草进行了"十剂"分类（即宣、通、补、泄、轻、重、滑、涩、燥、湿），使中医基本理论与治疗方法相吻合。"十剂"在《本草纲目》中得到继承，在清代得到进一步应用。

魏晋南北朝时期佛教和道教兴盛。佛教和道教皆以医学为自救和弘教的重要手段，多深研医药，至南北朝时期更是由"山林医家"和门阀医家分掌医权。"山林医家"以著述方书见长，对本草发展多有促进。

（3）**临床医学分科明确，形成体系** 临床医学的分科主要从临证专科文献的形成与分化发展、综合类医经方书的分科论述和医学教育的分科设置三方面进行综合考察。魏晋南北朝时期临床医学发展迅速，各科的临证经验和理论进一步积累，促成了临证各科文献的形成，如妇科、儿科、外科、眼科、耳科的临证文献都具有一定的数量和深度。《隋书·经籍志》记载，南朝医学分科有小儿科、产科、妇女科、痈疽科、耳眼科、伤科、疮疾、痨病、癫病、软脚病、饮食法、养生术、男女交接术、人体图、印度医方等，说明至南朝时期，临床医学分科已较为完备。自唐代，临证各科文献进一步分化，数量逐步增多。从唐代医学教育学科设置来看，与魏晋南北朝相比，医学分科多内科。隋唐时期以集大成的医经《诸病源候论》和综合类方书《备急千金要方》《千金翼方》《外台秘要》等为特点。《诸病源候论》虽未明及内、外、妇、儿、五官等分科，但内容论述较为集中。《备急千金要方》分科更加明确，特别突出了妇人、少小、七窍病。魏晋南北朝留下了大量的方书，包含了许多的医学经验和少量的临床理论总结，如谢士泰《删繁方》的"五脏劳论"和"六极论"。隋唐时期的综合性医方著作，《备急千金要方》《千金翼方》《外台秘要》收集、整理、保存了前代及隋唐时期各家医方之书；《诸病源候论》作为病因病机和证候学专著，汇集了魏晋及前医家的经验，并融会贯通了《黄帝内经》的基础理论与医学实践，更加条理化，构成了临床医学体系。

（4）养生学形成体系，服石解散为特色　魏晋南北朝时期养生学初成体系，养生学术发展基本定型，不仅养生思想确立，而且养生方法齐全。

玄学推崇道家、老庄思想，追求逍遥自得、清静无为，重视养生保健，养生风气盛行。玄学名士服食五石散养生引发服散的社会风气。由于服五石散成风而引起了相应疾病，介绍解散的方书大量出现，成为这一个时期医学发展的独特现象，至隋唐时期依然不息。

道教兴盛，其教义追求养生成仙，养生手段包括服食、导引、按摩、吐纳等。佛家的禅定有其健身长处，佛教也有养生按摩手法。儒家亦染养生风气，但养生观更切合实际，不追求虚无意境。隋唐时期，释家、道家、医家对养生学起到了一定的促进作用，如智顗的"止观法"和"六妙法门"；孙思邈在《备急千金要方》《千金翼方》中记载了养性、养老的医学理论；道家的司马承祯和胡愔的养生理论和手段。魏晋人的服石遗风至隋唐不息，巢元方、孙思邈、王焘等均对服石和解散有专门论述。

（5）"医者意也"的思维方式复兴　"得意"之论从魏晋南北朝时期开始在医学著作中频繁出现，成为医家重要的临证思维方式。如程本的《子华子》言："医者理也，理者意也。"陈延之在《经方小品》中云："亦云医者意也。便宫中相传用药，不审本草药性，仍决意所欲加增之，不言'医者，意也'为多意之人，意通物理，以意医物，使恶成善，勿必是治病者也。"陶弘景也云："医者意也。"他在《本草经集注》中曾论："仲景用药，善以意消息。"唐代王焘在《外台秘要》中评述："陶隐居云：医者意也，古之所谓良医，盖以意量而得其节，是知疗病者，皆意出当时，不可以旧方医疗。""医者意也"意味为医者应当重视发挥主观能动性和悟性。虽然《黄帝内经》早已论及"意"在临证中的重要作用，如《灵枢·病本》的"以意调之"、《灵枢·九针十二原》的"以意和之"，但在魏晋南北朝时期，"医者意也"的思维方式得到复兴。"医者意也"注重医家临证直觉和悟性的思维方式，是与医学重视理性思辨的义理相对而言的。

宋时理学重视"格物致知",意指推究事物的原理法则而总结为理性知识的认识方法。医家也开始重视对医学义理的探求和论述发挥,这样基于理性思维的辨证论治又得到了重视。

**2. 魏晋南北朝时期宗教文化对中医文化的影响**

(1)道教对中医发展的影响  葛洪、陶弘景是魏晋南北朝时期道教的代表人物,对这一时期医学的发展做出了重要贡献。葛洪的代表作《抱朴子》,完善了道教神仙理论体系,融老子道家思想与道教长生成仙信仰于一体,重视金丹、神仙实践,坚持纲常名教,反对玄学清谈。陶弘景在继承道家哲学思想和葛洪神仙方术的基础上,进一步强调融合内丹、外丹以修仙,提倡三教合流。隋唐时期,唐朝统治者继续支持道教发展,在三教合流的思潮下,道教汲取儒家、佛家思想,丰富完善了道教理论。

医学与道教有着共同的哲学渊源,都以探寻"天道"与"人道"的机理为要务,因此两者的联系非常密切。

汉魏时期,对行医、卜、星、相职业的人统称为方士,医术为方技的一种,与神仙、房中并列,无论医经、经方,还是神仙、房中、辟谷等多有涉猎。《隋书·经籍志》云:"医方二百五十六部,多有神仙养生之法。"方士群体也是后期道教的重要组成部分。道教的道术实为方术的继续和规范化发展。因为医术与神仙方术不分家,外丹方士如葛洪、陶弘景也兼通医药。

外丹药书如《石药尔雅》收录本草,本草书如《神农本草经》也大量收录外丹药,这在后世本草书中是不多见的。因此,魏晋时期,医道并未分离,道士专研医学或行医是分内之事。道教的教义是得道成仙,所以道士们穷研医药,寻找或制造有益于延年的药物,故而寻求仙药,炼制金丹。要掌握人道,就必须把握和修炼自我的生命活动。为此,道士们不断探究人体的身心活动规律如何合于自然之道,践行导引、辟谷、胎息等,同时兼修医术,一为自保,一为布道。葛洪《抱朴子·杂应》言:"古之初为道者,莫不兼修医术,救近祸焉。"历史上还有十道九医之说。道教在医术医药方面,宗《内经》医理而发扬之,较少异化倾向,道医如葛洪、陶弘景、杨上善、王冰、孙思邈等著名医家为中医学的发展做出了重大贡献,道教典籍中也包括诸多医学典籍。

(2)佛教对中医发展的影响  佛教自两汉之际传入我国,在晋和南北朝时期得到进一步发展,因此有"汉魏法微,晋代始盛"之说。一方面西域高僧不断来华,另一方面中国名僧也西行求法,交流越密切,佛教越盛行,传布愈广泛。及至隋唐,佛教达到全盛,成为当时影响最大的意识形态。

佛教关心人的生老病死问题,学佛求道重点在修心,但修心的前提是修身。无论是修习和弘扬佛法的僧人用以养生自疗,还是为解脱众生的痛苦而利他都是佛教医学发展的动力。佛教医学是在古印度各学派医学知识和技能的基础上,将佛理入医理而不断发展,以佛教义理作为其根本原则和方法,以此解释人类疾病的病因,提出宗教意义上灭除病苦的途径和方法。

佛教医学内容丰富,据统计,《大藏经》中专论医理或涉及医学养生的经书约400部,而佛经中有关医药卫生、修身养性的医学术语则多达4000条。早期印度佛教徒必须学习和掌握的"五明"之一就包括"医方明",大德高僧精通医学的代代辈出。佛教医学中国化的主体是行医的僧人及有佛教信仰的医家，如魏晋南北朝时期的仰道人、支法存、道洪、僧深、陶弘景等。他们尝试将中医药与佛经理论和医药知识相结合，促进了佛教医学的发展。

自魏晋至隋唐，佛教对医学的影响进一步深入。范行准曾在《明季西洋传入之医学》中指出："中国医学在历史上有三变，一为五朝（东晋、陈、齐、梁、宋）之变，一为金元之变，一为清季之变。五朝医学，一变江右以前虚玄守阙之医学，而成崇实灿备之医学，其变之因，以有外来医学也。"所谓"虚玄守阙"是指两汉期间巫风盛行，如张仲景在《伤寒杂病论序》所言："降志屈节，钦望巫祝。"所谓"崇实灿备"是指当时临床医学发展迅速，出现大量方书，记载医学经验。佛教医学作为外来医学有着完全不同的理法方药，亦能治病疗疾。佛教医学的医理、医技等汇入本土医学，如佛教医理与中医理论的融合、印度方书的汇入、眼外科技术的传入、佛教养生学的补充及咒禁法的兴盛。魏晋南北朝时期的医学以方药发展最为迅猛，本草类、方书均大量出现。

东汉末期儒家名教统治被推翻，魏晋南北朝时期玄学兴起，佛教传入、道教形成使得这一时期的学术气氛相对自由。东晋以后形成了礼玄双修、佛道并存的局面；南北朝至隋唐，佛教和道教发展至全盛，儒、道、佛三教既相互排斥和斗争，又相互吸收和合作，自唐宋后走向三教合一。上述思潮构成了晋唐时期的思想文化氛围，其对医者产生了不同程度的影响，包括思想方法、价值取向，以及相关知识的移接、转化、套用等。

### （二）宋明时期中医文化发展的特点

两宋时期，国家采取偃武修文的政治方针，这一时期是中国历史上经济与文化教育最繁荣的时期之一，后世称"华夏民族之文化，历数千载之演进，造极于赵宋之世"。宋代手工业和商业经济的发展，促进了城市文化的繁荣和科学技术的进步，活字印刷术的发明给文化事业的发展创造了有利条件。在两宋统治的三百余年间，北方先后出现了辽、夏、金三个少数民族建立的政权。辽、夏、金与两宋相互对峙和战争，也从宋文化中汲取营养与本民族文化进行整合。1271 年元朝建立，消灭南宋，统一中国，并在风俗、饮食、礼仪等各方面逐渐汉化。1368 年朱元璋推翻了元朝蒙古族的统治，建立起汉民族的统治政权——明王朝。

自宋始，儒学复兴以继周孔的圣人之道，继之者咸尊孔子六艺经典，不同程度地吸取了禅宗思想、老庄思想，特别对道教易学中的道教无极图、太极图、河图、洛书等图式进行解读，结合儒家的道德修养、伦理纲常，创造了理学理论，发展了儒家哲学体系。儒士形成了不同学派，有道学派（理学派）、气学派、数学派、心学派等。在儒家尊奉的经典中，《周易》经传，特别是《易传》和后来的易学为儒家哲学提供了较为完整的哲学体系。北宋的儒学家大力研究《周易》，将《周易》经传视为对抗佛、道二教的有力武器，不仅发展了儒家哲学，也对这一时期的中医药文化思想产生了较大影响。

#### 1. 宋明时期中医理论发展的特点

宋明时期中医理论的发展可分为两个阶段，宋时重视经典理论、提倡运气学说为理论发展趋向，金元明时期以新学肇兴和学派争鸣为特点。宋时的医学理论发展为金元明阐发新说、形成争鸣奠定了基础，两个阶段的医学理论发展是前后承接的。

（1）重视经典理论，提倡运气学说　　北宋是统治阶级对医学发展关心最多的朝代，多位皇帝对医学非常感兴趣，带头整理和搜集医书，设立校正医书局，校正历史上主要的医学经典著作，以政府力量组织编写的大型方书和药书有《太平圣惠方》《太平惠民和剂局方》《圣济总录》《开宝本草》《嘉祐本草》《本草图经》等，并利用当时发达的活字印刷术进行刊行，为医学的传播带来极大便利。医学教育方面，确立了以《黄帝内经·素问》《难经》《诸病源候论》《备急千金要方》等为主的教科书，《伤寒论》的校注和传播使该书的地位日益提高。宋金元时期运气学说盛行。首先是校正医书局校正和颁布的王冰补注本《黄帝内经素问》，其中七篇大论占《素问》1/3。该书成为医学经典，是习医者必读书目，且为医学生考试的六门课之一，为运气学说的广泛传播奠定了基础。宋人刘温舒的《素问入式运气论奥》讲解运气学说的基本概念，并绘运气图进行说明，是修习运气学说的参考。北宋后期，皇帝赵佶非常推崇运气学说，他颁布"天运政治"，根据运气学说编制各年度的司天、中运、在泉之气和一年中各步主客运气及其交司时刻的历法，内容有该年各步气候、物候和病候特点，以及当年养生、防病、治病、饮食和药物宜忌等，在全国范围推广。《圣济总录》开篇详列运气，运气学说也被列入儒生考试内容。运气学说对于医家更是必修，甚至有"不读五运六气，便检医方何济"之叹。运气学说自此也成为医家创造新说的材料。医学经典的校勘和传播、运气学说的兴盛为以后医者以经典（包括运气学说）为理论源头阐发新说、形成学派打下了基础。

（2）新学肇兴与学派争鸣　　崛起的女真族建立了金国，结束了北宋的统治，宋室南迁。蒙古族灭金后于1279年又灭南宋，统一南北方建立元朝。1368年元朝统治被推翻，明朝建立。医学发展可大致划分为金元医学和明代医学两个阶段，明代医学与金元医学一脉相承。

金元时代，战争频仍，疫疠流行，火热病陡然增多。自宋至金元，《太平惠民和剂局方》（以下简称《局方》）在南北方流行，医家和患者看病用药参考《局方》成为习俗。《局方》中多辛香温燥之药，造成"温燥时弊"，这使北方医家刘完素、张从正、张元素、李东垣对火热病机多有阐发。他们从《内经》理论出发，结合临床实践又多有发挥。

刘完素被称为"寒凉派"，运用运气学说发挥脏腑六气病机、火热病机等，以他为代表形成了河间学派。

张从正师从刘完素，阐发攻邪靠汗、吐、下法，史称"攻下派"。刘完素的再传弟子罗知悌，旁通张从正和李果之学，传医于朱丹溪，后者以滋阴降火理论和杂病论治闻名，史称"滋阴派"。

张元素采用脏腑辨证，创制药物升降浮沉学说，参照五运六气进行制方遣药，以他为代表形成的易水学派对脏腑病机学说多有发挥。

李东垣宗张元素，阐发《黄帝内经》"土者生万物"思想，成为"补土"大家。其弟子罗天益发挥三焦辨治，王好古主"阴证"。

易水学派重视内伤证的脏腑调治，从病因分析和用药习惯上与河间学派重视外感病清热攻邪有所不同，因此历史上有河间之学与易水之学之争。

同一时期的南宋尊崇《局方》，医方和本草追求"易简"，此与北方流行的宗《素问》而创制的《宣明论》方形成了"南局北宣"的局面。

至元代时南方仍以《局方》为主流，对于《素》《难》经典，鲜有人问津，理论探讨不多，与金元统治下北方的新学肇兴呈现不同的局面。《局方》用药多温燥，业医者若不深研医理便投药，极易造成弊害，故朱丹溪著《局方发挥》，警示同辈及后人。历史上亦有丹溪之学与宣和局方之争。朱丹溪受理学思想影响至深，将理学与医学结合，提出了"相火论""阳有余阴不足"论、节欲养生等主张，临床治疗注重滋阴降火，在杂病及伤寒论治方面有独到见解，影响深远。

迄至明时，南北两方的医学进一步交融，丹溪之学影响迅速扩大，河间和易学学派的著作也向南方传播。刘完素的"主火论"和朱丹溪的"相火论"在南北方日益盛行，对于纠正因墨守《局方》、滥用辛燥造成的流弊起到了一定的纠偏作用。但师法刘完素、朱丹溪的后学因辨证不明，对有"火"或"阴虚火动"之证用药多寒凉攻伐，导致医界出现寒凉时弊，从一个极端走向另一个极端，于是又形成了重视命门学说研究的温补学派以救时弊。这些学派因医学主张不同而产生了学派争鸣，争鸣主要为河间与易水之争、丹溪与局方之争、寒凉与温补之争。

宋明时期的医学发展除重视经典理论、提倡运气学说、新学肇兴与学术争鸣外，诊法、本草和临床各科均呈现出良好的发展态势。《素问》《灵枢》《难经》《伤寒论》《金匮要略》《神农本草经》等经典非常受重视，对其研究不断深入。

明代，八纲辨证理论基本确立，吴又可的"杂气论"和"邪伏膜原"说被后世所重视。

**2. 宋明学术思想对中医文化的影响**

宋明时期随着"儒者知医"理念的深入，理学思想被融入医学理论，成为新说的思想根源，具有代表性的是明代赵献可、张介宾、孙一奎主张的"太极命门学说"，以及朱丹溪的"相火论""节欲养生"等，理学的太极思想直接为医学理论的构建提供了框架。

（1）命门学说与太极学说  "命门"的概念早在《内经》和《难经》中就已出现，但内涵不一。《内经》之为"眼"；《难经》以之为右肾，"诸神精之所舍，原气之所系也，男子以藏精，女子以系胞"。医学中对"命门"不甚重视直至宋金元时期。道教著作中对"命门"时有阐发，如《黄庭经》中"命门"指"肚脐"，至紫虚道人崔嘉彦注《玉函经》时说："命门者，元精之所禀，有真气存焉，是为坎之一火。"道教的这些认识对金元医家多有启发，如刘完素将《素问》五运六气中的"君火""相火"引入藏象系统，认为君火属心，相火对应命门。张元素将命门相火与元气相联系，认为"三焦为相火之用，分布命口元气，主升降出入"。滑寿云："命门，其气与肾通，是肾之两者，其实一耳。"认为两肾为命门。赵献可则认为"两肾间"为命门。

至明代初期，理学的太极学说已在社会上广泛流传，成为学术界的主流思想，这为"太极""命门""肾""阴阳"等的相互联系提供了契机。孙一奎的《医旨绪余》、赵献可的《医贯》、张介宾的《类经图翼·太极图论》中都能看到对太极与"命门"的探讨。

命门学说在明清时期受到推崇。明清医家汲取宋明理学中"无极－太极－阴阳－五行－万物"的宇宙生成模式，以"天人相应"的整体观为前提，提出了"命门－水火（阴阳）－五脏"的气化模型。这是明清医家对生命本原求索的突破。

命门学说完善了脏腑理论，为从整体上调理五脏六腑和异病同治提供了理论基础。由孙一奎、赵献可、张介宾等医家构建的具有本体论意味的命门－阴阳－五脏学说是对《黄帝内经》建立的阴阳－五行－五脏系统的一个突破。由此发展而来的温补学派丰富了临床证治思路，医家所创制的方剂如六味地黄丸、八味地黄丸、左归丸、右归丸等在临床得到广泛使用。

（2）节欲养生 宋代以前的养生思想和方法多受道家、道教影响，如道家主张"自然无为"、常保"虚静"等，道教注重房中、服食、导引等，养生的目的多与延年益寿、长生成仙有关。金元以后，节欲养生开始受到医学界的普遍重视。其中，朱丹溪融理学于医学理论之中，阐发节欲养生的原则、方法等，对后世影响较大。朱丹溪的节欲主要是指"饮食"和"色欲"而言。《格致余论》首篇即"饮食色欲箴"。他认为，"饮食"和"色欲"是人体的两大欲，与生命健康关系重大。他引用"《易》之象辞，养小失大。孟子所讥，口能致病，亦败尔德"，从儒家的观点告诫世人病从口入，应当节制饮食；又引用"坤道成女，乾道成男，配为夫妇"，强调夫妇之道应当"成之以礼，接之以时""远彼帷薄，放心乃收"。朱丹溪劝诫人们学会节制这两欲，他的节欲思想既是对人体生理病理现象的观察、反思和总结，也与理学的"理欲"之辩有一定渊源。

宋明思想文化影响医学理论发展的原因主要包括两个方面，一是宋明时理学盛行创造了理学为主导的思想文化氛围；二是自北宋时开启了儒医传统，医者通儒学是将理学思想融于医学理论的必需条件。

北宋时期，在三教合一思潮的影响下，儒家结合佛家和道家思想形成了新儒学思想体系（或称道学，明末时人改称为理学）。新儒学的治学特点是重视借经典阐发己意，摒弃宋以前拘于注疏研究六经的方法。这样的儒学学风和思想体系自此传播开来，自元代将朱熹注释的《四书》《五经》作为科举内容，程朱理学更加深入人心。理学成为儒士的必修内容，直接对儒医产生了影响。

自宋代，正式开启儒医传统。唐代韩愈曾有"巫、医、乐师、百工之人，君子不耻"之说，宋代范仲淹发出"不为良相，则为良医"之叹，宋时医生的地位较前有了很大提升。这一方面与国家重视医学和医学教育有关，宋徽宗时将医学纳入儒学教育体系。《宋会要辑稿》载："正在今日，所有医工，未有奖进之法。盖其流品不高，士人所不耻。故无高识清流，习尚其事。"认为医工多"流品不高"，所以欲培养有儒学修养之人兼通医术，需提高医生素养。"建学之初，务欲广得儒医""使习儒术者通黄素，明诊疗，而施于疾病者，谓之儒医，甚大惠"。另一方面，宋时儒家的正统地位更加突出，儒学所具有的格物致知的价值取向和注重仁义孝道的道德情操，以及医乃仁术、知医为孝被认为是实现儒家理想的有效途径。因此，大量儒生开始学医，兼通儒学和医术，或走仕途不成而改学医，甚至儒臣以涉医为荣，"医为儒者之事"的观念日渐牢固。这为医家运用理学思想改造医学理论创造了条件。

### （三）清代中医文化发展的特点

清代医学发展中最重要的成就是温病理论体系的形成。这有赖于千余年对温病学相关经验的积累。清代人口数量飙升，传染病肆虐、疫病流行频数为历史之最，临床的需求是温病理论体系形成的最直接因素。自秦汉时期成书的《黄帝内经》《难经》《伤寒论》《金匮要略》《神农本草经》等医学典籍，历代不乏研究之作，但到了清代，其研究达到高峰。《清史稿》云："清代医学多重考古。"清代医家反对宋元以后自创新说、自立门户，重视对医学典籍原著的研究，这与清代学术思潮反对宋明理学、以"复古"为职守、摆脱宋明羁绊、直接求诸古经有关。

清代学术经历了明清实学、乾嘉朴学和今文经学三个阶段。其中以乾嘉朴学重视考据为特色，复古为清代学术的主题。医学理论以重视经典理论研究，运用朴学的音韵、训诂和校勘等方法治经为特点，相关研究著作的数量为历代之最。医学重视经典理论研究与朴学的尊经崇古之风有关。朴学求实求真的学风，凿开了对医学典籍盲目迷信的缺口，为疑古辨伪打开了大门。今文经学兴起后，引发了对《内经》《难经》成书年代、作者和内容等认识的真伪讨论。清儒涉足医学典籍研究、儒林加入医者行列、运用朴学思想和方法整理医学典籍是清代学术思潮影响医学理论发展的重要原因。

## 四、中医文化的变革期（清末至今）

鸦片战争（1840）打开了中国国门，改变了中国文化的历史进程，中国由此告别了"封建大一统"的时代，告别封建的儒家文化独尊的时代，进入一个新的历史时期。其后第二次鸦片战争、中法战争、中日甲午战争、庚子之难，清军惨败，列强深入，割地赔款，丧权辱国，古老的中国面临亡国灭种的危机。清末的国人开始"睁眼看世界"，主动起来有选择地引入西学。随着危机的加深和国人对西学认识的逐步深入，清末对西方文化的学习也是由浅到深、由偏到全。洋务运动时期，人们对西学的态度及中西学的关系可以用"中体西用"概括。它表明对中西两种文化兼收并取，仍以中学为主，其实际作用在于为引进西学开辟道路，以兴西学。

辛亥革命（1911）推翻了清王朝的统治，结束了中国两千多年的封建君主专制统治，建立了资产阶级共和国。以儒家为代表的中国传统文化的权威性进一步受到冲击，西方的各种哲学流派、思想开始大规模而系统地输入。1915年新文化运动（1915—1923）兴起，新兴的资产阶级试图借助西方哲学重建我国的意识形态。这场运动是要反对中国封建旧文化，针对的是旧伦理道德规范和旧文学。然而西方各哲学思想中以"拿证据来"为中心口号的实验主义思想占了上风，企图用西学的科学和民主精神来变革旧有的政治伦理、学术思想，改造民族意识与国民心理，以建立合乎时代的新文化。近代中国学术思想变迁经历了文学革命运动、实验主义的引进和辩证法唯物论的引进三个阶段。

中医学诞生并成长于传统文化的环境中，二者有着天然的亲缘关系，因此中医学也被当作传统文化的有机组成部分。从鸦片战争到中国科学化运动，随着西学的全面引入，中西学遭遇了西长中消、西升中降的命运。中医学经历了中西医参合、废止中医、中西医汇通、新医学、中医科学化等思潮，这些思潮都与当时的社会思潮有密切联系，如中西医参合基于中体西用的中西文化对比观、废止中医基于全盘西化、中西医汇通基于国粹主义（以西学证明中学）、新医学基于中西学融合、中医科学化基于中国科学化等。中西医学与中西文化有其内在的联系和共性，因此，中西文化思潮会影响中西医学思潮。

中医学由于有着广泛而深厚的群众基础，因而具有顽强的生命力。中华人民共和国成立后，党和政府制定了一系列保护和发展中医药学的方针、政策，采取多种措施促进中医学的发展。《宪法》明确规定，"发展现代医药和我国传统医药"，要将中医和西医摆在同等地位；鼓励使用先进的科学技术和现代化手段发展中医，坚持中西医结合的方针，中医药事业和中医药文化在探索中不断发展。

**知识拓展**

## 《黄帝内经》成书时间

《黄帝内经》是现存最早的一部医学著作，洋洋二十万言，集中国古代医学经验之大成，开中医理论体系之先河，为历代医家所推崇，是从医者必读的经典著作。但其成书年代则众说不一。

考《黄帝内经》书名，最早出现于《汉书·艺文志》："《黄帝内经》十八卷，《外经》三十七卷。"今天我们看到的《黄帝内经》包括《素问》和《灵枢》两大部分，《黄帝外经》则早已散佚。《汉书》为东汉班固所撰，但他写《汉书·艺文志》是以西汉末年刘歆（？—23）的《七略》为底本的。西晋时的医家皇甫谧（215—282）在所著的《针灸甲乙经·自序》中写道："按《七略》《艺文志》：《黄帝内经》十八卷。"可见，刘歆的《七略》中已经提到《黄帝内经》。由此推断，《黄帝内经》最迟在西汉末期，即公元前1世纪末已成书问世。这是《黄帝内经》成书的最后年代。

《黄帝内经》究竟何时成书，会不会更早一些，历代学者一直存在分歧。有学者认为，《黄帝内经》是黄帝时代（前26—前22世纪）的作品，如晋皇甫谧在《针灸甲乙经·自序》中说："黄帝咨访岐伯、伯高、少俞之徒，内考五脏六腑，外综经络血气色候，参之天地，验之人物，本性命，穷神极度，而针道生焉。其论至妙，雷公受业传之。"北宋的高保衡、林亿在《重广补注黄帝内经素问序》中说："昔黄帝……坐于明堂之上……乃与岐伯上穷天纪，下极地理，远取诸物，近取诸身，更相问难，垂法以福万世；于是雷公之伦，授业传之，而《内经》作矣。"

但是黄帝、雷公都是传说中原始公社末期的人物，当时的生产力水平不可能产生出像《黄帝内经》这样的著作。因此另一些学者认为，《黄帝内经》成书于周秦之际（前11—前3世纪）。明代胡应麟在所著的《少室山房笔丛》中说："医方等录，虽亦称述黄岐，然文字古奥，语致玄妙，盖周秦之际，上士哲人之作。其徒欲以惊世，窃附黄岐耳。""《素问》精深，《阴符》奇奥，虽非轩后，非秦后书。"清代《四库全书简明目录》说，黄帝《素问》二十四卷"原本残阙，冰采《阴阳大论》以补之。其书云，出上古，固未必然；然亦必周秦间人，传述旧闻，著之竹帛"。

现代的医史专著或教材也有持类似观点者。甄志亚主编的《中国医学史》认为《四库全书简明目录》的说法"基本上是正确的"。更多学者认为《黄帝内经》成书于战国时期（前475—前221）。宋代的邵雍在《皇极经世书》卷之八下《心学》第十二说："《素问》《密语》之类，于术之理可谓至也。《素问》《阴符》，七国时书也。"宋代理学家程颢在《二程全书·伊川先生语》中说："《素问》书，出战国之末，气象可见。若是三皇五帝典坟，文章自别，其气运处，绝浅近。"明代方以智在《通雅》中也认为："守其业而浸广之，《灵枢》《素问》也，皆周末笔。"现代学者龙伯坚在《黄帝内经概论》、任应秋在《内经研究论丛》中也持同一观点，理由是：首先，将《黄帝内经·素问》与同样是战国时代的《周礼》相比较有许多相同之处，足以充分证明两书是同一时代、同一思想体系的作品。其次，《史记·扁鹊仓公列传》中有关医理的内容与《黄帝内经·素问》的内容类似，但朴素、原始的多。《史记·扁鹊仓公列传》中有关医理的内容比《黄帝内经·素问》有所进步。由此推断，《黄帝内经·素问》应当是扁鹊时代以后、仓公时代之前的作品，也就是战国时代的作品。最后，以《黄帝内经》的文体为例也可以说明这一点。先秦之文多作韵语，而《素问》中韵语的文字特别多。

也有一些学者不同意以上说法，认为《黄帝内经》只能成书于西汉时期，如刘长林（《内经的哲学和中医学的方法》）、吴文鼎（《上海中医药杂志》1982年第9期《〈黄帝内经〉与黄老学派》）。其理由主要有三：一是《黄帝内经》二十余万字，在两千多年前可以说是一部巨著。编著这样的巨著需要一个安定的社会环境，需花费巨大的人力、物力，这在战事连年、七雄割据的战国时代是不可能办到的。只有在西汉时期，政治稳定、经济发展，才能为医家编著医籍提供现实条件。二是西汉初淮南王刘安在《淮南子·修务训》中曰："世俗人多尊古而贱今，故为道者必记之神农、黄帝而后能入说。"《黄帝内经》的书名、内容和与"黄老学派"的密切联系只有在西汉"黄老学派"鼎盛时期才能成书。三是西汉司马迁在《史记·扁鹊仓公列传》中记述了西汉初年名医淳于意在接受老师公乘阳庆传授给他的十种医书中竟没有《黄帝内经》，这也足以说明《黄帝内经》不可能成书于西汉之前。

总之，关于《黄帝内经》的成书年代是个值得深入研究的问题。

## 思 考 题

1. 简述《黄帝内经》在中医理论形成中的地位和作用。
2. 儒、释、道对中医文化形成有哪些影响。
3. 西方文化对中医文化有什么影响。

# 第二章　中医文化与中医思维

【学习目的】

掌握中医思维方式的内容，中医临床思维的基本过程与特点；了解传统思维与中医文化的关系。

## 第一节　中国传统思维与中医文化

世界上不同的民族有不同的历史文化背景及不同的思维方式。刘长林将思维方式定义为："在一个民族的发展过程中，那些长久地、稳定地、普遍地起作用的思维习惯、思维方法、对待事物的审视趋向和公认的观点，就叫作该民族的思维方式。"一直以来，许多专家、学者从不同角度对思维方式进行了研究。事实上，任何一种思维方式都离不开一定的自然环境、生产环境和社会组织环境交织而成的人类生活背景。其形成是一个长期的、逐步演变的过程。思维方式作为一种特定的文化主体，包括思维结构、认知形式、民族文化、个性表达及现实运用等。从中国悠久的历史文化产生背景和发展过程看，中国人的思维方式恪守着独特的传统形式，固守着极富个性化的文化本位，坚持着自己对自然和社会特殊的认知方式。

中华文明历经五千多年，经过无数次分裂和融合，经过朝代的更迭和历史变迁，形成了源远流长、包罗万象、兼容并蓄的传统文化。传统文化不断积淀而形成了中国传统思维方式。中医学根植于中国传统文化的土壤，是中国传统文化的有机组成部分。

### 一、中国传统思维的内涵

法国学者列维·布留尔认为，原始思维是一种"情感的和激情的因素简直不让真正的思维获得任何优势"的思维方式。冯天瑜将中国传统思维方式概括为"观物取象"，认为"它是以未经分化的表象联系代替因果关系，必然性与偶然性尚未分化，人们不承认偶然性，而确信神秘的支配力量"。中国传统思维方式的这一特征与原始思维方式有着密不可分的联系。它是一种直观的、情感的、感悟性的思维方式，其与中国传统文化密不可分。古人注重"观象"，如观察卦爻之象以测吉凶，观测天象用于生产生活，并以文字或图像的形式加以记录。在哲学看来，现象本身既具有多样性又具有复杂性。复杂性是指各种各样的现象处于不断的发展变化之中，且变化是多种多样的。与此同时，中国人又格外关注对立与联系的关系，由此产生了对立统一思维，进而发展为中国人所特有的思维特点。

《道德经》云："有无相生，难易相成，长短相形，高下相倾，声音相和，前后相随。"在此基础上，老子进一步提出，一切事物都要向其反面进行转化，即"祸兮，福之所倚；福兮，祸之所伏"。道家哲学中以实践理性为本质的人本主义辩证法和相对主义学说，使国人善于采用辩证思维的方式看问题，从不同的角度了解事物，看到事物的两面性，"否极泰来""乐极生悲"等成语就是对这种思维方式的很好证明。《老子》云："人法地，地法天，天法道，道法自然。"即人道要效法天道，想问题、办事情要遵循客观规律，能够审时度势，具有灵活性。《庄子》云："常因自然而不益生也。"是说处理问题要顺应自然，不要随意增添；要思维灵活。这种思维方式使中华民族成为世界上最聪明的民族之一，也为博大精深的中华文化增添了让人叹服的新鲜元素。

中国传统思维方式更倾向实用性。社会的结构和生产的方式，使中国人很早就能够通过观天象而知农时，并确立了阴历二十四节气中的"春分、秋分、夏至、冬至"等节气。对直接经验的重视，使得古人更加关心现实和讲求实用。这种来源于直觉经验的生活方式产生了中国传统思维方式中的直觉思维。其注重"默识心通""直觉顿悟""情感体验"。这种意会型的领悟和直觉思维有一定的随意性，缺乏具有范畴演绎和推理的纯理性思维。总体而言，中国传统思维方式从认知层面看，是直觉型感性思维；从实践层面看，是实用型理性思维。

## 二、中国传统思维的特征

所谓传统思维方式是经过原始选择后，正式形成并且被普遍接受的一种相对稳定的思维结构模式和思维定势，或形成的所谓思维惯性。它决定着人们看问题的方式方法，影响着人们的社会实践和一切文化活动。中国传统思维方式是在中国特定的社会环境条件和文化背景下形成的一种稳固的思维模式，是传统文化的一种表达形式（"母胎"）和"承担者"。中国传统思维方式的特征是与西方古今思维方式相对而言的。中国古代半封闭的温热大陆性自然地理环境，以农为本的农业社会生产环境，注重血缘、膜拜祖先、推崇传统，家国一体的宗法式的社会环境造成了与西方思维方式迥异的中国传统思维方式。它以动态中事物的关系为主要倾向，以阴阳五行为主要思维工具，以取象类比为主要认识方法。从思维发展的心理机制看，东方思维方式的主要特征是直觉思维，东方人思维的出发点是整体性和有机性，思维过程表现为体悟性和跳跃性，心理表征为形象性，善于使用基于逻辑和非逻辑方法之间的模拟方法。

### （一）重视事物间的关系

文化的总体特征和需求制约着思维方式的形成与演变，中国传统文化的精神基础是伦理，哲学首先是对人生有系统的反思，是以人为中心展开的有关人与自然、人与社会以及人与人心的不可分离的一体化关系的理解。着眼于关系研究是其固有的特点。如果说，西方思维方式是以实体为中心展开的，那么中国传统思维方式则是以关系为中心展开的。中国传统思维方式的本质特征之一是通过关系规定实体，把握事物的方法是辨析其本末、先后，把握事物的部分与整体、内在与外在、源与流、结构与功能，以及天与人之间的各种关系。中国哲学中的许多范畴，如五行、八卦、本末、体用等并不是指其作用，而在于表明事物内部各部分或各事物之间的某种确定关系。如《易经》云"易有太极，是生两仪""一阴一阳之为道""阴阳合德"。这里的阴与阳不是截然有别、相互对立、固有的两个实体和两种属性，而是相辅相成、你中有我、我中有你的关系范畴体系，注重的是关系的辩证思维方式，与现代科学的发展潮流相吻合。功能体现在关系之中，重视事物之间的关系，而又推演出重功能、轻形体的思维特质，常常从考察事物的功能入手来体察事物的内在变化，认识事物与整体的关系。中国传统思维又具有重视时间的特性，并形成了循环往复、大化流行的整体观。

### （二）重视事物的整体把握

局部、个体作为整体系统的构成要素，对其考察要服从于整个运动系统的认知要求。物体结构的认识服从于功能、关系的认识，如此便形成了整体思维。

整体思维，即从整体的角度出发，着眼于整体与部分、整体与层次、整体与结构、整体与环境的相互联系和相互作用，把世界理解为连续的、不可分割的整体。虽然整体由部分构成，但部分作为整体的构成要素，本身也是一个连续、不可分割的整体。这种思维作为中国传统思维方式中最重要的特征之一一直延续至今。

《易经》最早提出了整体论，把一切自然现象和人事吉凶统统纳入由阴阳两爻组成的六十四卦系统。《易传》进一步提出"易有太极，是生两仪，两仪生四象，四象生八卦"的整体观，并与空间方位、四时运行联系起来，形成了有机的整体论思维，为传统思维的形成奠定了基础。道家所说的"混沌"和"朴"是原始未分化的整体。后来八卦和混沌思维被太极（元气）和阴阳五行思维所代替，标志着有机整体思维模式的正式建立。

整体思维的最大特征是将宇宙万物视为生生不息的无限过程，万物一体，相连而存在，相通而变化，强调万物存在变化的连续性和不可分割的整体性，把自然界的万事万物和整个人类社会看作和谐的系统整体，把思维的客体对象和主体自身的关系看作紧密联系相互作用的过程，从主体的内在尺度把握客观对象，"天人合一"是这种整体思维的根本特点。中国传统思维方式立足整体，统筹全局，在动态中把握和协调整体与部分的关系，从整体上寻找解决复杂系统问题的方法和原则，与现代系统论的思维方式有相通之处。

总之，人与自然的关系是处于对立统一的整体结构之中的，天与人、阴与阳、精神与物质是不可分割的对立统一体。一方面，人由天地自然界生成，应符合自然规律；另一方面，自然界的普遍规律和人的道德最高原则是统一的。这种系统思维是系统观的一种特定历史形态，无法超出古朴的、混沌的和整体性界限。

### （三）重视取象立意

重视物象、意象等是中国传统思维方式的重要特征之一。由于汉字以象形为根基，加之中国古代哲学经典《周易》又以"观物取象"和"立象以尽意"为基本方法，故而意象思维（亦称"象思维""取象思维"）就成为中国传统思维方式的基本特征。中国传统思维方式以"象"为核心，围绕"象"而展开。这里的"象"包括形象、表象，更重要的是远远高于形象和表象的"原象"和"精神之象"。在《周易》就是卦爻之象，在道家就是"无物之象"，在禅宗就是回归"心性"的开悟之象。作为中国古代哲学以及中医学核心范畴的气、阴阳、五行范畴，无不体现着形象性的特点，这也使中国传统思维凸显出形象性的特征。

### （四）崇尚辩证思维

《老子》云："有无相生，难易相成，长短相形，高下相盈，音声相和，先后相随。"其将对立面的相互依存和相互转化看作自然界的根本法则，揭示了矛盾的对立统一关系，并第一次提出"反者道之动"的辩证法否定原理。《易传》云："一阴一阳之谓道。""乾坤成列，而易立乎其中矣。"初步提出发展是对立统一的辩证法原理。阴阳学说吸收、融合并发展了这种辩证观，回答了运动的原因来自于内部的对立，揭示了事物各领域、各层次的对立，较全面地揭示了对立统一规律。气概念的引入使阴阳具有了对立、消长、互根、转化、平衡的特点，并回答了世界的统一性问题。五行学说将众多具体事物根据不同性质、状态、特征分为五类，纳入五行关系之中。其中的生克制化蕴含着对立统一与动态平衡思想，体现了辩证思维。中国古代的辩证思维是朴素的，不具备严密的科学形态。由于它强调思维形式必须与客观对象相对应，思维方式必须符合客观规律，从而更利于解决逻辑思维中静止与运动、抽象与具体、有限与无限的矛盾。

中国传统思维方式是以"关系"为逻辑起点、以"整体性"为根本特征、以"经世致用"为目的、以"象"为主要思维细胞、重视直觉体悟的朴素的辩证思维方式。从整体看，思维的整体性是中国传统思维方式的最根本特点，其他思维方式与整体思维大都存在内在联系。

### 三、中国传统思维的优势

中国特定的历史背景和文化条件，造就了世界上独一无二的、有自己特殊构造体系的传统思维方式。任何一个熟知科学发展史的人都知道，中国的科学技术自秦汉以来，一直持续前进，取得了辉煌的成就。用李约瑟的话说："在公元 3 世纪到公元 13 世纪之间，保持一个西方所望尘莫及的科学知识水平。这是值得我们骄傲的。然而遗憾的是，到了近代却发展缓慢，以致出现了停滞。尤其是在文艺复兴之后，西方的科学加速发展，16 世纪就开始超过中国，并遥遥领先。"之所以出现这种情况，与中国传统思维方式的局限性是分不开的。对中国传统思维方式必须具体地、历史地、科学地进行分析。

### （一）中西方思维方式的差异

任何一种思维方式都有其特定的社会环境和背景，西方思维方式同样如此。中国人的思维是一种整合的、综合性思维，注重事物的相互关系和整体把握。中国人认为世界是不可知的、连续的整体，人与自然、社会不可分割，互相影响，任何事物都放在整体中综合考虑，从个体到一般，寻求普遍性，把握事物发展的全貌。在西方人眼中，世界是可知的，并能分解为一个个单个物体。他们通常按照一定的程序思考，由已知推导未知，像解解析几何题一样，一丝不苟地论证，步步为营，严密精确。

中西方思维方式存在着差异，主要表现在两个方面：一个是地理环境，二是经济制度。

中国地理环境相对封闭，较少受到自然的压力，做事讲求天时、地利、人和，受"天人合一"哲学观的影响，认为人与自然是同一的。广袤的陆地形成了中国人博大的胸怀，表现为惊人的忍让与超然。"世界上如果有一个国家不屑于打仗，那就是中国"（罗素）。这样的地理环境使中国人的思维局限于本土，善于总结前人经验，"以史为镜"，空间意识较弱。这种内向型思维导致中国人求稳好静，缺少交流和竞争，内向保守。西方国家大都处于海洋型地理环境，工商业、手工业逐渐形成了注重探索自然奥秘的传统。到了近代，实验科学的发展，使得思维方式具有很强的实证性。特别是工业革命以来，受大工业生产方式所特有的组织性、科学性和民主性的影响，"公平理论""自我实现理论""竞争精神"成为西方思维方式的典型特点。其造就了西方人较强的斗争精神和维护自身利益的法律意识，以及以独立、自由、平等为处世原则。航海业的发达，促使其探索自然。海洋环境构成了西方民族注重空间拓展和武力征服的个性，思维外向，视野不受地域限制，重视空间，也注重未来。正如梁启超所言，濒临河海的民族"精神勇猛"，有"活气"，敢"进取"。外向型思维造就了西方人求新、求变、好动的性格。

就经济制度而言，中国的传统经济是典型的自给自足小农经济。这一特征使人们缺少与外界的联系，视野狭窄，思维局限。而西方沿海地区的手工业、商业和航海业的发展，能够引起人们对天文、气象、几何、物理和数学的浓厚兴趣，逐渐形成注重探索自然奥秘的科学传统。

### （二）中国传统思维方式的优势

#### 1. 强调整体性

中国哲学历来讲求"阴阳一体"。虽不否认对立，但更多地强调统一，把人、自然和社会作为一个统一体进行考察。虽然也讲对立面的斗争，但总的倾向是不主张割裂，而是融会贯通地加以把握，寻求一种自然的和谐。"天人合一""知行合一""情景合一"是中国古代哲学的三个基本命题。

西方哲学讲求"神凡两分"。虽不否认统一，但比较重视对立，更多地强调对立面的冲突与斗争。西方哲学将统一的世界分为两个截然不同的世界。在统一的世界中，西方人注意发现内在的差别和对立，对对立面分别进行研究，更多地揭示事物的多层次性和复杂性，也带有某种机械切割的性质。

#### 2. 注重致用性

在我国古代，人们视自然为万物之本，认为自然高深莫测，不可企及。这使人们对外部世界持有现实的、实用的态度。轻视思辨，看重世俗价值，以社会人生为视觉焦点，讲求伦理修养，讲求致用。古人研究的目的并非单纯探究自然奥秘，找出事物的本质，更多的是在现实生活中取得更大利益。中国传统思维方式的致用倾向直接导致人们的认知定势是内向的、收敛的。

西方人基于所处的地理环境和生产需要，更注重对外部进行穷根究底的解释，从而形成了以自然为视觉焦点的思维。许多兼思想家和科学家于一身之人，对自然的思考往往是其思想的重要组成部分。这种以求知为目的的致思倾向，对于科学，尤其是自然科学的发展和科学传统的形成具有重要意义。

**3. 曲线性思维**

曲线与直线是用来形容中西思考问题的习惯的。西方人思考问题的基本方式是"非此即彼"的推理判断，由此引出"线性推理"。这种思维方式是一种初级的不成熟的思维方式。"初看起来，这种思维方式对我们来说是极为可取的，它是合乎所谓常识的。然而常识在它自己的日常生活范围内虽然是极可尊敬的东西，但它一跨入广阔的研究领域就会遇到最惊人的变故。形而上学的思维方式，虽然在相当于广泛的、各依对象的性质而大小不同的领域中是正当的，甚至是必要的，可是它每一次都迟早要达到一个界限。一超过这个界限，它就要变成片面的、狭隘的、抽象的，并且陷入不可解决的矛盾，因为它看到一个一个事物，忘了它们互相间的联系；看到它们的存在，忘了它们的产生和消灭；看到它们的静止，忘了它们的运动；因为它只见树木，不见森林。"

中国古代思想家的思维习惯是"亦此亦彼"。如果将西方思维方式比喻为直线，那么中国以"统一辩证"为主的方式则可用螺形线或波浪线比喻。曲线与直线的思维习惯各有特色，前者适于从整体上、功能联系上把握，后者则把握得更精确。

**4. 直觉思维**

中国人注重以直观、体悟和体验为特征的直觉思维，西方人注重以理性为基础、以逻辑分析和系统的演绎推理为特征的抽象思维。中国人讲求"一元整体"的"大全"模式，无论是"道""自然"还是理、气、心、性，追求"天人合一"的境界，思维讲求悟性、心领神会、修身，即直觉。

西方人的思维方式注重思辨、抽象，对研究对象以理性的逻辑层层分析。西方人认为人生的意义是对世界的探析、认识和向自然的征战，追求知识的价值和科学的成就，关注科学研究的方法，注重逻辑，善于就认识对象进行结构性解释，并在解析中形成自觉的抽象把握。

在义与利的关系上，西方人重利轻义，中国人重义轻利或义利兼顾；在感情表达方式上，西方人比较直接，中国人比较含蓄、细腻。世界上的一切事物都有其两面性，绝对的好或绝对的坏是没有的，主要是看哪一方面占主导地位、起决定作用。中国传统思维方式亦是如此。

**5. 辩证思维**

辩证思维是抽象思维的高级阶段，其本质特征是同一性、辩证矛盾性和联系发展性。

（1）辩证思维使人类能够全面、完整、具体地认识客观事物的本质和规律，从而获取真理。辩证思维是各个科学获取真理必须运用和遵守的思维形式，是必不可少的工具。

（2）辩证思维能在获得真理的基础上做出科学、准确的预测，制订出切实可行的路线、方针、政策和措施，用以指导实践。这是因为辩证思维把握了整体的动态平衡，在对立中把握统一，在统一中了解对立，善于从阴阳对立、交感交易的运动过程和整体角度思考一切，注重事物的变化和规律性。

**6. 整体思维**

整体思维的最大特征是把自然界的万事万物和整个人类社会均看作有机的整体，相信万物相通，天地一物，宇宙星辰，和谐稳定。整体思维中的和谐思想在中国古代科学技术发展中起着重要作用，中医、建筑、绘画、农林学、武术、气功等都是这种思维方式创造的结果。如中医学，理论根据阴阳五行学说，将人体看作一个有机整体，根据具体病证进行辨证施治。中医的脏腑理论，尽管与器官实体有联系，但并非解释意义上的器官实体，而主要是功能整体，重视功能之间的联系，注重机体的和谐统一。

**7. 直觉顿悟思维**

直觉顿悟思维是各个领域广泛存在的一种思维形态，因人们层次和职业的不同，直觉的类型有所不同，许多艺术创作、科学发现、技术发明都是直觉的产物。突破性是直觉顿悟思维最显著的特点。自古以来，人们对直觉顿悟思维给以了很高的评价。德布罗意说："想象力和直觉都是智慧本质上所固有的能力，它们在科学的创造中起过而且经常起着重要作用。"凯德洛夫说，直觉"是创造性思维的一个重要组成部分"。玻恩说："实验物理的全部伟大发现是来源于一些人的直觉。"尽管这一说法有些夸张，但从中可以领悟到直觉顿悟思维在科学研究中所起的巨大作用。

**8. 实用性思维**

由于自然环境等多种因素的影响，中国人的务实性思维极强。其思考问题和认识世界总是从现实出发，很少研究与实际生活无关的方面；科研的目的并非单纯寻求事物的本质和规律，而更多的是如何在实际生活中得到更大利益。实用性思维更注重实际，一切从现象出发，不在追求虚无缥缈的东西上浪费时间。正因如此，我国古代流传下来的书籍大多是关于生产经验和自然现象的，很少有纯理论研究。如《九章算术》中的246道应用题，都是有关生产生活的。其他如《本草纲目》《天工开物》《农政全书》等也是如此。科学技术与实用的紧密联系，推动了科学技术的发展。

**9. 意象思维**

意象思维是形象思维的初级阶段和基本单元，形象思维的活动都是在意象思维的基础上进行的。可以说，没有意象思维就不能进行形象思维活动。①形象思维中认识和反映客观事物的基本环节是形象识别，而形象识别则以意象为根据。②意象思维是联想类比的根据。头脑中有了意象，才能通过联想、类比把它们联系起来，形象地反映事物的复杂关系，完成对客观事物的认识。③意象是进行想象进而创造出新的形象的根据。想象必须以头脑中的意象为前提和基础，才能组成新的形象。

形象思维具有四项功能：①以形象的形式反映现实，给予人们的是如生活本身的一个多方面的整体，即形象的整体体现。②许多科学发明往往从对象的思维受到触动，形象思维为先导。③在某些实践领域，能够取得抽象思维难以取得的成果。④形象思维能够纠正抽象思维的某些失误或补其不足。正如钱学森所说："人们对抽象思维的研究成果曾经大大地推进了社会文化的发展。""我们一旦掌握形象思维学，会不会用它来掀起又一次新的技术革命呢？这是值得玩味的设想。"

## （三）中国传统思维方式的局限

17世纪以前，尤其是在狩猎时代、农业时代，中国传统思维方式曾参与创造了光辉灿烂的华夏文明，它的某些"智慧的沉思""直觉的发现"直到今天仍为许多西方自然科学家企羡不已。但随着时代的发展，这种思维方式逐渐显现出它的局限。其主要表现在四个方面。

### 1. 在思维方式和手段方面

中国传统思维注重直观性、经验性，且具有模糊性，但忽视了思维的理论性、精确性和抽象性；注重笼统的直观的领悟，忽视了通过科学实验、理性分析表达来把握事物的本质规律。儒家思想强调"经世致用"，追求知识的实用，知识不是对自然万物的无限认识，而是应有所止，其"止境"就是"德"。精研事物的规律、理解深微的变化是为了致用，致用是为了提高道德。读书是为"用"，知识只是手段，不是目的。经学讲究师法、家法，形成了墨守成规、自我封闭、不思创新的思维惯性，重经验概括，轻逻辑推理；重整体功用，轻内部分析。这与科学的思维方式有很大的距离。

### 2. 重"意会"轻"言传"

中国传统思维方式重视直觉、顿悟，而不是通过概念分析和语言表达把握对象和真理。这是儒、道、佛的共同主张，思维的理性化被逐渐淡忘。在人际关系方面，人们通常只知道"做什么"，而无需了解事物的本质和相互关系，这就削弱了思辨的力量，使整体辩证水平难以提高。

### 3. 重群体，轻个体

中国传统文化注重人的群体性和共性培养，将群体价值置于个体价值之上，要求个体需要服从于群体和社会需要，以共性铸造个性。它贬低了个体的价值，使个体丧失了自主性和独立性，妨碍了个性的自由与多样化发展。而自主性和独立性、个性自由和多样化发展恰恰是创造力发展的基础。

### 4. 重礼教、等级和"身份意识"

中国传统社会的基本特征是以血缘关系为基准，依据亲属关系和人伦次序构建家族和社会体系，表现出极强的"关系意识"。墨守成规和等级森严的儒家传统，使得社会成员注重外在的道德礼仪规范，表现出自我克制、自我顺从的人格特征，对先辈和权威缺少怀疑和批判精神。

## 四、中国传统思维与中医文化的关系

作为传统文化内核的思维方式，是中医文化的基因，不仅为中医理论奠定了方法学基础，而且为中医临床实践提供了方法论的指导，也决定了中医学未来的发展方向。

思维方式对文化的形成与发展起着一定的支配作用，不同的文化反映着不同的思维方式。

（一）文化与医学的关系

**1. 文化的概念**

文化是个宽泛的概念，有广义和狭义之分。

（1）广义的文化　广义的文化是指人类创造出来的所有物质和精神财富的总和，既包括世界观、人生观、价值观等意识形态，也包括自然科学、技术、语言和文字等非意识形态。文化是社会实践的产物，既是一种社会现象也是一种历史现象，是社会历史的积淀物。英国人类学家爱德华·泰勒在《原始文化》一书中首次提出了文化的概念。他指出：“文化是一种复杂体，它包括知识、信仰、艺术、道德、法律、风俗，以及其社会上习得的能力与习惯。”确切地说，文化是指一个国家或民族的历史、地理、传统习俗、生活方式、文学艺术、行为规范、思维方式、价值观念等。

（2）狭义的文化　狭义的文化是指社会的意识形态以及与之相适应的制度和组织机构。作为意识形态的文化，既是一定社会政治和经济的反映，又作用于一定社会的政治和经济。随着民族的产生和发展，文化又具有民族性。每一种社会形态都有与其相适应的文化，每一种文化都随着社会物质生产的发展而发展。

**2. 文化与医学的关系**

文化作为一种知识背景，决定着人们观察客观事物的目的、内容，从而做出不同的回答，形成不同的理论体系或流派。医学有其内在的特殊性，也是文化的产物。文化影响着医学的起源和发展，并对其理论的形成产生影响。

**3. 中国传统文化与中医学的关系**

中国传统文化博大精深，影响着中医学的发展。中医学植根于中国传统文化的沃土之中，且在发展过程中又不断丰富中国传统文化的宝库。二者相互融合，相互促进。中医的基本精神首先是治人，其次才是治病。

人不仅自身要和谐平衡，包括阴阳气血、五脏六腑、寒热表里等，而且人与人之间、人与自然之间也要和谐，即中国传统文化中的“天人合一”。中医学认为，天、地、人是一个有机的整体。人既有自然属性又有社会属性。人只有顺其自然，适应社会，才能身心健康。

中国传统文化把宇宙看成是“天人合一”的和谐整体，人、自然、社会是一个有机的整体，即天、地、人“三才”一体。中国传统文化是儒、道、释三者长期融合而来的，三位一体，不可分割，其中以儒家思想为主体。儒家的“天人合一”、以人为本、以和为贵、中庸等思想，道家的祸福相倚、对立统一、沉静无为等思想，佛教的众生平等、慈悲为怀等思想均对中医学的形成与发展产生了深远影响。尤其是人与自然界协调统一的“天人合一”观，不仅是中国传统文化的精髓之一，也构建了中医学的基本框架。中医学中天人相应的整体观、五行相贯的藏象学说、阴阳互根的治疗原则无不打上中国古代哲学的烙印。

**4. 中国传统文化对中医学的影响**

中国传统文化对中医学的影响是全方位的。

（1）对人与自然的理解上，中医理论与传统文化是一致的，如天人相应、五行生克、阴阳平衡等。中医学理论来源于中国传统文化。

（2）中医强调的修身养性与中国传统文化一脉相承，如儒家的仁义礼智信、中庸、中和观；道家的清静无为、顺其自然、祸福相依观；佛家的随缘任运、众生平等、慈悲为怀、空无超然观等。

（3）中医对疾病的认识和治疗的方法均受到中国传统文化的影响，无论是藏象学说、丹药医方，还是望闻问切、针灸推拿，均蕴含着中国传统文化的理念，如"平人不病""阴平阳秘"等就是中国传统文化中"中和"思想的体现。

（4）中医的一些名词术语受到中国传统文化影响，如《素问·灵兰秘典论》云："心者，君主之官，神明出焉；肺者，相傅之官，治节出焉；肝者，将军之官，谋虑出焉；胆者，中正之官，决断出焉；膻中者，臣使之官，喜乐出焉。脾胃者，仓廪之官，五味出焉……"以中国古代政治制度中的官制类比人的脏腑功能。

中医在发展过程中又不断丰富传统文化的宝库，如中国传统文化中的自然观、生命观、生死观、饮食观等或多或少带有中医的印迹；与中医相关的养生术、相面术、房中术、风水术、武术气功等均对中国传统文化的建构与传承产生了深远影响。中医使占世界 1/4 人口的中华民族得以延续，使中华文明宝库更加辉煌灿烂，中医学的发展促进了中国传统文化的繁荣。

### （三）中国传统认知模式与中医学的发展变革

中国古代科学的认知模式主要有两种：一种是刚性认知模式，特点是重视经验证实原则，采用一元逻辑思维形式，由概念、判断和推理组成理论的基本框架；认识成果的发展采用批判、革命的扬弃方式。另一种是柔性认知模式，特点是重视经验直觉认识和内省体验认识，采用多元逻辑思维形式，从原始概念和类比推理组成理论的基本框架，对传统科学思想的内核有高度的继承性。《周易》的象数思维、阴阳五行学说、道家元气论和其指导下的中医思想是这种认知模式的代表。虽然它们的思维方式、机制和过程并不完全相同，但因为都具有柔性的特点，故而即使得到否定结果，也不必采用形式逻辑这种二择一的方式而决定取舍和扬弃，只需蒸发掉其中与传统内核不相容的东西即可。

由柔性认知模式构建的中国古代科学思想结构具有两大特点：一是有稳定的内核，如中医学以阴阳五行学说和元气学说为内核。这个内核大致决定了科学理论的生长点和理论的形态。内核之所以得到公认、受到推崇，是因为它是大量朴素经验的总结，是辩证思维的产物。同时，这个内核非常适应中国传统文化的土壤，具有其生命力。二是它们有一个不断发展和内容多样化的外围。对同一内核，不同时代、不同观点的学者根据其经验和研究成果做出了不同解释，或以注释经典的方式进行发挥，使科学成果不断积累。

中医学是传统哲学和科学思想与医学实践相结合的产物，其整体观念、阴阳平衡思想、辨证施治，以及人与环境和谐相处的思想被现代人所称道。受中国古代科学认知模式的影响，中医学也形成了独特的认知，将"师法古人"作为重要的认识论原则，重视回溯古代权威的思想观点，维护正统，使科学范式得以尊重和延续。目前，读经典、拜名师、做临床仍是培养优秀中医临床人才的重要途径。

中医学作为中国传统文化的组成部分，一方面受中国传统思想的影响，另一方面，其认识生命的思维方法同样会渗透到中国传统文化中，二者相互影响，使中国传统文化呈现出明显的生命文化征象。

# 第二节　中医思维方式

思维方式是思维的主体，中医最具特色的思维方式是经验思维、取象思维、辩证思维、直觉与灵感。

## 一、经验思维

医学是一种经验科学，经过数千年的发展，中医积累了大量的实践经验，如医案、医论等，不仅对后人有所启发，而且促进了中医理论的发展。

### （一）概述

**1. 经验思维的定义**

经验思维是相对理论思维而言的，是指经验认识的延伸和拓展，是一种从实际经验出发，思考和解决问题的比较初级的思维类型。它是人类把握自身与世界关系的最普遍和最基本的方式。经验思维离不开实践、观察，是在实践与观察的基础上进行经验概括，形成经验概念、命题，并进行经验推理的过程。

**2. 相关概念**

（1）经验概括　经验概括是从事实出发，以个别事物的观察、陈述为基础，进而上升为普遍性认识。它采用归纳的方式进行，得出的一般性认识的结论带有一定的或然性。

（2）经验概念　经验概念是人们在认识事物过程中，通过对周围事物感性经验的直接概括而形成的概念。经验概念虽然也是思维抽象的结果，但抽象程度不高，抽象出的共同属性具有直接性特点，并未深入对象的内部联系，不能揭示对象的本质，因而尚未达到科学概念的水准。人们在认识的过程中，逐步近似地描绘变化着的客观事实的过程，大体上说就是一个从经验概念向理论概念不断变化、发展的过程。

在经验思维的支配下，日常经验、传统习惯、常识及经验知识等是主要的思维内容。人们在经验常识和习惯的表象中认识世界，自发地领悟人与世界的关系。由于日常经验和习惯是人们在长期生活实践中积累和积淀的结果，因而完全适用于人们的日常生活，是人们日常生活实践中普遍存在而又较稳定和有效的要素。

### （二）经验思维在中医理论体系构建中的运用

一般而言，理论来自于实践经验的概括和升华，中医理论体系的构建也是如此。中医理论体系的构建还与人们的日常生活经验有着密切联系。

**1. 日常生活经验的归纳推论**

这种思维方式立足于日常生活经验，以日常生活中的种种现象为基础，由此推导出认知的路径，并得出相应结论。

（1）生活经验常识的归纳推论　中医理论体系的构建离不开对生活经验的直觉观照，如脏腑的命名取意于日常生活中的"藏""府"。藏、府二字，本义指仓库，古义可通。"藏"为贮藏珍贵物品之所。"府"为储藏财物、货品的地方，是物品往来转运之所。心、肝、脾、肺、肾与胃、小肠、大肠、胆、膀胱等均居于人体的胸腹之内。《素问·五脏别论》云："五脏者，藏精气而不泻也；六腑者，传化物而不藏也。"又如阴阳的形成，一方面源自古人"远取诸物"的自然现象，即天地、日月、阴晴、昼夜、寒暑这些与人生存关系最密切的客观现象；另一方面来源于"近取诸身"的生殖现象。中国古代哲学家将原始社会生殖崇拜中重生的观念一直延续下来，并使之不断发展。加之中华民族早已形成的重内重己、推己及物的思维定势，使得古代学者不仅重视人自身的繁衍，而且以对人的认识和自我体验去推认天地、自然等一切客观事物。《易传》提出的"一阴一阳谓之道"就是以男女关系来理解"一"和思索阴阳关系的。《周易·系辞上》云："乾，阳物也；坤，阴物也。""夫乾，其静也专，其动也直，是以大生焉；夫坤，其静也翕，其动也辟，是以广生焉。"这种对天地、乾坤的描述完全与人的两性生殖联系在一起。《周易·系辞下》云："天地氤氲，万物化醇，男女构精，万物化生。"天地阴阳之气交感化生万物的思想，正是对男女两性交合的引申。男女生育后代的过程是阴阳矛盾关系中高级的运动形式，在普遍存在的阴阳关系中具有代表性和典型性，是研究其他阴阳关系的指南和借鉴。由此可见，阴阳之道最基本的含义就是两性之道，是对生殖崇拜意识的升华。另外，中医理论中"风胜则动""血遇寒则凝"等病因病机的认识，"提壶揭盖""釜底抽薪""逆流挽舟"等治法的提出都与生活经验有着密切的联系。

（2）农业生产经验的类比推论　中国传统社会以农业经济为主，农业生产中的播种、收获、储藏与自然界的春夏秋冬、节气紧密相连。中医学从农业生产的季节性、周期性和自然节律的关系中认识自然界的规律，提出了四时阴阳消长、四时气机升降浮沉等，并以此指导疾病诊治。《素问·阴阳应象大论》指出，随着四时阴阳消长的变化，四季气候寒暑会形成不同的时令邪气而伤害人体，即所谓"冬伤于寒，春必病温；春伤于风，夏生飧泄；夏伤于暑，秋必痎疟；秋伤于湿，冬生咳嗽"，阐述了四时阴阳消长节律在临床的指导意义。

（3）天文现象观察经验的类比推论　农业生产离不开对天文气象知识的了解，加之天文星占在古代的兴盛，人们对天文现象较现代人更为关注，积累了不少经验。这些经验被中医学用以建构其理论体系。如日月的盈亏变化是很容易观察到的现象，《黄帝内经》就将人体、月相与潮汐现象联系起来加以考察，提出人体的气血随月相的盈亏变化而有盛衰变化的节律。《素问·缪刺论》提出，针刺治疗行痹时，必须以月相的盈亏、人体气血的盛衰为依据来确定针刺取穴的多少。

**2. 临床实践经验的归纳总结**

临床实践经验是在前人理论的指导下诊疗患者，进而收集治疗反馈信息，如此循环，由经验上升为理论，修改、补充前人的论述。这种黑箱式的调控是经验医学的特色，从"神农尝百草"到辨证论治，在一定程度上满足了人们的医疗需求。中医理论体系的构建一方面来自对中国古代哲学概念和原理的引进，另一方面来自临床实践经验的归纳总结。

## 二、象数思维

象数思维是指运用带有直观、形象、感性的图像、符号、数字等象数工具揭示认知世界的本质规律，通过类比、象征等手段把握认知世界的联系，从而构建宇宙统一模式的思维方式。

象数思维将宇宙自然、社会历史、生命人心的规律看成是合一的、相应的、类似的、互动的，借助太极图、阴阳五行、八卦、六十四卦、河图、洛书、天干地支等象数符号、图式构建了万事万物的宇宙模型。象数不是单纯的人或事物的符号模型，而是涵盖了天、地、人即宇宙万事万物的符号模型，具有鲜明的整体性和全息性。象数思维以物象为基础，从意象出发类推事物规律；以象数为思维模型，解说、推衍、模拟宇宙万物的存在形式、结构形态和运动变化规律，对宇宙、社会、历史、人生、人心、生命等进行宏观、整合和动态研究，具有广泛的普适性和包容性。

象数思维对中医学产生了极为深刻的影响，无论是临床实践还是理论探讨，中医学均离不开象数思维。可以说，象数思维涵盖并体现了中医学整体、中和、变易、直觉、虚静、顺势、功用等思维的特点，是中医学思维方法的核心。象数思维在中医学中的应用表现在藏象、病机、诊断、治则、本草、针灸等各个方面。

### （一）概述

**1. 象**

"象"原指万事万物表现出的形象。《周易·系辞上》说："见乃谓之象，形乃谓之器。""象"大体有现象、物象、事象、形象、意象、法象等含义。这些含义大体分为两个层面：一是符号之象，即人为之象，又称"意象"（包含法象），主要指卦象、爻数、河图、洛书、太极图、阴阳五行、天干地支等，作用是概括、说明宇宙自然万事万物所表现的状态和特性，模拟、象征、推演宇宙万事万物的运化规律。二是事物之象，即自然之象，又称"物象"（包含事象、形象、现象），指万事万物具体的形象，包括一切实测数量、次序关系。

符号之象与事物之象关系密切，符号之象是事物之象的概括形式，事物之象是符号之象所象征、比拟的对象；符号之象来源于事物之象，事物之象表现为符号之象。

《周易·系辞下》云："易者，象也。象也者，象也。"说的是取象思维（简称象思维）。象思维是一个由"物象"提炼"意象"再由"意象"反推"物象"的过程。象思维通过取象比类，对研究对象和已知对象在某些方面相同、相似或相近的属性、规律和特质进行关联类比，找出其共同特征和内涵，以"象"为工具进行标志、归类，以达到模拟、领悟和认识客体的目的。象思维带有很大的具体性、直观性和经验性，它以"象"为中介，以把握事物的内在本质及与他事物隐含的关联关系，宏观探讨事物的性质和变化规律，消融主客观对立产生的割裂，以及看待事物的片面性和孤立性，在认识论上有独到的意义。

**2. 数**

"数"分为两种：一种是实测的、定量的数；一种是表象的、定性的数。象数思维中的"数"侧重于定性表象，这种"数"实际上是一种特殊的"象"。定性表象的"数"又指"易数"，如阳九阴六数、阴阳奇偶数、五行之数、八卦次序数、天地生成数、九宫数、河图数、洛书数、大衍之数、六十花甲数等。数是特殊的象，数将象形式化、简约化，可看作意象的一种。

各类数中，河图与洛书运用相当广泛。依据南宋朱熹《周易本义》的观点，河图由一至十数字定位排列而成，洛书由一至九自然数定位排列而成。这种数的排列本身就是一种数形结合之象。

河图数来自《周易》的天地生成数。《周易·系辞》云："天一，地二；天三，地四；天五，地六；天七，地八；天九，地十。天数五，地数五，五位相得而各有合。天数二十有五，地数三十。凡天地之数五十有五，此所以成变化而行鬼神也。"河图数对应五行。《汉书·五行志》云："天以一生水，地以二生火，天以三生木，地以四生金，天以五生土。五位皆以五而合，而阴阳易位，故曰妃以五成。然则水之大数六，火七，木八，金九，土十。"河图的排列为一与六共宗而居乎北，二与七为朋而居乎南，三与八同道而居乎东，四与九为友而居乎西，五与十相守而居乎中。

洛书数来自古代明堂建制。《大戴礼记·明堂》始将九室配以九个数目："明堂者，古有之也。凡九室……一二九四，七五三，六一八。"这个数字组合又称为九宫算。汉代徐岳《数术记遗》说："九宫算，五行参数，犹如循环。"北周《甄鸾传注》对"九宫"解释是："九宫者，即二四为肩，六八为足，左三右七，戴九履一，五居中央。"

河图、洛书以数的形式论述了奇偶、阴阳、二气的变易规律。其中，河图五方生成数之差均为"五"，洛书纵横斜三数之和均为"十五"，表现出一种对称和合的观念。奇偶数的流行——河图一、三、五、七、九与二、四、六、八、十的交互流行，洛书一、三、九、七与二、四、八、六的反向流行，反映了循环往复、对立统一的观念。河图、洛书可以说是宇宙生命规律的数理模型。

数思维就是运数思维，即运用"数"进行比类、象征。运数思维实际上是一种特殊的取象思维。中医学在藏象、脉诊、本草、处方、针法、灸疗、房中的实践中，既使用具体、直观的计量、定量的"数量"之数，也运用定性、标象的"意象"之数。由于数与象本来就密不可分，故中医学对"数"的运用更多地具有"以数为象"的特点。正如《素问·五运行大论》总结的那样："天地阴阳者，不以数推，以象之谓也。"中医学"数"的运用主要偏向定性而不是表量。中医理论中一至九天地之至数、五脏、六腑、十二正经、奇经八脉、十二经别、三阴三阳、五运六气、五轮八廓、六淫七情、三部九候、八纲辨证、立方八法、四气五味、五腧穴、八会穴、灵龟八法、九宫八风等均是运数思维的体现。其数字虽带有量的规定，但主要是为了定性归类，以满足象数思维模型的需要。

### 3. 象与数

象与数对称，最早见于《左传·僖公十五年》。云："龟，象也；盆，数也。""象数"一词连用大约出现在汉代。《易纬·乾坤凿度》云："八卦变策，象数庶物，老天地限以为则。"

象与数的统一是象数思维的重要特点。象与数密不可分，象中含数，数中蕴象。《周易》六十四卦的每一爻中阴爻称六，阳爻称九，爻象中蕴含着数；八卦布列八方，乾一兑二离三震四巽五坎六艮七坤八，八卦中蕴含着数。《易传》中的天数为奇为阳、地数为偶为阴，将数与阴阳之象联系了起来。《尚书·洪范》云："一曰水，二曰火，三曰木，四曰金，五曰土。"其将数与五行之象联系了起来。宋代象数学各家在河图、洛书与先后天八卦的配法上所做的努力都是力图将河洛之数与八卦之象结合在一起。在象数学家眼里，数与象都是表述事物功能、属性、关系及其变化规律的符号。

### （二）象数思维的主要内容

象数思维是象思维和数思维的合称，包括卦爻、阴阳五行、天干地支、河图洛书、太极图、奇偶数字。东汉许慎在《说文解字》中很好地说明了"一"至"十"自然数的象数含义："一，唯初太始，道立于一，造分天地，化成万物……十，数之具也。一为东西，一为南北，则中央四方备矣。"用象数模型认识宇宙万物的存在方式、变化规律，推演宇宙自然变化大道。象数思维涉及天人之理、万物之理、性命之理等，是中华民族最为古老、最为实用、最具生命力的思维方式之一。象数思维方法实际上就是通过象和数进行比类的思维方法。

"类"指性状、功能相同或相近的一类事物。《墨经·大取》说："夫辞以故生，以理长，以类行也……以类行也者，立辞而不明于其类，则必困矣。"这里的"辞"即语句、命题；"故"是论据、理由、条件；"理"是普遍性规律；"类"是一个名词，指同类事物。"比类"指性状、功能相同或相近的事物，则可归为一"类"，并可依"类"旁推一切万物。

《周易·象传》提出"君子以类族辨物"，《周易·系辞上》更是明确提出"方以类聚，物以群分""引而伸之，触类而长之，天下之能事毕矣"。《周易·系辞下》论述八卦的功能是"以通神明之德，以类万物之情"，即通过八卦象数模型把认识主体与认识客体据象归类后结合起来。象数思维既可以把纷纭繁杂的事物通过取象、运数梳理、分析出特定的"类"，统率于固定的象数模型之中，又可以归纳出万事万物统一的、同构的"理"，借助象数模型推测、演绎出同类事物的变化、生成之"理"。这就是"取象运数，比类求理"的方法。

象数思维归类的方法不同于西方逻辑归纳法与演绎法，是归纳与演绎合一，将纷纭繁杂的事物归为有限的几类，如阴阳、八卦、五行等是一种归纳法，依据象数模型推测同类中其他事物的情况是一种演绎法。"象数"是一个媒介，有双向功能，既有将万事万物纳入自己这个框架的功能，又有以自己这个框架去类推、比拟万事万物的功能。"取象""运数"的方法，将看似互不关联、毫无相通之处的事物有机地联系在一起，建立起意象与物象、物象与物象之间的普遍联系，把原本复杂纷繁、互不连贯的宇宙万物加以整合，使之系统化、简约化。

象数思维对中医学的形成和发展影响重大。中医通过类推脉象、面相、声音之象、形体之象、华彩色泽之象等得到藏象、征象，来说明人体内在的脏腑气机和病理变化。中医学通过表现于外、能被人们直观观察到的"物象"，如五脏开窍于五官之象、脉象、舌象、声象、针灸感传之象等，比类概括出有限的几种"意象"，如阴阳之象、五行之象、藏象、证象、六经传变之象、四气五味之象、五运六气之象、九宫八风之象等。中医学通过象数模型取象而得出的概念多为意象性的概念，与西医学的纯抽象概念相比，既包含着某种客观的象征含义即理性归类成分，又渗透着某种主观感性划分的成分，具有全息性、功能性、形象性、简明性、灵活性等特性。

### （三）象数思维在中医理论体系构建中的应用

**1. 个象推理方式**

（1）个象到个象的推理　这是从事物的现象，推演、类比其他未知事物现象的过程，在科学方法论中属于类比推理，是从"特殊到特殊"的类推方法。《素问·示从容论》称之为"援物比类"。《易传·系辞上》之"引而伸之，触类而长之，天下之能事毕矣"是这种推理方式的最初描述。

《黄帝内经》中有大量以"援物比类"的方法认识人体生命规律的内容，其类比之"象"有天象、地象、气候象、生物象、颜色象、社会象、生活经验象等。其以天地之象为主体，即《易传·系辞上》所谓"是故法象莫大乎天地"。如《素问·生气通天论》借助自然界中太阳的作用，推演和认识人体阳气的作用和重要性。《素问·阴阳应象大论》以天地云雨之气的转化，提炼出人体水液代谢的规律，言"地气上为云，天气下为雨；雨出地气，云出天气"。《素问·五脏别论》以天地的动与静比拟人体脏腑的不同功能状态，认为五脏"藏精气而不泻"，六腑"传化物而不藏"。《素问·八正神明论》以日月的盈亏比拟和认识人体气血的虚实，并据此决定采用的补泻治疗方法等。

（2）基于大量自然事物表现的征象类推人体的生理、病理规律　如《素问·阴阳应象大论》根据自然气象的不同特征，推演出人体感受外邪的病理变化规律为"风胜则动，热胜则肿，燥胜则干，寒胜则浮，湿胜则濡泻"。《灵枢·五变》用匠人以刀斧砍削木材作比类，说明"一时遇风，同时得病，其病各异"的发病机理。《素问·离合真邪论》以自然界河流在不同季节、气温下的变化，推演人体经脉气血对气温的反应等。

（3）基于社会现象进行的类推　如《素问·灵兰秘典论》以古代君主制度下的行政官职，比类推演维持人体生命的十二脏腑的功能。《灵枢·逆顺》以兵法之道，提出人体疾病的治疗原则。《素问·至真要大论》以君主制度的构成确定治病组方原则，其中"主病之谓君，佐君之谓臣，应臣之谓使"等均是取象比类思维方式从一种现象到另外一种现象的推演与模拟。

象思维对中药学的贡献也很大。古人采用这一方法认识药性与药效，确立了丰富、有趣又便于记忆的药物学理论。如核桃仁形同大脑，故有补脑之用；女贞子形同肾脏，故有补肾作用；桑螵蛸以产卵多为特点，故用于不育不孕症；虫类性善爬行，故用于活血化瘀。与此同时，还总结出植物类药"皮以治皮，节以治骨，核以治丸，子能明目，蔓藤舒筋脉，枝条达四肢"；动物类药"脏以补脏"等理论。其推理基础是事物在外在征象上的相似或相同，意味着其在性质上的相近或相同。因此，人体某些部位发生疾病时，我们可以借助自然界的植物或动物的相应部位进行功效的加强或补充。

**2. 意象推理方式**

意象又称"共象"，是指经过长期实践观察，总结出的蕴含在很多事物现象之中的共有征象，并以文字、图像、符号等形式表达出来，如阴阳、五行、八卦、河图、洛书、太极等。由于"意象"是所表达事物的共性或内在含义从理论上讲更接近事物的本质和规律，故其推演的结论具有更强的必然性。

目前，有学者提出的"模型思维"，即是从"共象"到"个象"的比类推演方式。中国古代哲学产生了很多思维模型，如阴阳二维模型、五行模型、八卦模型、干支模型，以及以河图、洛书为代表的象数思维模型等。这些模型在《黄帝内经》中均有广泛应用。"阴阳应象"即是将阴阳作为事物的共性或模型推演人体生命及自然现象的过程。马莳说："以天地之阴阳，万物之阴阳，合于人身之阴阳，其象相应。"阴阳理论在发展过程中又分化出太少阴阳、三阴三阳。这些阴阳概念均以模型的方式被《黄帝内经》应用于时令、六气、人体胸腹、肢体、脏腑、经脉等属性的认识与规范。五行应用于人体，则是以五行的属性推演五脏的功能。《素问·五脏生成》云："五脏之象，可以类推。"王冰注："象，谓气象也。言五脏虽隐而不见，然其气象性用，犹可以物类推之，何者？肝象木而曲直，心象火而炎上，脾象土而安静，肺象金而刚决，肾象水而润下。如是皆大举宗兆，其中随事变化，象法傍通者，可以同类而推之尔。"《素问·六节藏象论》将肾称之为"主蛰，封藏之本"，脾胃称之为"仓廪之本"，均是以五行推演认识五脏功能的结果。

**3. 取象比类思维**

取象比类思维的另一重要贡献是构建了《黄帝内经》的中医理论体系。阴阳五行本属自然哲学范畴，后逐步成为古代自然与社会科学方法论的重要内容。《黄帝内经》医学体系的建构是将各种事物整合在阴阳五行系统之中，依据的认识论方法即是取象比类。

赖欣巴哈说，"分类是科学研究的第一步"，分类研究也是中国古代科学研究早期使用极为广泛的方法。如《周易·乾卦·文言传》曰："同声相应，同气相求。水流湿，火就燥，云从龙，风从虎。圣人作而万物睹。本乎天者亲上，本乎地者亲下，则各从其类也。"《易传·系辞上》曰："方以类聚，物以群分。"将属性相似、征象相似的事物，按照阴阳、五行的性质分别归入相关门类，就形成了《黄帝内经》医学体系的整体结构。《素问·金匮真言论》曰："帝曰：五脏应四时，各有收受乎？岐伯曰：有。东方青色，入通于肝，开窍于目，藏精于肝，其病发惊骇，其味酸，其类草木……南方赤色，入通于心，开窍于耳，藏精于心，故病在五脏，其味苦，其类火……中央黄色，入通于脾，开窍于口，藏精于脾，故病在舌本，其味甘，其类土……北方黑色，入通于肾，开窍于二阴，藏精于肾，故病在溪，其味咸，其类水。"将自然界之青色、酸味，人体之肝脏、惊骇、目窍均归入木类。依次类推，分别归入火类、土类、金类、水类，并认为同类事物之间可以相通应、相助益、相关联；不同类的事物，按照五行的生克关系相互促进和制约，从而构成了"四时五脏阴阳"的结构系统。

## 三、辩证思维

辩证思维是指以变化发展视角认识事物的思维方式，通常被认为是与逻辑思维相对立的一种思维方式。中医理论以阴阳学说的对立制约、依存互根、消长转化、动态平衡为对立统一思维规律，把握了人体生命运动中的不同方面（生理、病理、诊断、治疗）、不同层次（精、气血、津液、脏腑、经络、天人）、不同阶段（生、长、壮、老、已）的矛盾运动变化规律，规范和演绎的是一个逐级矛盾分析式的辩证逻辑思维体系。这种辩证思维是把人体的生命运动纳入"天地人一体"的整体框架之中，以相互联系、相互制约的观点去观察生命运动，揭示出人体生理活动的病理变化、医生诊断疾病的思维历程，及治疗疾病过程中机体整体的矛盾运动、矛盾变化和矛盾发展，中医学中蕴含着非常丰富的辩证思想。

### （一）概述

辩证思维是反映和符合客观事物辩证法发展过程及其规律性的思维，是对客观事物的辩证法、辩证规律性的一种认识和应用。它立足于思维对象的对立统一本质，以概念、判断、推理等思维形式，以及归纳与演绎、分析与综合、逻辑与历史、抽象与具体等思维方法的矛盾运动来反映客观事物的对立统一的本质。

中医辩证思维认为一切事物都有共同的物质根源，都不是孤立存在的，彼此之间相互联系，相互制约，生命、健康和疾病之间是普遍联系和永恒运动变化着的。生命的生、长、壮、老、已，健康和疾病的变化是机体自身阴阳矛盾变化的结果。中医学用矛盾的、整体的和运动的观点看待生命、健康和疾病的发生发展变化，认为生命是阴阳二者相互作用的结果，即"阳化气"与"阴成形"。人的生命过程是人体的阴阳对立双方在不断的矛盾运动中取得统一的过程。

中医学认为，人与自然、社会共处于一个统一体中，人的生理病理与自然、社会有着密切联系。人体的结构、机能是"形神合一"的有机整体，在生理病理上也是互相联系，互相影响。中医学强调从联系的观点去认识人与自然、社会的关系，去处理健康与疾病的关系。

恩格斯说："如果有了对辩证思维规律的领会，进而去了解那些事实的辩证性质，就可以比较容易地达到这种认识。"

### （二）辩证思维在中医理论体系构建中的运用

辩证思维方法包括分析与综合、归纳与演绎、抽象与具体和逻辑与历史的统一四大方法，其构成了相对完整的辩证思维方法体系。其中分析与综合是最基本、最核心的辩证思维方法，也是形成中医辩证思维体系的思维方法。

辩证思维在中医理论体系的形成中占有重要地位，指导并具体化为辩证思维方法。辩证思维方法在辩证思维体系中处于承前启后、衔接起点和终点的重要地位。辩证思维规律是最抽象、最核心和作为起点的环节，辩证思维方法是较具体、处于中间层次的中介环节，辩证思维形式是最具体、处于外层、作为终点的环节。

中医学以阴阳学说的对立制约、依存互根、相互转化和动态平衡形成完整的对立统一规律，通过辩证思维揭示人体的生理活动和病理变化规律，从而形成中医理论体系中具有辩证性质的概念、判断和推理形式。

分析与综合是人类认识事物的两种方法。所谓分析是指把研究对象分解为相互区别、对立或矛盾的各个部分和各个要素，对其分别加以考察。所谓综合是指将研究对象相互区别、对立或矛盾的各个部分和各个要素的认识，以某种方式组合起来，形成整体认识。事物的部分与整体的对立统一，以及事物自身的分解与组合是分析与综合认识的客观基础。中医理论中的辨证概念、辨证判断和辨证推理采用的都是分析与综合的方法。

例如，阴阳这一的概念，虽然张介宾在《类经·阴阳类》定义为"阴阳者，一分为二也"，但根据阴阳互根、动态平衡的属性，阴阳也包含"合二为一"的过程。"一分为二"是对整体事物内部矛盾的解释，是辩证的分析过程。"合二为一"是把从整体事物内部区分出的不同矛盾方面归为统一整体，是辩证的综合过程。中医理论中的五行学说，在更高层次复归为统一整体的认识过程。中医理论中的"藏象"将脏器及其功能先分析为藏与象矛盾对立的两个方面，又综合为藏是本质，象是外在表现，"有诸内，必行诸外"的脏器实体与功能反应的对立统一结合体，从而产生了以象测藏、以象论藏、辨证求因、辨证论治的"藏象方法"。此外，"治病求本""春夏养阳，秋冬养阴""善补阳者，必于阴中求阳，则阳得阴助而生化无穷；善补阴者，必于阳中求阴，则阴得阳升而泉源不竭"等都是辩证思维分析与综合的结果。

>> **思 考 题**

1. 中国传统思维方式是如何形成的，主要特征是什么。
2. 如何认识中国传统思维方式与中医学的关系。
3. 简述经验思维在中医理论体系构建中的作用。
4. 简述象数思维在中医理论体系构建中的作用。

# 第三章 中医文化与中医基本理论

**【学习目的】**
掌握各学说的起源、发展情况和表现特点；了解中医基本理论文化的主要内容。

## 第一节 精气学说

### 一、概述

古人认为，"精气"是万物本根，后人称精气学说。精气学说又称"元气论"，或"气一元论"，是研究精气（气、元气）的内涵及其运动规律，并用以阐释宇宙万物形成本原和发展变化的一种哲学理论。精气学说是对中医影响最大的中国古代哲学之一。所谓气，是指一切无形的不断运动的物质。由于气极其细微且分散，肉眼看不见，故古人称之为"无形"。气的活动力很强，而且不断地运动。所谓精，有广义与狭义之分。广义之精是人体的最基本物质。狭义之精是指生殖之精。精气乃气中之精粹，是生命产生的本原。

### 二、主要内容

#### （一）精气是天地万物的本原

《黄帝内经》认为，自然界万物包括人都是源自太虚中的元气所生，所以《素问·天元纪大论》云："太虚寥廓，肇基化元，万物资始，五运终天。"万物的生化聚散都原于气的变化，故《素问·五常政大论》云："气始而生化，气散而有形，气布而蕃育，气终而象变，其致一也。"

道家著作《鹖冠子·泰录》云："精微者，天地之始也。故天地成于元气，万物乘于天地。"元气即"精微者"。元气生天地，天地生万物。《道德经》虽未提及元气，但提出了"道生一，一生二，二生三，三生万物。万物负阴而抱阳，冲气以为和"的论点。其中的"一"即元气，"一生二"之"二"从气而言，可称为阴阳二气，可视作天地之气。

在"元气"之前，精气化生万物在道家著作中被多次提及，儒家经典也有涉及。《道德经》云："孔德之容，唯道是从。道之为物，唯恍唯惚。恍惚中有象，恍惚中有物，窈冥中有精。其精甚真，其中有信。"涵育天地、生化万有、循环不止、变幻莫测的玄德，源于道亦遵循于道。道生化繁衍万物从无到有的过程中有"精"。其描述了道的体与用共同作用而形成的生生运化不息之机。"精"为生生循环之性，是道生万物的基本功能特性。

《管子》有对"精""精气""气"的认识与老子对"精"的认识一脉相承。《管子·内业》云："凡物之精，化则为生。下生五谷，上为列星，游于天地之间谓之鬼神。"精具有生成性，五谷、列星是气化生的结果，精是气化发生的基础。《管子·内业》还说："精也者，气之精者也。"认为精气是气的精粹部分。《管子·心术》云："一气能变曰精。"其以气释精，认为精是具有生化特性的气。《管子·枢言》曰："有气则生，无气则死。生者以其气。"人的生命依赖于气，因此《管子》中精气、气、精常互用。《庄子·知北游》云："人之生，气之聚也；聚则为生，散则为死……故万物一也……通天下一气耳。"庄子认为，气聚生人，气散则死，万物都是如此，而同于此一气。《列子》认为，宇宙万物中有形之物皆由无形之气所生，即所谓"有形者生于无形"。《淮南子》认为，天、地、日、月以及自然界万物都由宇宙产生的精气所化生。如《淮南子》云："宇宙生气，气有涯垠。清阳者薄靡而为天，重浊者凝滞而为地。""积阳之热气生火，火气之精者为日，积阴之寒气为水，水汽之精者为月。"精气化生万物之说在道家著作中相当普遍。精或精气或气皆能化生万物，而归本于道。

《易传》也提出精气能够化生万物。《周易·系辞传》云："精气为物，游魂为变。"但更侧重从天地阴阳交感化生万物的层面论述。《周易·系辞传》云："天地氤氲，万物化醇，男女构精，万物化生。"《周易·象传》云："天地感而万物化生，圣人感人心而天下和平。观其所感，而天地万物之情可见矣。"

《黄帝内经》认为，人的生命活动以精为本，与上述精气学说可谓一脉相承。如《灵枢·经脉》云："人始生，先成精。"《素问·金匮真言论》云："夫精者，身之本也。"《素问·上古天真论》云："肾者主水，受五脏六腑之精而藏之，故五脏盛，乃能泻。"人先后天之精气藏于肾，精能化气，气能补精，故《素问·阴阳应象大论》云："气归精，精归化……精化为气。"耗竭真精则能引发早衰，故《素问·上古天真论》云："以酒为浆，以妄为常，醉以入房，以欲竭其精，以耗散其真，不知持满，不时御神，务快其心，逆于生乐，起居无节，故半百而衰也。"精气不竭，人才能长生，故《吕氏春秋·情欲》言："古人得道者，生以寿长……奚故？论早定也。论早定则知早啬，知早啬则精不竭。"

## （二）气是联系万事万物的中介

《素问·生气通天论》云："夫自古通天者，生之本，本于阴阳。天地之间，六合之内，其气九州九窍、五脏、十二节皆通乎天气。其生五，其气三，数犯此者，则邪气伤人，此寿命之本也。"人之气通于天气，邪气能伤人之气，这反映了人无时无刻不与自然环境之间进行气的联系沟通。《灵枢·岁露论》云："人与天地相参，与日月相应也。"人的生命活动会随着昼夜晨昏、月朔月望、一年四季的变化而变化，即通过人与外界之气相应来实现。此外，人体内外亦相应。《灵枢·外揣》云："故远者，司外揣内；近者，司内揣外。"

气也是沟通脏腑与筋脉皮骨肉及官窍的中介。《庄子·知北游》云"通天下一气耳"，指出天下万物之间在一气的层面是贯通的。《鹖冠子》曰"万物相加而为胜败，莫不发于气"，直接道明万物的沟通交流因于气。《吕氏春秋·应同》云"类同则召，气同则合，声比则应"，表明同类事物之间存在相互感应。《易传·乾》云："同声相应，同气相求。水流湿，火就燥，云从龙，风从虎。本乎天者亲上，本乎地者亲下，则各从其类也。"

### （三）气的运动变化是万物变化的本原

#### 1. 气机与阴阳五行规律

气的运动称为气机，气的变化称为气化。任何事物都有气机的升降出入，以此发生生、长、壮、老、已和生、长、化、收、藏。《素问·六微旨大论》云："出入废则神机化灭，升降息则气立孤危。故非出入，则无以生长壮老已；非升降，则无以生长化收藏。是以升降出入，无器不有。"

气的运动变化遵循的是阴阳规律和五行规律，有阴气阳气则有升降或出入之交通。如《易传·泰》云："泰，小往大来，吉亨，则是天地交而万物通也，上下交而其志同也。"《易传·否》云："否……大往小来，则是天地不交而万物不通也。上下不交，而天下无邦也。"天地之气相交为泰，不相交为否。泰卦坤上乾下，阳爻主升，阴爻主降，则阴阳交泰。否卦乾上坤下，则阳自升，阴自降，阴阳不相交，则不能生化。气的升降遵循阴阳之道。

借助河图能够深入了解气机的升降出入。河图属古易学，传说中伏羲是效法河图而画八卦的。河图中有阳数排列秩序"一、三、五、七、九"和阴数排列秩序"二、四、六、八、十"。河图中阴阳象数关系的排列组合反映了天、地、人之间的相应关系，即阴阳规律和五行规律，揭示了其功能特性及其机理。河图中的北、南、东、西、中五方代表五行中的水、火、木、金、土。每一行都能反映出相对相生、至极而反的阴阳象数关系。五行是阴阳相互生化、升降开阖运动中生化繁衍出的不同属性特征的阴阳二气之象。河图中每一方呈现的象数结构，体现了北与南的静动之象、东与西的生升之象和肃降之象。当南北东西的阴阳五行之气开始静、动、升、降运动，就会发生升降、开阖、聚散的运化，如此演化就能产生事物的生长化收藏循环和生息消长循环。

#### 2. 气化与道家的生命"气化"观

有了气的运动，气化才能发生。《黄帝内经》含有丰富的气化内容，气化学说主要体现在自然气化（外气化，广义气化）和人体气化（内气化，狭义气化）两个方面，研究的范畴涵盖自然、人及两者的关系。

自然气化的重点是五运六气所反映的气化理论。《素问·天元纪大论》云："太虚寥廓，肇基化元，万物资始，五运终天。"认为太虚之中产生的元气是化生万物的基础。《素问·五运行大论》云："地者，所以载生成之形类也。虚者，所以列应天之精气也。形精之动，犹根本之与枝叶也，仰观其象，虽远可知也。"其中，"形精之动"的"精"为天地之气，"形"为一切器物。"形精之动"反映了有形之体与天地之气相应。天地之气发生了变化，则有形之体亦随之而变。这其中包含了无形对有形的生成、主宰作用，以及无形向有形的气化过程。《素问·天元纪大论》云："寒暑燥湿风火，天之阴阳也，三阴三阳上奉之。木火土金水火，地之阴阳也，生长化收藏下应之……应天之气，动而不息，故五岁而右迁，应地之气，静而守位，故六期而环会，动静相召，上下相临，阴阳相错，而变由生也。"天地气交，人居其中，万物也顺应气交的变化。因此，天地之五运六气发生变化会影响气候、物候和人的生命活动。

人体内的气化主要表现为脏腑经络之气的运动变化及其主导的新陈代谢过程。《素问·上古天真论》云："女子七岁，肾气盛，齿更发长。二七而天癸至，任脉通，太冲脉盛，月事以时下，故有子……丈夫八岁，肾气实，发长齿更。二八，肾气盛，天癸至，精气溢泻，阴阳和，故能有子。"人的生殖能力的体现——天癸，以及齿、发等随着肾中所藏精气的盛衰而发生变化。《素问·经脉别论》云："食气入胃，散精于肝，淫气于筋……饮入于胃，游溢精气，上输于脾。"指出饮食物入胃后发生的新陈代谢过程也属于气化过程。

《黄帝内经》的气化理论可追溯至道家的"生命"气化论。道家重视直觉体悟的生命实践，这个过程老子叫"致虚极，守静笃""载营魄抱一""专气致柔""涤除玄览"。庄子有"心斋"，《管子·内业》有"善心安处，心静气理"，以此达于涵和至净而现根本虚无之性、安处清明至寂而现全然静定之境界。这样人才能呈现出自然的生命运化状态，并与万物的生息消长相和合，呈现与天地同根、万物并生的气化境界。

# 第二节　阴阳学说

《黄帝内经》站在"天人合一"、阴阳规律的高度看待人的生命活动及与天地自然规律的关系，生理、病理、诊断、治则治法、养生等内容都是围绕两者关系展开的。

## 一、概述

《黄帝内经》中的阴阳是自然界的规律，也是人们认识客观事物的法则，是万物发生运动变化的纲领和根本，是事物生灭变化的内在动力。《素问·阴阳应象大论》云："阴阳者，天地之道也，万物之纲纪，变化之父母，生杀之本始，神明之府也。"

### （一）从"道生万物"看待阴阳规律

《道德经》以道作为万事万物的本原，呈现了由道至万事万物的生化繁衍过程，即"道生一，一生二，二生三，三生万物。万物负阴而抱阳，冲气以为和"。道是无始之始的虚寂——非静非动而又即静即动。道中蕴涵了冲虚之性，因冲而形成浑然不可分的"一"之混沌态（也称元气）。这样的混沌态应冲虚之机而孕生出静与动，形成阴阳两大范畴。

阴阳的相生互化衍生出阴中含阳和阳中含阴的状态。阴中含阳、阳中含阴的混化状态中衍生演化出万物。万物负阴而抱阳，并在冲虚之机的作用下使各具不同属性特征之气形成了和合运化的整体。因此，阴阳源自道生，包括了阴阳之气。万事万物经阴阳不断的相生互化，自无形生成有形之物。万事万物都包含着阴阳二气，道和元气贯穿于所生事物的运动变化之中。阴阳之气因道之"冲"而产生了阴阳的相抱相联，"和"表达了"冲"之后的和谐状态。所以生命活动也应遵循"和"这个原则。《素问·阴阳应象大论》云："凡阴阳之要，阳密乃固，两者不和，若春无秋，若冬无夏，因而和之，是谓圣度。"

《道德经》阐明了阴阳规律的来源、生化繁衍和沟通万物的机理、阴阳致和的最佳存在状态。

### （二）自"天地生万物"看待阴阳规律

《黄帝内经》重视天地阴阳，提出"阴阳者，天地之道也"。"天地者，阴阳之道路也"。"人以天地之气生，四时之法成"。"天有四时五行，以生长收藏，以生寒暑燥湿风。人有五脏化五气，以生喜怒悲忧恐"。人的生命活动均需循天地阴阳之规律。

《周易》是殷末周初的一部卜筮书，以"— —""—"阴阳爻为最基本的因素。三爻组成八卦，即乾、坤、离、坎、震、巽、艮、兑，分别以天、地、雷、风、火、水、湖、山八个象对应。八卦两两相配合形成六十四卦，六十四卦被用于占卜祭祀、战争、婚姻等的吉凶福祸。因此，阴阳爻的变化促成了六十四卦的卦象变化，表征万事万物的变化。

八卦中《周易》以乾阳坤阴为天地之本源。乾卦为三阳爻应天，坤卦为三阴爻应地，故有"乾坤成列，而易立乎其中"；"天地氤氲，万物化醇。男女构精，万物化生"；"易与天地准，故能弥纶天地之道"，呈现了天地造化万事万物的易理。从本质上说，天地、男女、乾坤是为阴阳之象，天地遵循的是阴阳规律，故《庄子·天下》曰"易以道阴阳"，认为易本质上是解说阴阳。

自乾坤二卦相对相生而有离、坎、震、巽、艮、兑六卦。以八个八卦两两相对相生而有六十四卦，引申为天地之间万事万物都源于天地乾坤阴阳之道，天地万物都由阴阳造化而来，由乾坤二卦演化的六十四卦用于表征人类的生命、社会、生产等万事万物的运动轨迹、变化状态和发展趋势。

《道德经》从"道生万物"的层面阐述了阴阳自何而出，以及阴阳规律的作用机理（阴阳互化、盈虚消长的动力因缘）。《周易》侧重从"天地生万物"说起，直接站在阴阳层面论述阴阳规律生化万物及其应用。无论《道德经》还是《周易》都以阴阳为自然界的规律。

## 二、主要内容

### （一）属性

#### 1. 关联性

所谓关联性是指阴阳所象征的事物的双方是对立的同时又处于统一体之中，或是一个事物对立的两个方面。《素问·金匮真言论》言："夫言人之阴阳，则外为阳，内为阴。"《周易》中太极、两仪、四象、八卦、六十四卦皆寓有对立统一的思想。《易传·系辞》云："天尊地卑，乾坤定矣，卑高以陈，贵贱位矣。"通过上下、卑高、贵贱表明阴阳是相对且彼此依存的。《道德经》云："天下皆知美之为美，斯恶已；皆知善之为善，斯不善已。"并讲明了"有无相生、难易相成、长短相形、高下相倾、音声相和、前后相随"这六对辩证关系，对立的双方相互关联，一方的存在以另一方为前提条件。

**2. 相对性**

阴阳的相对性是指阴阳的属性不是一成不变的，在一定条件下可以发生转化。如《素问·阴阳应象大论》云："重阴必阳，重阳必阴。"阴阳消长变化到一定程度可以向其相反方向转化。《周易·象传》云："日中则昃，月盈则食。""物极必反""否极泰来"也是其体现。《道德经》有"反者道之动"的论述，即事物无不向其相反的方面转化，即"祸，福之所倚；福，祸之所伏。孰知其极？其无正。正复为奇，善复为妖"。

**3. 阴阳交感**

阴阳交感是指阴阳二气在运动中相互感应而交合，亦即相互发生作用。《素问·阴阳应象大论》云："地气上为云，天气下为雨，雨出地气，云出天气。"《周易》云："天地氤氲，万物化醇。男女构精，万物化生。"《周易·大象》云："天地交，泰。""天地不交，否。"

**4. 阴阳消长**

这是指自然万物阴阳之气更迭消长的变化，消长，也称消息。《素问·五常政大论》云："阴阳更胜，气之先后。"《周易·象传》曰："天地盈虚，与时消息。"

《道德经》揭示了阴阳交感、阴阳消长、阴阳转化的根本动力是道之"冲"的规律和"挫锐、解忿、和光、同尘"法则。其云："道冲而用之久不盈，深乎万物宗，挫其锐，解其忿，和其光，同其尘。湛常存。吾不知谁子，象帝之先。"

道的虚寂本体具有满而不盈、取之不尽的特性，既是繁衍宇宙自然的源头，也是衍生宇宙间每个事物的源头。循环往复不止的虚而不增之性，自然地削损和调节尖利锋芒、异盛过旺的运化势态，即损有余；生生运化不息的实而不减之性，自然地调和纷乱无序、消降不及的发展势态，即补不足；于一切存在悉皆兼容遍透之性，自然地谐和于光亮显明，混融于微俗低隐。

"挫锐、解忿、和光、同尘"法则不断规范变化中的阴气和阳气，故而形成或动或静，或显或隐，或盈或虚，或生或息，或长或消，或升或降，或开或阖，或聚或散等互生互和、互根互离的属性。所以阴中生阳，阳中生阴，阴阳之间盈虚消长变化，冲动的因缘就是"道冲"规律和"挫锐、解忿、和光、同尘"法则。

对于阴阳的属性，《周易》侧重揭示阴阳的属性特征，《道德经》阐明了阴阳规律的机理，两者对阴阳属性的阐发具有体与用的关系。

## （二）分类

阴阳的分类主要有二分法和三分法，是"以数"推阴阳的方法，在医学上主要用于分析人体脏腑经络等组织结构的阴阳属性及其相互关系。

**1. 二分法**

二分法是指阴阳之中进一步划分阴阳，即阴阳中复有阴阳。中医学将阴阳分为太阳、少阳、太阴、少阴。如《素问·四气调神大论》云："逆春气，则少阳不生，肝气内变。逆夏气，则太阳不长，心气内洞。逆秋气，则太阴不收，肺气焦满。逆冬气，则少阴不藏，肾气独沉。"阴阳二分法用于四时与人体脏腑的阴阳分类，如一天之中的阴阳之气用二分法，一年中的春、夏、秋、冬对应于肝、心、肺、肾用二分法。

**2. 三分法**

三分法是将阴阳分为三阴三阳，如太阳、少阳、阳明、太阴、少阴、厥阴。如《素问·天元纪大论》云："阴阳之气各有多少，故曰三阴三阳也。"《黄帝内经》中，三分阴阳较二分阴阳更广泛，主要涉及经脉的命名、六气的属性及外感病辨证等，对中医学理论体系的构建具有重要作用。

阴阳二分法和三分法乃受《周易》之启发。《易传·系辞上》云："是故易有太极，是生两仪，两仪生四象，四象生八卦。"其中，两仪即阴阳，四象为太阳、少阳、太阴、少阴，八卦为乾、坤、坎、离、巽、震、兑、艮。三分法则由乾坤父母生三男三女而成。《易传·说卦》言："乾，天也，故称乎父。坤，地也，故称乎母。震一索而得男，故谓之长男。巽一索而得女，故谓之长女。坎再索而得男，故谓之中男。离再索而得女，故谓之中女。艮三索而得男，故谓之少男。兑三索而得女，故谓之少女。"乾坤生六子，即是阴阳三分法。其中，震—长男—太阳，坎—中男—阳明，艮—少男—少阳，巽—长女—太阴，离—中女—厥阴，兑—少女—少阴。三阴三阳可能是古代医家从后天八卦阴阳各分"长""次""少"启发而来，但医学上并未采用文王八卦的方位次序。临床中三阴三阳在描述时间或经络时有不同的方法和意义。

《道德经》所云的"道生一，一生二，二生三，三生万物。万物负阴而抱阳，冲气以为和"，其中"一生二"是指元气因冲之性而有阴阳二气，具有不同属性的阴阳二气冲和而生万物的思想，但没有具体提出阴阳二分法和三分法。

# 第三节　五行学说

五行学说是将万事万物按照润下、炎上、曲直、从革、稼穑的性质归属于水、火、木、金、土五种物质之中，与西方古代的地、水、火、风四元素学说有所不同，是集哲学、占卜、算命、历法、中医学、社会学等诸多学科于一身。中国古代哲学家用五行理论来说明世界万物的形成及其相互关系。阴阳是古代的对立统一学说，五行是原始的系统论。中医学应用五行学说分析、归纳人体的脏腑、经络、形体、官窍等组织器官和精神情志等活动，以五行的生克制化规律分析五脏之间的生理联系，以五行的乘侮和母子相及规律阐释五脏病变的相互影响，从而指导疾病的诊断和防治。五行学说在中医学理论体系的构建立中起着重要作用。

## 一、概述

关于五行的概念，有五材元素说、五星说、五方说等，多基于先秦古籍。

《黄帝内经》中的五行多强调其特性、功用。如《素问·五常政大论》云："木德周行……其用曲直，其类草木。""其用燔灼，其类火。""其用高下，其化丰满，其类土。""其用散落，其化坚敛，其类金。""其性下，其化凝坚，其类水。"有关五行特性的记载最早见于《尚书·洪范》。其云："一曰水，二曰火，三曰木，四曰金，五曰土……水曰润下，火曰炎上，木曰曲直，金曰从革，土爰稼穑。"

《尚书·洪范》记载的"五行"为："鲧堙洪水，汩陈其五行。"五行概念的形成与五材元素说关系密切。《左传·襄公二十七年》有"天生五材，民并用之，废一不可"的记载，疑为汉人所著的《尚书大传·周传》云："水火者百姓之所饮食也，金木者百姓之所兴作也，土者万物之所资生也，是为人用。"此外，《黄帝内经》中的五行还与五方、四时、五星等有联系。这些联系可以说是五行概念形成的原因。

五行配位图式是殷周时期历法分四时、天文定五方的产物。五方及与它连体共生的四时观念，无论从时间上还是作用上都是首先架构并支撑天、地、人"五行"图式的第一要素。如《明堂寝庙通考》中早有"五方"的概念。《管子·五行》云："昔黄帝作立五行以正天时。"以木、火、土、金、水分别统配，按五行相生依次流转，重构五气流行图。

有学者提出，古人观天象以明事理，则"五行"思想可来自于"五星"，如《汉书·艺文志》云："五行之序乱，五星之变作。"有的学者认为，五行并非特定材质或星体，也非方位空间，而是"生化自然界四时气候生命万象的五种时空态的天地阴阳合和之气"。五行从属于阴阳，是四时四象时空模式的四分阴阳观。

李约瑟在《中国科学技术史》中就五行的本质提出了原则性认识："五行的概念，倒不是一系列五种物质的概念，而是五种基本过程的概念。五行理论乃是对具体事物的基本性质做出初步分类的一种努力。所谓性质，就是说只有在它们起变化时才能显示出来。把自然界重要的基本属性作一假定性的分类，而这种工作的成果也就是五行的理论……所以要用'要素'或'元素'这种名称来解说'形'字，我们总会觉得它于义不足。'行'字的来源就有'运动'的含义。"

五行的内涵、五行一词的概念与木、火、土、金、水并称的五行可能不是同一时期的认识。五行的内涵与四时阴阳存在密不可分的联系。天人相应的整体观是传统文化的思维特性。人的思想行为活动要顺应自然。《淮南子·天文训》云："蚑行喙息，莫贵于人，孔窍肢体，皆通于天……故举事而不顺天者，逆天生者也。"这其中包含了天、地、人"三才"一体而相协相通的精神。

象数模型本质上所表达的是阴阳五行思想。因此，五行的内涵可基于对五材、五方、五星、四时、五脏、五气等综合考量而形成，仅仅基于五材、五方、五星等单一方向的思考不符合古人从天人相应的整体角度观察事物的基本前提。诸如河图、洛书这样的符号模型属于结绳记事的表达方式，在文字未出现时就已形成。

"五行"词语的出现可能晚于五行的内涵，但"五行""木火土金水"当符合五行的内涵。关于"五行"，《韵会》言："五行，运于天地间，未尝停息，故名。"这种看法与李约瑟的观点相同。木、火、土、金、水五种事物本身的声、光、形、气、质、大、小、多、少及其运动轨迹、变化状态和发展趋势之象决定了其作为五行的具体称谓及其相互之间的关系。

## 二、主要内容

### (一) 五行的关系

五行的关系包括五行相生、五行相胜、五行制化、五行重土和五行无常胜。早在春秋时期，对五行的关系就有了一定认识。如那时的古人喜用天干取名和字，其中常常就包含五行的相生和相胜联系。《左传》文公七年文："水、火、金、木、土、谷，谓之六府。"所排列的五行之序为水、火、金、木、土，故五行相胜思想应不会晚于公元前620年。

#### 1. 五行相生

五行相生的观点可见于《管子·五行》。云："昔黄帝作立五行以正天时。"《礼记》以木、火、土、金、水分别统配，按五行相生依次流转，重构五气流行图。《礼记·月令》中有木、火、土、金、水与春、夏、长夏、秋、冬的对应关系。五行的排列顺序反映了五行相生的思想。明确表达五行相生思想的是《春秋繁露·五行》。云："天有五行，木、火、土、金、水是也。木生火，火生土，土生金，金生水。"《白虎通·五行》亦云："五行所以更王何？以其转相生，故有终始也。木生火，火生土，土生金，金生水，水生木。"五行相生关系中，任何一行都有"生我"和"我生"两个方面，《难经》将其比喻为母子关系。"生我"者为母，"我生"者为子。五行相生实际上是指五行中的某一行对其子行的资生、促进和助长。以火为例，由于木生火，故"生我"者为木，木为火之"母"；由于火生土，故"我生"者为土，土为火之"子"。木与火是母子关系，火与土也是母子关系。

以五行相生说明五脏之间的资生关系：肝生心即木生火，如肝藏血以济心，肝之疏泄以助心行血；心生脾即火生土，如心阳温煦脾土，助脾运化；脾生肺即土生金，如脾气运化，化气以充肺；肺生肾即金生水，如肺之精津下行以滋肾精，肺气肃降以助肾纳气；肾生肝即水生木，如肾藏精以滋养肝血，肾阴资助肝阴以防肝阳上亢。

五行相生不仅可以说明生理情况下脏腑间的相互联系，也可以说明病理状态下脏腑间的相互影响。某脏有病可以传至他脏，他脏患病也可以传至本脏，这种病理上的相互影响称之为传变。以五行学说阐释五脏病变的相互传变可分为相生和相克。相生关系的传变包括"母病及子"和"子病及母"两个方面。

五行学说根据五色之间的生克关系来推测病情的轻重顺逆。由于内脏疾病及其相互关系的异常变化皆可从面部色泽的变化中表现出来，因此，可根据"主色"和"客色"的变化，以五行的生克关系为基础来推测病情的顺逆。"主色"是指五脏的本色，"客色"为应时之色。"主色"胜"客色"，其病为逆。反之，"客色"胜"主色"，其病为顺。清·吴谦在《医宗金鉴·四诊心法要诀》中说："肝青心赤，脾脏色黄，肺白肾黑，五脏之常。脏色为主，时色为客。春青夏赤，秋白冬黑，长夏四季色黄。常则客胜主善，主胜客恶。"

五行学说除用以说明人体脏腑的生理功能和病理传变，指导疾病诊断和预防外，还以相生相克规律确定疾病的治则和治法。基本治疗原则是补母泻子，即"虚则补其母，实则泻其子"（《难经·六十九难》）。

人的情志活动属五脏功能之一，情志活动异常会损伤相应内脏。由于五脏之间存在相生相克关系，故人的情志变化也会相互抑制，临床上可根据情志变化的抑制关系来治疗疾病。如"怒伤肝，悲胜怒……喜伤心，恐胜喜……思伤脾，怒胜思……忧伤肺，喜胜忧……恐伤肾，思胜恐"（《素问·阴阳应象大论》）。这就是情志病治疗中的所谓"以情胜情"之法。

**2. 五行相克**

五行相克又作"五行相胜"，《左传》中可见多处。如《左传·昭公二十一年》晋太史曰："火胜金，故弗克。"《左传·哀公九年》云："水胜火，伐姜则可。"《文子·下德》曰："天爱其精，地爱其平，人爱其情……地之平，水火金木土也。"其中，水、火、金、木、土就是五行相克的排列顺序。此外，《左传·文公七年》中的"水火金木土"、《吕览·应同》中的"土木金火水"、《诗纬》中的"木金火水土"，这三篇的五行排序皆反映了五行相克思想。

五行的相克关系包括"相乘"和"相侮"两个方面。

（1）相乘　相乘是相克太过致病。引起五脏相乘的原因有两个：一是某脏过盛，而致其所胜之脏受到过分克伐；二是某脏过弱，不能耐受其所不胜之脏的正常克制，从而出现相对克伐太过。以肝木和脾土之间的相克而言，相乘传变有"木旺乘土"（即肝气乘脾）和"土虚木乘"（即脾虚肝乘）两种情况。因为肝气郁结或肝气上逆，影响了脾胃的运化功能，故而出现胸胁苦满、脘腹胀痛、泛酸、泄泻等表现，此称为"木旺乘土"。反之，若先有脾胃虚弱，不能耐受肝气的克伐，而出现头晕乏力、纳呆嗳气、胸胁胀满、腹痛泄泻等表现时，则称为"土虚木乘"。

（2）相侮　相侮是反向克制致病。形成五脏相侮亦有两种情况，即太过相侮和不及相侮。太过相侮是指某脏过于亢盛，导致其所不胜无力克制而反被克的病理现象。如肺金本能克制肝木，但因暴怒而致肝火亢盛，肺金不仅无力制约肝木，反遭肝火之反向克制，而出现急躁易怒、面红目赤，甚则咳逆上气、咯血等肝木反侮肺金的症状，此称为"木火刑金"。不及相侮是指某脏虚损，导致其所胜之脏出现反克的病理现象。如脾土虚衰不能制约肾水，出现全身水肿，则称为"土虚水侮"。

总之，五脏病变的相互影响，可用五行的乘侮和母子相及来阐释。如肝脏有病，病传至心，为母病及子；病传至肾，为子病及母；病传至脾，为乘；病传至肺，为侮。其他四脏，依此类推。

**3. 五行制化**

五行制化思想见于《管子·四时》的"是故春凋、秋荣、冬雷、夏有霜雪，此皆气之贼也"。其后的《春秋繁露·治乱五行》亦云："火干木，蛰虫蚤出，蚿雷蚤行；土干木，胎夭卵毈，鸟虫多伤；金干木，有兵；水干木，春下霜。"

五行的制化规律是"亢则害，承乃制，制则生化"（《素问·六微旨大论》）。五行之中某一行过亢之时，必然承之以"相制"，才能防止"亢而为害"，维持事物的生化不息，故《黄帝内经》强调五行系统中存在制约和克制的重要性。《素问·五脏生成》将"所不胜"一方称为"主"也是这一思想的表达："心……其主肾也；肺……其主心也；肝……其主肺也；脾……其主肝也；肾……其主脾也。"

五行之间的制化调节，具体而言是：木生火，火生土，而木又克土；火生土，土生金，而火又克金；土生金，金生水，而土又克水；金生水，水生木，而金又克木；水生木，木生火，而水又克火。如此往复循环。也就是说，五行之中只要有一行过于亢盛，必然接着有另一行来克制它，从而出现五行之间新的协调和稳定。

五行之间的生克制化关系，构成了一种反馈调节回路。通过五行之间的负反馈效应而使五行系统整体上维持稳定与协调。下面以木行亢盛为例，说明五行之间的负反馈调节。

木以（＋）生火，则火得生为（＋＋）；火以（＋＋）生土，则土得生应为（＋＋＋），但木以（＋）克土，土被克则还有（＋＋）；土以（＋＋）生金，金得生则应为（＋＋＋），但火以（＋＋）克金，则金被克还有（＋）；金以（＋）生水，水得生则为（＋＋），但土以（＋＋）克水，则水实为（0）；同时金以（＋）克木，则木原（＋）之亢盛因被克而复得平也为（0）。至此，五行中的每一行都发生了变化，但变化的结果在五行系统的整体是（0），即稳定不变。

五行中的任何一行都受着整体调节，其本身的变化也影响着整体。五行的这种反馈调节模式，表达了五行系统在运动中维持着整体稳定协调的机制。一旦这一自我调节和控制机制失常，则会出现亢害或不及的情况，在自然界表现为异常的气候变化，在人体则表现为疾病状态。

**4. 五行重土**

五行重土思想最早见于《国语·郑语》中的"故先王以土与金木水火杂，以成百物"。其后《白虎通·五行》也直接道明土与其余四行的地位不同，如"土尊，尊者配天，金木水火，阴阳自偶"。

**5. 五行无常胜**

五行无常胜由战国初期孙武提出。他在《孙子兵法·虚实》中云："五行无常胜。"《文子·上德》云："金之势胜木，一刃不能残一林；土之势胜水，一掬不能塞江河；水之势胜火，一酌不能救一车之薪。"这与墨翟"五行无常胜"的观点一致，后学将此称为"颠倒五行"。由此可见，古人对五行关系的认识是非常深刻而灵活的。五行与阴阳一样，也有多少之宜，提醒人们灵活看待阴阳五行关系。这在《黄帝内经》中也有所反映。如《素问·逆调论》曰："肝一阳也，心二阳也，肾孤脏也。一水不能胜二火，故不能冻栗，病名曰骨痹，是人当挛节也。"

## （二）五行的应用

《黄帝内经》中的五行应用包括天地之间的五气、五化、五音、五味、五志、五畜、五方等，并与人体的五脏、五官、五窍、五体、五志、五神相应，构成了阴阳五行象数系统，体现了《黄帝内经》以阴阳五行为框架的天、地、人之间的整体相应关系。

《左传》载有五味、五色、五声与五行相配合。《管子·五行篇》则用五行等分一年的时间，从四季的每一季中抽出十八天给中央土，一年分为五个七十二天，配合木、火、土、金、水五行。《礼记·月令》将季夏与五方中的"中"和五行中的"土"相配，把夏季的最后十日的季夏单独出来与土相配以成五季，将五行配与五季、五色、天干、五帝、五神、五虫、五音、五数、五味、五臭、五祀、五祭、五方、五谷、五牲。可以说，《黄帝内经》中的"土不主时"借鉴了《管子·五行》，"土应长夏"借鉴了《礼记·月令》。

《黄帝内经》的天、地、人象数关系有可能借鉴了《礼记·月令》《管子》等，但《礼记·月令》《管子》等未见有关五行在人体的对应关系，而这是《黄帝内经》独有的，如五行与五府、五窍、五体、五液、五脉、五神。同时五气、五常、五政、五变等也是古代哲学著作中没有的。《黄帝内经》成书虽晚于上述著作，但其中很多内容成于先秦，且借鉴了更古的文献。可以说，《黄帝内经》与上述哲学著作在阴阳五行搭起的天、地、人整体相应模式中有着各自的应用和发展。阴阳五行也因此成为"宇宙图式"的框架，故《素问·天元纪大论》云："夫五运阴阳者，天地之道也，万物之纲纪，变化之父母，生杀之本始，神明之府也，可不通乎！"

《管子·五行篇》的五行按照相生顺序排列，并进一步出现了阴阳五行合流，以道家思想为主的杂家著作，如《吕氏春秋》《淮南子》中也有丰富的阴阳五行论述。

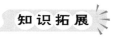

## 五运六气学说

五运六气学说是中医学的一个理论，反映了中医理论体系中"天人相应"的整体观思想，是《黄帝内经》理论体系的重要组成部分。五运六气学说简称运气学说，五运六气是运气学说的基本内容，运气是五运六气的简称。

五运是木运、火运、土运、金运、水运的简称，具体指木、火、土、金、水五行之气在天地间的运行变化。六气是指风、寒、暑（热）、湿、燥、火六种气候变化。古代医学家根据甲、乙、丙、丁、戊、己、庚、辛、壬、癸十天干以定"运"；根据子、丑、寅、卯、辰、巳、午、未、申、酉、戌、亥十二地支以定"气"，结合五行的生克制化理论，推断每年气候变化与人体发生疾病的联系。

现存的中医书籍中最早论述运气学说的是《黄帝内经》的"天元纪大论""五运行大论""六微旨大论""气交变大论""五常政大论""六元正纪大论"和"至真要大论"等7篇，他如"六节藏象论"、《黄帝内经素问遗篇》的"刺法论""本病论"等也有论述。运气学说涉及天文、地理、历法、医学等各方面的知识。

运气学说中五运六气的对应关系是指阴阳、五运（行）与六气的对应关系，具体对应关系是厥阴风木、少阴君火、太阴湿土、少阳相火、阳明燥金、太阳寒水。这是如何对应而来的呢？

地之五行为了与天之六气相配属，在五行之后加了一个火，即木、火、土、金、水、火，以与六气的风、寒、暑、湿、燥、火相对应。即"天有阴阳，地亦有阴阳"。"寒、暑、燥、湿、风、火，天之阴阳也"；"木、火、土、金、水、火，地之阴阳也"。（《素问·天元纪大论》）

《素问·天元纪大论》云："鬼臾区曰：阴阳之气各有多少，故曰三阴三阳也……鬼臾区曰：寒、暑、燥、湿、风、火，天之阴阳也，三阴三阳上奉之。木、火、土、金、水、火，地之阴阳也，生、长、化、收、藏下应之。""其与三阴三阳，合之奈何……厥阴之上，风气（木）主之；少阴之上，热气（君火）主之；太阴之上，湿气（土）主之；少阳之上，相火主之；阳明之上，燥气（金）主之；太阳之上，寒气（水）主之。"

由上可以看出，地之五（六）行在与天之六气相配时，是三阴三阳（厥阴、少阴、太阴、少阳、阳明、太阳）之六气与天之六气（风、热、湿、火、燥、寒）相配属的。其中，天之六气之热当为君火，即厥阴风气、少阴君火、太阴湿气、少阳相火（暑）、阳明燥气、太阳寒气。君火替代了热气，（相）火替代了暑气。

天之六气与三阴三阳相配源于《素问》运气七篇，而这七篇并非《素问》原文，当是王冰补入，即《素问识》所云："《内经》无六气之说，而运气家五气之外加火，配乎三阴三阳，以为六气。"

天之六气（风、火、热、湿、燥、寒）配三阴三阳，是以气的多少分阴阳，即一阴指厥阴，二阴指少阴，三阴指太阴；一阳指少阳，二阳指阳明，三阳指太阳。先哲对自然界气候变化的测算方法及其原理，主要是以六气、干支和阴阳五行来进行运算，亦即运气的测算。在测算时以天之风、火、热、湿、燥、寒六气配以三阴三阳，亦即以厥阴（一阴）配风，以少阴（二阴）配热（火），以太阴（三阴）配湿，以少阳（一阳）配火（暑），以阳明（二阳）配燥，以太阳（三阳）配寒。由于热和火系属一类，又将火分为君火和相火，即君火为热，相火为火（暑）。

五运六气简单而言就是指天干：金（庚辛）、木（甲乙）、水（壬癸）、火（丙丁）、土（戊己），地支：寅卯（风）、巳午（火）、申酉（燥）、亥子（寒）、丑未（湿）、辰戌（暑）。

# 第四节　整体观

整体观是中医学的重要内容和指导思想，蕴涵着丰富的哲学内涵，具有哲理性、层次性、关联性、恒动性和广泛性。整体观源于中国古代哲学的万物同源异构和普遍联系思想，体现在人们在观察、分析和认识生命、健康和疾病等问题时，注重人体的完整性及人与自然、社会、环境之间的统一性和联系，贯穿于生理、病理、诊法、辨证、养生、防治等各个方面。

## 一、概述

### （一）理论基础

**1. 源于精气学说**

精气学说认为，宇宙间的一切事物都是由精或气构成的，宇宙万物的生成皆为精或气运动的结果。精气是构成天地万物包括人类的原始物质。《周易·系辞上》云："精气为物。"《庄子·知北游》云："通天下一气耳。"《淮南子·天文训》云："宇宙生气，气有涯垠。清阳者薄靡而为天，重浊者凝滞而为地。"《管子·内业》云："人之生也，天出其精，地出其形，合此以为人。"《素问·宝命全形论》云："天地合气，命之曰人。"《论衡·论死》云："气之生人，犹水之为冰也。水凝为冰，气凝为人。"

可见，天地宇宙与人有着共同的本原，即精气。精气的概念涵盖了自然、社会、人类的各个层面，运行于宇宙中的精气，充塞于各个有形之物间，具有传递信息的中介作用，使万物之间产生感应。这些哲学思想渗透到中医学，使其形成了同源性思维和相互联系的观点，构建了表达人体自身完整性及人与自然社会环境统一性的整体观。中医学认为，人与自然、社会环境之间时时刻刻都在进行着物质与信息的交流，通过肺、鼻及皮肤，体内外之气进行交换；通过感官、感受，人体与自然、社会、环境中的各种信息进行传递。由于精气的中介作用，人与自然、社会、环境达成统一。自然、社会、环境的变化会对人体的生理、病理产生一定影响，此即从生理、病理层面形成了整体观。中医学的整体观强调从宏观、自然和社会的角度，全方位研究人体的生理、病理及疾病的防治。

**2. 人的生理与天地相关**

人的生理与天地之间有着密切关系，并且存在一定的节律，如日节律、七日节律、月节律、季节律、年节律、六十年节律、三百六十年节律。《素问·六节藏象论》云："心者……与夏气相应。肺者……通于秋气。肾者……通于冬气。肝者……通于春气。脾、胃、大肠、小肠、三焦、膀胱者……通于土气（即长夏）。"《素问·脉要精微论》指出："四变之动，脉与之上下，以春应中规，夏应中矩，秋应中衡，冬应中权。"此即脏腑和脉象的季节节律。

妇女之月经生理，体现了月节律。成熟女性的月经每隔 28 天（接近一个太阴月）周期性来潮。月经周期中，人体下丘脑－垂体－卵巢轴、子宫和其他器官的组织结构及机能发生周期性变化，机体代谢、免疫、组织形态以至精神心理活动等也发生相应的周期性波动。人体其他的生理机能受月象影响也会发生变化，如尿 17－酮类固醇的排泄量、胡须的生长、痛阈和体质量的变化都有月节律变化。西方医学家和生理学家发现，体力、智力、情绪三节律也呈现出月节律性。人自出生之日起，其病证和行为存在着以 23 天为周期的变化，情绪存在以 38 天为周期的波动，智力存在以 33 天为周期的变化。高潮期时，人的精力旺盛，情绪乐观豁达，智力思维敏捷；低潮期时则相反，体力上耐力下降，情绪上心烦易怒，智力上反应迟钝；在临界日则有情绪波动、智力与体力不稳定的情况。凡此种种均体现了月节律。

《灵枢·顺气一日分为四时》云："夫百病者，多以旦慧、昼安、夕加、夜甚……朝则人气始生，病气衰，故旦慧；日中人气长，长则胜邪，故安；夕则人气始衰，邪气始生，故加；夜半人气入藏，邪气独居于身，故甚也。"说明人体阳气随着太阳在一日中的节律变化而发生变化，此为日节律。

## 二、主要内容

### 1. 人体自身为一个整体

人体本身就是一个统一的整体，主要表现为生理上，整个人体由五脏、六腑、形体、官窍等组成。若六腑为表，则五脏为里；若五脏六腑为里，则形体官窍为表。各个器官之间结构相互联络，从而构成有机的整体。病理上机体内在的病变会在外表有所体现，诊断疾病可以通过患者的外在表现，揣测其内在脏腑的疾病。在人体形态上也可揣测患者脏腑机理，中医整体观有"形健则神旺，神主宰形"之说，因此，在病理上形神是一体的，形病则神病，神病亦可揣测形病。

### 2. 人与自然"天人合一"

人类生活在自然界中，大自然中的阳光、空气、水、温度、磁场、引力、生物圈等构成了人类赖以生存、繁衍的环境。自然环境的变化可直接或间接地影响人的生命活动。这种人与自然环境息息相关的认识，即"天人合一"的整体观。人类是宇宙万物之一，与天地万物有着共同的本原。人的生命过程会受到大自然的影响，，如寒暑更替、地域差异等，故《灵枢·邪客》云："人与天地相应也。"

（1）自然环境对人体生理的影响 自然环境主要包括自然气候和地理环境，古人以"天地"名之。天地阴阳二气处于不断的运动变化之中，故人体的生理活动也会受天地之气的影响而发生相应变化。

气候是由自然界阴阳二气的运动变化而产生的阶段性天气征象。一年之中，气候变化的规律是春温、夏热、秋凉、冬寒。这种气候的规律性变化，使得自然界会发生春生、夏长、秋收、冬藏等适应性变化，人体的生理随着气候的规律性变化也会出现适应性调节。如《灵枢·五癃津液别》云："天暑衣厚则腠理开，故汗出……天寒则腠理闭，气湿不行，水下留于膀胱，则为溺与气。"人体气血的运行，在不同气候的影响下也会有相应的适应性改变。人的脉象随气候变化会发生春弦、夏洪、秋毛、冬石的规律性变化，如《素问·脉要精微论》所云："四变之动，脉与之上下。""春日浮，如鱼之游在波；夏日在肤，泛泛乎万物有余；秋日下肤，蛰虫将去；冬日在骨，蛰虫周密。"明代李时珍在《濒湖脉学》中指出了四时脉象的规律性变化："春弦夏洪，秋毛冬石，四季和缓，谓之平脉。"人体经络气血的运行还受风雨晦明的影响。《素问·八正神明论》云："天温日明，阳盛阴衰。"天温日明，人体阳气随之充盛，气血无凝滞而易行；天寒日阴，阴盛阳衰，人体阳气亦弱，气血凝涩而难行。

一日之内的昼夜晨昏变化，对人的生理也有不同影响。《素问·生气通天论》云："阳气者，一日而主外，平旦人气生，日中而阳气隆，日西而阳气已虚，气门乃闭。"这种人体阳气白天趋于体表、夜间潜于内里的运动趋向，反映了人体因昼夜阴阳二气的盛衰变化而出现的适应性调节。

地域环境是人类生存环境的要素之一，主要指地势的高低、地域性气候、水土、物产及人文地理、风俗习惯等。地域气候的差异、地理环境和生活习惯的不同，在一定程度上也影响着人体的生理活动和脏腑机能，影响体质的形成。如江南多湿热，人体腠理多稀疏；北方多燥寒，人体腠理多致密。长期居住某地的人，一旦迁居异地，常感到不适应，或生皮疹，或生腹泻，习称"水土不服"。这是因为地域环境发生变化后，机体暂时不能适应的缘故。经过一段时间后，机体逐渐适应了，腹泻、皮疹等就消失了。这说明地域环境对人体生理确有一定影响，而人体也具有适应自然环境的能力。

（2）自然环境对人体病理的影响　人体对自然环境的适应并不是没有界限的，当自然环境变化过快或过于强烈时，超出了人体的适应范围，就会导致机体的调节功能失常，无法对自然环境做出适应性调节，从而导致疾病的发生。

四季的气候变化，每一季都有其特点。除一般性疾病外，常可发生一些季节性疾病或时令性流行病。如《素问·金匮真言论》说："长夏善病洞泄寒中，秋善病风疟。"在疾病发展或某些疾病恢复期，往往因气候剧变或季节交替而使病情加重或复作。如关节疼痛常在寒冷或阴雨天加重。也有一些疾病，因症状加重而能预感天气即将发生变化等，如《素问·风论》指出，头风病"先风一日则病甚"。

昼夜的变化对疾病也有一定影响。如《灵枢·顺气一日分为四时》指出，中午之前，人体阳气随自然界阳气的渐生而渐旺，故病较轻；午后至夜晚，人体阳气随自然界阳气的渐退而渐衰，故病较重。

地域环境也会影响疾病的发生发展。某些地方性疾病的发生与地域环境密切相关。如《素问·异法方宜论》指出：东方傍海而居之人易得痈疡，南方阳热潮湿之地易生挛痹。地域环境不同，人们易患的疾病也不一样。隋朝巢元方《诸病源候论·瘿候》指出，瘿病的发生与"饮沙水"有关，认识到此病与地域水质密切关系。

（3）自然环境对疾病防治的影响　自然环境的变化不仅影响人的生理和病理变化，对疾病的防治也有一定影响。《素问·阴阳应象大论》云："故治不法天之纪，不用地之理，则灾害至矣。"由于气候变化影响着人的生理和病理变化，故治病防病也要顺应四时气候的变化规律，"法于四时"，与自然环境保持统一。在气候变化剧烈或急骤时，要"虚邪贼风，避之有时"，防止病邪的侵袭。治疗疾病时，要"因时制宜"，了解气候变化规律，根据季节的气候特点考虑用药，即所谓"必先岁气，无伐天和"。我国的地理特点是西北地势高，东南地势低；西北偏于寒凉干燥，东南偏于温热湿润。因地的高下之异、气的温凉之别，故治疗需因地制宜，西北少用寒凉之药，东南慎用辛热之品。养生方面，要选择适宜的地理环境，充分利用大自然提供的条件。

**3. 人与社会和谐统一**

人不单单是生物的个体，而且是社会中的一员，具有社会属性。人的生命活动不仅受到自然环境变化的影响，还受到社会环境的制约。政治、经济、文化、宗教、法律、婚姻、人际关系等社会因素会通过与人的信息交换影响人的生理、病理和心理活动。人在认识世界和改造世界的过程中，维持着生命活动的稳定、有序、平衡、协调，此即人与社会的和谐统一。

良好的社会环境、有力的社会支持、融洽的人际关系有利于身心健康，不良的社会环境则可影响人的身心，危害健康。《伤寒论·序》云："余宗族素多，向余二百。建安纪年以来，犹未十稔，其死亡者，三分有二。"其讲的是社会动荡及经济的恶化不利于人民生活的稳定。《素问·疏五过论》云："凡未诊病者，必问尝贵后贱，虽不中邪，病从内生，名曰脱营。尝富后贫，名曰失精，五气流连，病有所并。"中医在诊病之前必先询问患者的生活情况。"尝贵后贱"可致"脱营"病,"尝富后贫"可致"失精"病,"故贵脱势,虽不中邪,精神内伤,身必败亡;始富后贫,虽不伤邪,皮焦筋屈,痿辟足为挛"。

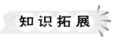

## 中医整体观的"三论"

### 一、"天人合一"论

"天人合一"是中医辨证论治的基础,中医所说的证候包括病因、病位、病势等内容,其中病因就包括与自然界相关的各种致病因素。

### 二、形神相应论

有人认为中医不懂解剖,只重视"气",而"气"是肉眼看不见的,所以中医是"伪科学"。中医是不重视解剖吗?非也。古代中医学所讲的解剖,不是单纯西医学解剖刀下的实物,而是内观解剖学。这种内观解剖学是通过直观、体验而获得的,是形体与精神的协调相应,或者说是脏腑经络之"形"与功能所现之"神"的有机结合。《灵枢·九针十二原》云:"粗守形,上守神。"这里谈到了高明医生与一般医生的区别。粗工只限于形体之知,仅能处置形体之苦;上工则能达于神气之和,将形体之苦与神气之逆统一把握与处置。

### 三、脏腑相关论

脏腑相关是在整体观的基础上对人体自身的再认识。这在《黄帝内经》中论述得最清楚。《素问》中的"金匮真言论""阴阳应象大论""灵兰秘典论""六节藏象论""五脏别论"和《灵枢》中的"经脉""经水"等篇均有论述。

# 第五节　辨证论治

## 一、概述

中医学认为,一切事物都有着共同的物质根源,并且不断转换。各个事物不是孤立存在的,而是相互联系、相互制约的。中医学将生命健康与疾病间的关系看作是普遍联系和永恒运动变化着的。人的生、长、壮、老、已,以及疾病的变化均是机体自身的阴阳矛盾发展变化的结果。中医学用矛盾的、整体的和运动的观点看待生命、健康和疾病的变化,这就是中医学的辨证观。

辨证论治是中医学认识和治疗疾病的基本原则,是中医对疾病的一种特殊的研究和处理方法,又称辨证施治,包括辨证和论治两个方面。中医学认识和治疗疾病的过程,就是辨证论治的过程。

辨证是以中医学理论对四诊(望、闻、问、切)所得的资料进行综合分析,明确病变本质并确立为何种证的思维和实践过程。由于证是疾病过程中某一阶段或某一类型的病理概括，只能反映疾病某一阶段和某一类型的病变本质，故中医学在辨识证时，要求同时辨明疾病的病因、病位、病性及其发展变化趋向，即辨明疾病从发生到转归的总体病机。

论治又称施治，是根据辨证的结果确立相应的治疗原则和方法及方药，是选择适当的治疗手段和措施处理疾病的思维和实践过程。论治一般分为因证立法和随法选方。①因证立法：即依据证而确立治则治法。证是辨证的结果，也是论治的依据。只有确立疾病某阶段或某类型的证，才能针对该证的性质确定具体的治疗方法。如风寒表证当用辛温解表法，风热表证当用辛凉解表法。②随法选方：即依据治则治法选择相应的处方。治疗手段包括药物疗法和非药物疗法。非药物疗法的方法包括针灸、推拿等。根据治法要求，确定具体的治疗方案。

辨证与论治是治疗疾病过程中相互联系、不可分割的两个方面。辨证是认识疾病，确定证；论治是依据辨证结果确立治法和处方用药。辨证是论治的前提和依据，论治是治疗疾病的手段与方法，也是对辨证正确与否的检验。辨证与论治是理论与实践相结合的体现，是理、法、方、药理论体系在临床的具体应用，也是中医临床诊治的基本原则。

### （一）症、证与病

**1. 概述**

（1）症　症即症状和体征，是机体发病而表现出来的异常状态，包括患者自身的各种异常感觉和医者所感知的各种异常表现。如恶寒发热、恶心呕吐、烦躁易怒、舌苔、脉象等都属症的范围。症是判断疾病、辨识证的主要依据，但因其仅是疾病的个别现象，所以未必能完全反映疾病和证的本质。同一个症状，可由不同的致病因素引起，其病理机制不尽相同，也可见于不同的疾病和证中。孤立的症状或体征不能反映疾病或证的本质，因而不能作为治疗的依据。如发热，外感病和内伤病均可出现，仅凭发热一个症状，无法弄清病变的本质，也就无法进行治疗。因此，症状既包括患者的自身感觉——主诉，也包括医生通过望、闻、问、切四诊合参所察知的表现，如神态、色泽、形体、动态、排泄物、分泌物以及舌苔、脉象等。

（2）证　证是疾病发生发展过程中某一阶段或某一类型的病理概括，一般由一组相对固定、有内在联系、能揭示疾病某一阶段或某一类型病变本质的症状和体征构成。证是病机的外在反映，病机是证的内在本质。由于病机包括病变的部位、原因、性质和盛衰变化，故证能够揭示病变的机理和发展趋势。中医学将其作为确定治法和处方用药的依据。证所反映的是疾病的阶段性本质，表明证具有时相性特征。如肺痈（肺脓疡）在不同的病变阶段会有不同的临床表现，出现不同的证，治疗当采用相应的方法。证也反映疾病不同类型的本质，具有空间性特征。如感冒分为风寒、风热、风燥、暑湿等几个证型，都可出现在疾病的某一阶段，一般不表示病变发展的时相性。因此，临床辨证时需充分考虑证的时相性和空间性特征。

（3）病　病是疾病的简称，指有特定的致病因素、发病规律和病理演变的完整的异常生命过程，常常有较固定的临床症状体征、诊断要点与相似疾病的鉴别点等。致病邪气作用于人体，人体自身的正气与邪气相抗争，引起机体的阴阳失调、脏腑形体损伤、生理机能失常或心理活动障碍，从而体现一个完整的生命过程。这一过程中，始终存在损伤、障碍、修复、调节的斗争过程，即邪正相争。疾病反映的是一种疾病全过程的总体属性、特征和规律，感冒、胸痹、痢疾、消渴等皆属于疾病。

**2. 症、证、病的联系与区别**

（1）症、证、病的主要联系　病和证是通过症的表现反映出来的，每个病或证都有一些相对固定、有一定规律的症状，要辨别病或证，必须从辨别症状开始。病在其发展变化过程中可以分出若干阶段，形成若干不同的证。这些证的证候反映出病在不同阶段的本质变化。辨明证候，揭示证的本质，才能从此时此阶段的病变本质入手，有效地进行治疗。

（2）症、证、病的主要区别　症是病或证的外在反映，单一散在的症状不能反映病变的本质，只有抓住症状间的关系，从病或证的角度入手，才能揭示病变本质。证是疾病所处一定阶段的本质反映，是疾病在此阶段的主要变化，是各种相关因素对疾病的影响，也是疾病在不同阶段的表现形式。病是人体内某方面病变的全过程，是由该病的本质变化（根本矛盾）决定的，这种本质变化（根本矛盾）贯穿于该病过程的始终。

症、证、病三者既有区别又有联系。病与证虽然都是对疾病本质的认识，但病所反映的重点是贯穿疾病全过程的基本矛盾，证反映的重点是当前阶段的主要矛盾。症状和体征是认识病与证的着眼点，是病和证的基本构成要素。具有内在联系的症状和体征组合在一起即构成证候，反映疾病某一阶段或某一类型的病变本质；各阶段或各类型的证贯穿并叠合起来，便是疾病的过程。因此，一种疾病可由不同的证组成，而同一证又可见于不同的疾病过程中。

## （二）同病异治与异病同治

证具有时空性、动态性特征，因而既存在一种病可出现多种证的"同病异证"，也存在不同的病出现相同性质的证的"异病同证"。

**1. 同病异治**

同病异治是指同种疾病，由于病情的发展和病机的变化，以及邪正消长的差异，机体的反应性不同，治疗上需根据具体情况，采用不同的方法进行治疗。《素问·五常政大论》云："西北之气，散而寒之 东南之气，收而温之，所谓同病异治也。"这里指出，虽同属外感病，但采用药物治疗时，由于各地方气候不同，发病的病因、病机、症状有别，所以必须根据药性之寒、温，效用之散、收，确定不同的治疗原则。如麻疹在不同的疾病阶段表现为不同的证，初期当解表透疹，中期当清肺热，后期当滋养肺阴胃阴等。

**2. 异病同治**

异病同治是指几种不同的疾病，在其发展过程中出现大致相同的病机，表现为大致相同的证，故而采用大致相同的治法和方药进行治疗。如胃下垂、肾下垂、子宫脱垂、脱肛等，在其发展变化过程中均可出现"中气下陷"的病机，表现为大致相同的证，故皆可用补益中气的方法进行治疗。

中医学诊治疾病的着眼点是对证的辨析和因证而治，即所谓"证同治亦同，证异治亦异"，这是辨证论治的精神实质。

## 二、主要内容

### （一）辨证方法

**1. 八纲辨证**

中医学在历史上所形成的辨证分类方法很多，其中最基本的是八纲辨证。八纲是辨证的总纲，包括阴、阳、表、里、寒、热、虚、实。八纲辨证是运用八纲，通过四诊所掌握的各种临床资料进行分析综合，以辨别病变的部位、性质、邪正盛衰及病证类别等情况，从而归纳为表证、里证、寒证、热证、虚证、实证、阴证、阳证。如患者主诉头痛，就要先分清头痛的性质，是虚性头痛还是实性头痛、是外邪引起的头痛还是脏腑病变引起的头痛。

**2. 气血津液辨证**

气血津液是脏腑正常生理活动的产物，受脏腑支配，同时它们又是人体生命活动的物质基础。气血津液一旦发生病变，不仅会影响脏腑功能，亦会影响人体的生命活动。反之，脏腑发生病变也会影响气血津液的变化。气血津液辨证可分为气病辨证、血病辨证和津液辨证。

**3. 脏腑辨证**

脏腑辨证是结合八纲辨证和气血津液辨证等辨证方法，对疾病的症状、体征及有关的病情资料进行分析归纳，从而确定病变的脏腑部位和性质，据此做出正确的治疗方案。该方法主要用于内伤杂病，亦为其他各科辨证的基础。

**4. 六经辨证**

六经辨证是东汉张仲景在《素问·热论》"伤寒一日，巨阳受之……二日阳明受之……三日少阳受之……四日太阴受之……五日少阴受之……六日厥阴受之……"认识的基础上，结合外感病的临床特点而总结出来的辨证方法。六经辨证将外感病发生、发展过程中所表现的不同证候，根据疾病的不同性质分为三阳病证和三阴病证六个证型，实际上是以阴阳为纲。

**5. 卫气营血辨证**

卫气营血辨证是六经辨证的发展，也是外感热病常用的一种辨证方法。卫气营血代表病证深浅的四个不同层次或阶段，用以说明某些温热病发展过程中的病情轻重、病变部位、各阶段病情变化和规律。此即中医常说的"卫之后方言气，营之后方言血"。

**6. 三焦辨证**

中医根据温病发生、发展的一般规律及症状变化的特点，以上焦、中焦、下焦为纲，对温病过程中的各种临床表现进行综合分析和概括，以区分病程阶段、识别疾病传变、明确病变部位、归纳证候类型、分析病机特点、确立治疗原则并推测预后转归的辨证方法。

### 7. 经络辨证

经络辨证是以经络及其所联系脏腑的生理病理为基础，辨析经络及其相关脏腑在病理情况下的临床表现，从而辨清病证的所在部位、病因病机及其性质特征等，为治疗提供依据。经络辨证是以经络学说为理论依据对患者的若干症状体征进行分析综合，以判断病属何经、何脏、何腑，从而进一步确定发病原因、病变性质的一种辨证方法。

## （二）辨证论治的现代研究

### 1. 与循证医学相结合

循证医学的实质是采用严谨的科学方法总结临床问题，然后上升为理论或方法去指导实践。中医辨证中引入循证医学，有助于提高论治水平。循证医学中的随机、对照、重复、盲法等方法，有助于提高实验结果的可靠性和科学性，使中医专家的经验和研究成果得到确认，便于推广和指导临床实践。

### 2. 与体质学说相结合

体质学说是辨证论治的重要理论依据，其注重的是个体差异。中医体质学说认为，体质可以决定是否发病，决定对某种致病因素或病邪的易感性和从化性，决定病证的形成、传变与转归，甚至决定论治原则。对患者体质状况的观察与辨识，有助于对错综复杂的临床病证作出较准确的判断。

### 3. 与基因研究相结合

近年来，有人从基因调控及其相关产物的角度对中医辨证论治进行研究。该研究忽略器官组织的解剖定位，强调生物化学某一环节的改变和疾病过程的内在联系，与中医整体的生理病理观有很契合点，有可能揭示中医辨证的奥秘和证的实质。

### 4. 其他研究

有人研究了中医辨证论治与免疫调节的关系，认为通过调整人体免疫功能能够达到治病目的。有人从数学角度探讨辨证论治，引入现代数学方法对中医进行多元分析，以综合考察现象与本质、原因与结果、主体与客体、输入与输出的作用和联系，赋予中医学更强的生命力。

中医辨证论治是中医发展数千年而不衰的立命之本，是中医理论的灵魂。在当今中西医文化密切交流与科技快速发展的时代，需要引入多学科知识与技术，从不同层次、多个角度进行研究，探讨证候的客观化、规范化标准，改变单一的从证候群着手对证候进行研究的思路，使中医辨证论治理论不断显现出与时俱进的生命力。

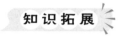 知识拓展

## 循证医学与中医体质学

### 一、循证医学

循证医学（evidence‑based medicine，EBM），意为"遵循证据的医学"，又称实证医学，港台地区译为证据医学。其核心思想是指医疗决策（即患者的处理、治疗指南和

医疗政策的制定等）应在现有最好的临床研究依据基础上做出，同时重视结合个人的临床经验。

**二、中医体质学**

体质现象是人类生命活动的一种重要表现形式，是指人体生命过程中，在先天禀赋和后天获得的基础上所形成的形态结构、生理功能和心理状态方面综合的、相对稳定的固有特质，是人类在生长、发育过程中所形成的与自然、社会环境相适应的人体个性特征。中医体质学以生命个体的人为研究出发点，旨在研究不同体质构成特点、演变规律、影响因素、分类标准，从而用于指导疾病的预防、诊治、康复与养生。中医体质学将人体分为平和质、气虚质、阳虚质、阴虚质、血瘀质、痰湿质、湿热质、气郁质、特禀质九种体质。

# 第六节　"治未病"

"治未病"是中医学重要的防治思想。这里的"治"并不单指治疗，还包含管理、治理、研究等含义。"未病"有三层含义：一是"未病"为"无病"；二是"未病"为病而未发，即健康到疾病发生的中间状态；三是"未病"为已病而未传。"治未病"就是在疾病发生或发展前预先采取措施，防止其发生、发展，"治未病"分为未病先防、欲病早防、既病防变三个阶段。

## 一、概述

"治未病"一词最早在《黄帝内经》中提出。东汉医家张仲景在《金匮要略》中提出的"见肝之病，知肝传脾，当先实脾"成为指导中医"治未病"的一大法则。唐代药王孙思邈将疾病分为"未病""欲病""已病"三个层次，并将"消未起之患，治未病之疾，医之于无事之前"作为行医准则，并在其《备急千金要方》和《千金翼方》两书中论述了"治未病"与养生的关系。元代朱丹溪在其《丹溪心法·不治已病治未病》中将"治未病"作为重要内容进行了深入研究。清代叶天士更是提出"先安未受邪之地"的防变观点，强调采取主动措施防变于先的重要意义。

"治未病"理论经过两千多年的探索，逐步形成了具有深刻内涵的理论体系。该体系把握了预防保健的三个主要层次，也可以说是"治未病"的三种境界，即"未病先防""欲病早防"和"既病防变"。"未病先防"着眼于未雨绸缪，保身长全，是"治未病"的第一要义；"欲病早防"注重清除隐患，防止疾病的发生；"既病防变"立足阻截传变，防止疾病进一步发展。

## 二、主要内容

### 1. "未病先防"

"未病先防"即在疾病发生前及早预防。《乐府诗集·君子行》中以"君子防未然"提出了"防患于未然"的思想，与中医"治未病"的"未病先防"不谋而合。明代马文升的《添风宪以抚流民疏》云："臣闻防患于未然者易，除患于已然者难。"是说祸患发生前预防容易，祸患发生以后再防治就难了，说明"防患于未然"在疾病治疗意义重大。《灵枢·本神》云："智者之养生也，必顺四时而适寒暑，和喜怒而安居处，节阴阳而调刚柔，如是则僻邪不至，长生久视。"是说人作为大自然的产物，起居、饮食、工作、休息和运动等都必须顺应大自然的规律。

**2. "欲病早防"**

"欲病早防"是指疾病已经形成但未明显表现时要及早进行治疗，防止病情发展。南朝·范晔《后汉书·丁鸿传》记载："若敕政责躬，杜渐防萌，则凶妖消灭，害除福凑矣。"是说在坏事情、坏思想萌芽的时候就加以制止，不让其发展，隐患要及时清除，以免酿生大的祸端。用于医学，是指对微小的症状和疾病要加以重视，以免给身体带来大的危害。

**3. "既病防变"**

"既病防变"是指疾病已经发生，应及早治疗，防止病情恶化或发生传变。《周易·坤》曰："履霜坚冰，阴始凝也。驯致其道，至坚冰也。"意思是说，既已履霜，阴气已开始凝聚，发展下去必然导致坚冰。治病也是如此，要及早治疗，防止病情变化和加重。

**4. "治未病"与中医文化**

（1）"治未病"理论体现了医学观的转变　　"治未病"理论既体现了中国文化中的"见微知著"的发展观，又体现了中医文化中"阴阳共生互化"的辩证观。这种防病抗衰思想与中国传统文化中的忧患意识一脉相承。"治未病"理论体现出健康观念从对抗医学观向生态医学观的转变、从生物医学观向生物－心理－社会医学观的转变、从疾病医学观向健康医学观的转变。

（2）"治未病"理论蕴含着养生文化　　历代医家均强调以养生为要务，认为养生是实现"治未病"的根本手段，"与其救疗于有疾之后，不若摄养于无疾之先"。从马王堆的导引图到华佗的五禽戏，以及后世医家倡导的包括运动、饮食、心理诸方面的系列养生方法，形成了独具特色的中华养生文化。在疾病防治方面，扁鹊为齐桓侯诊病的故事流传久远，其核心是强调"治未病"。历代医家积累的防治疾病经验，以及现代的"冬病夏治"、体质辨识等都是"治未病"在养生保健中的具体应用。

"治未病"理论是中医健康文化的核心理念，所倡导的自然、无损伤疗法，注重提升亚健康人群的生存质量，增强人们的保健意识，使其形成科学的健康理念。

（3）"治未病"理论蕴含着人文精神　　明代张介宾在《类经附翼·医易义》中说："履霜坚冰至，贵在谨于微，此诚医学之纲领、生命之枢机也。"他把"治未病"摆在了"医学之纲领、生命之枢机"的高度。纵观古今中外人类医学发展史，一以贯之地体现着医学的本质特性即人文关怀，目的是促进和维护人类的身心健康和生命活力。《素问·宝命全形论》云："天覆地载，万物悉备，莫贵于人。"《灵枢·玉版》云："人者，天地之镇也。"天地万物之中，人是最高贵的。人区别于其他动物的关键在于精神、意识。人不仅具有对外部世界的意识，还有自我意识，能够认识和掌握自然规律，在自然规律面前有效地调控自己，保持人与自然的和谐。中医"治未病"理论的实质是对生命的尊爱，当人处于"未病"状态时就应注意防止疾病的发生，而保养生命是医学的最高境界。

（4）"治未病"理论体现了医德思想　唐代医学家孙思邈在《备急千金要方·诊候》中说："上医医未病之病，中医医欲起之病，下医医已病之病。"人大体上可分为三种形态，即健康之人、欲病之人（亚健康人）和患病之人。医生大致可分为三等，"上医"讲求养生，维护生命健康；"中医"是早期干预，防止疾病发展；"下医"是治疗已经发生的疾病。诚如《证治心传·证治总纲》所说："欲求最上之道，莫妙于治其未病。"《黄帝内经》162篇把"治未病"的养生放在首要位置意义深远。医生的职业道德集中体现在以人为本的价值观，专注于生命的价值和对个体尊严的尊重，处处彰显人性化。

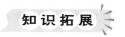

### 扁鹊见齐桓侯

扁鹊过齐，齐桓侯客之。入朝见，曰："君有疾在腠理，不治恐深。"桓侯曰："寡人无疾。"扁鹊出，桓侯谓左右曰："医之好利也，欲以不疾者为功。"后五日，扁鹊复见，曰："君有疾在血脉，不治恐深。"桓侯曰："寡人无疾。"扁鹊出，桓侯不悦。后五日，扁鹊复见，曰："君有疾在肠胃间，不治将深。"桓侯不应。扁鹊出，桓侯不悦。后五日，扁鹊复见，望见桓侯而退走。桓侯使人问其故。扁鹊曰："疾之居腠理也，汤熨之所及也；在血脉，针石之所及也；其在肠胃，酒醪之所及也；其在骨髓，虽司命无奈之何。今在骨髓，臣是以无请也。"后五日，桓侯体病，使人召扁鹊，扁鹊已逃去。桓侯遂死。

（《史记·扁鹊仓公列传》节选）

## 第七节　司外揣内

### 一、概述

司外揣内是指通过外表显露出的各种征象来推测人体内部病变。该论点源于中国古代哲学，与周易、黄老学说等朴素系统论联系紧密。司外揣内是说脏腑与体表内外相应，观察人体的外部表现可以推测其内脏变化，从而了解疾病发生的部位、性质，认清内在的病理本质，解释显现于外的证候。正如《灵枢·本脏》所云："有诸于内，必形于外"……"视其外应，以知其内脏，则知所病矣。"千百年来，中医学家通过望、闻、问、切收集临床资料，运用东方哲学文化中特有的意向方式——"取类比象，司外揣内"，抽象出一个个概念或符号，即病机。这一思维方式贯穿于中医学的阴阳、经络、藏象、气血、辨证、治疗等各个方面。

## 二、主要内容

### (一) 内涵

**1. "司"——认识过程**

"司"即掌握、观察之意,指中医学对机体藏象的观察、分析和归纳,在中医理论指导下获取科学事实,形成感性和理性认识的过程。

**2. "外"——研究现象**

"外"即人体外在的表现和自然环境等。古人擅长对"象"进行观察。中医学就是充分发挥人体感知系统的潜能,利用视、嗅、触、听,四诊合参,最大限度地寻找并发现人体生命运动的生理病理现象,以及与生命运动所处状态间的内在联系,将事实之"象"形成科学概念,将感性认识上升为理性认识。

**3. "揣"——逻辑思维过程**

"揣"即量、揣测,是指根据人体生理、病理现象,揣测生命运动所处状态的逻辑思维活动,是将长期观察得到的现象与生命运动的规律性进行联系,形成概念并加以巩固、规范,然后由概念展开判断和推理活动。其以生命现象的认识为出发点,经过逻辑思维概念、判断、推理活动之"揣",达到对生命本质的理解和把握。

**4. "内"——把握状态**

"内"是指中医学通过对生命外在现象的观察、研究,经过理性思维来认识和把握生命、疾病所处的内在状态。这里所把握的生命和疾病的本质不是脏腑组织结构与功能层面,不是基因与遗传层面,而是人体的生理和病理状态。

### (二) 理论依据

**1. 四诊合参**

中医诊断的方法很多,但彼此之间不是孤立的,而是相互联系的,最主要的是四诊合参。关于四诊合参的重要性,历代医著均有所论及。如《素问·阴阳应象大论》云:"善诊者,察色按脉,先别阴阳;审清浊,而知部分;视喘息,听音声,而知所苦;观权衡规矩,而知病所主;按尺寸,观浮沉滑涩,而知病所生。"尤其强调望、闻、问、切四诊合参的重要性。《金匮要略》运用证脉合参的方法发展了诊法,在内科杂病方面确立了脉证并重的诊断原则。

王叔和的《脉经》和李时珍的《濒湖脉学》虽主要论述脉学,但也强调四诊合参的重要性。《脉经·序》云:"百病根源,各以类例相从;声色证候,靡不赅备。"《濒湖脉学》云:"世之医病两家,咸以脉为首务。不知脉乃四诊之末,谓之巧者尔,上士欲会其全,非备四诊不可。"历代医家之所以如此重视多种因素的综合分析,就是因为在临证中发现,机体生命现象中的表面征象有真有假,仅凭个别症状或体征是无法达到准确分析资料,进而指导治疗这一目的的。为了有效地指导治疗,中医诊断就要关注患者表现于外的症状、体征,如面色、舌象、脉象、神情、体态等,然后四诊合参,甚至多诊合参进行分析。正如《灵枢·邪气脏腑病形》所说:"色脉形肉不得相失也,故知一则为工，知二则为神，知三则神且明矣。"可以说，多诊合参是达到"司外揣内"目的的前提条件。

四诊是观察、收集并整理疾病表现在外的症状和体征，即"司外"。之后通过抽象思维推测疾病现象与病因、脏腑和气血等内在病理变化的因果关系，进而获得初步诊断，此即"揣内"。然后再根据中药、针灸等治疗手段，对"揣内"进行修正，以获得更可靠的病理本质认识，此即"司内"。随着认识的逐步提高，就可"司内外"，进而"揣内外"，从而达到治病的目的。

**2. 基于哲学原理**

一切事物都是本质与现象的辩证统一体。本质决定现象，现象依赖本质。任何本质都通过现象表现出来，任何现象都从一定的方面表现本质。科学技术史表明，物理学、化学、生物学等都是以这一哲学原理为基础而发展起来的，西医学和中医学也不例外。西医诊断学也认为，"现象系指患者的临床表现，本质则为疾病的病理改变。在诊断分析过程中，要求现象要能反映本质，现象要与本质统一"。这可以说是上述哲学原理的具体体现。"司外揣内"是通过把握疾病的外在现象与其内在病理本质之间的辩证关系而认识疾病，是上述科学原理的具体体现。

（三）临床应用

**1. 以外知内**

中医把人体立足于整体上把握，在活体的运动中来研究，从各组织器官在功能上的联系探究人体内部的结构关系。"精于气化，略于形质"，忽略组织器官的物质构成，而着重于它的功能。由于单纯的直观方法对认识体内脏腑气血病变的作用极其有限，于是《黄帝内经》提出了"视其外应，以知其内脏，则知所病"的察象识病思路。它所制定的四诊规范及其获得的整体综合性病变信息，是任何现代诊察方法所不能取代的。

**2. 知常达变**

中医着眼于运动的生命体，探讨人体生理病理的变化转归，并结合人所处的自然社会环境、情志因素综合思考，认为人的正常生理特征是衡量异常病理现象的标准或参照物。《素问·平人气象论》曰："平人者，不病也。常以不病调病人，医不病，故为病人平息以调之为法。"只有掌握正常的生理特征，才能发现异常的病理现象，从而认识疾病的性质和发展规律。如中医的舌诊、脉诊必须知其常才能达其变，其关键在于掌握人体内外和谐统一之道。色随寒热而变化，脉随四时而沉浮，情志与社会、人事相和，饮食口味、声音气息等均有其常，相宜则平，相失则病，相逆则死。中医强调从天人、形神、心身等方面整体调节人体。

**3. 以点治面**

机体局部的变化蕴含着整体的生理、病理信息。因此，通过身体局部细微的变化，可以测知整体的情况。如《灵枢》详细地论述了五脏六腑、形体肢节的病理变化在面部的反应，以及如何根据面部的色泽及其沉浮、清浊、光泽等辨别疾病的病理、病位、进程，推测疾病的发展及预后。

### 4. 标本兼治

标本缓急是诊治的基本原则。《素问·标本病传论》云："知标本者，万举万当；不知标本，是为妄行。"一般来说，"本"是指矛盾的主要方面或主要矛盾，是对疾病性质的概括；"标"是指矛盾的次要方面或次要矛盾，是对疾病现象的反映，"标"和"本"的具体所指是随着疾病的发生、发展过程中的具体情况而定的。究竟是先治标还是先治本，或者标本同治，则依据病情的不同而灵活处置。对于"司外揣内"来讲，"标"就是"外"，"本"就是"内"，治病需透过现象看本质，只要抓住本质，病象无论如何多变均可迎刃而解。

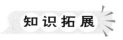

### 黑箱理论

所谓"黑箱"，是指那些既不能打开又不能从外部直接观察其内部状态的系统。比如，人们的大脑只能通过信息的输入、输出来确定其结构和参数。黑箱理论从综合的角度为人们提供了一条认识事物的重要途径，尤其对某些内部结构比较复杂的系统，或迄今为止尚不能分解的系统，黑箱理论提供的研究方法非常有效。

# 第八节　脏腑经络

## 一、概述

脏腑之间的关系一般认为是阴阳表里关系，即心与小肠、肺与大肠、脾与胃、肝与胆、肾与膀胱相表里，其机理是脏为阴，腑为阳，相关脏腑之间通过经络相互联系。

脏腑是人体内脏器官的统称。中医学根据解剖形态和生理功能特点，将其分为脏、腑和奇恒之腑三类。经络是经脉和络脉的总称，是运行全身气血、沟通人体上下内外、感应传导信息的通路。

## 二、主要内容

### （一）脏腑

#### 1. 脏腑的内涵

脏腑包括五脏、六腑和奇恒之腑。

（1）五脏　指心、肝、脾、肺、肾5个实体组织，合称五脏。其共同的生理功能是生化和贮藏精、气、血、津液（营养物质、能量之来源）。

（2）六腑　指胆、胃、大肠、小肠、三焦、膀胱6个空腔器官，合称六腑。其共同的生理功能是受纳、腐熟、水谷和传化、排泄不吸收之物（糟粕）。

（3）奇恒之腑　指脑、髓、骨、脉、胆、女子胞6个特殊脏器，合称奇恒之腑。奇恒有异于寻常的意思，即形体似腑，功能似脏，似脏非脏，似腑非腑。

**2. 藏象学说**

藏象一词始见于《素问·六节藏象论》。藏，指藏于体内的内脏；象，指表现于外的现象。藏象即指居于体内脏腑所表现于外的生理病理现象。藏象学说（现称脏腑学说）是指通过观察了解人体生理病理的外在表现，研究体内各脏腑生理功能、病理变化及其相互关系的学说。

### （二）经络

经络学说是研究人体经络系统的循行分布、生理功能、病理变化及其与脏腑相互关系的一种理论，是中医理论体系的重要组成部分。经络学说是古代医家在长期的医疗实践中产生和发展起来的，两千多年来一直指导着中医各科的诊断、治疗和预防保健。《灵枢·本脏》云："经脉者，所以行血气而营阴阳，濡筋骨，利关节者也。"《灵枢·海论》云："夫十二经脉者，内属于脏腑，外络于肢节。"其说明经络是运行气血的通道，是联络脏腑肢节、沟通上下内外的通道。

经络包括经脉和络脉。关于经脉和络脉的区别，《灵枢·脉度》云："经脉为里，支而横者为络，络之别者为孙。"《灵枢·经脉》云："经脉十二者，伏行分肉之间，深而不见。其常见者，足太阴过于外踝之上，无所隐故也。诸脉之浮而常见者，皆络脉也。"经脉是主干，络脉是分支；经脉大多循行于深部分肉之间，络脉循行于体表较浅的部位；经脉以纵行为主，络脉则纵横交错，网络全身。经络内属于脏腑，外络于肢节，沟通于脏腑与体表之间，将人体脏腑组织器官联系成为一个有机的整体，并借以行气血，营阴阳，使人体各部的功能活动得以保持协调和相对的平衡。中医的按摩、针灸、气功，包括方药等无不以经络理论为依据，故《灵枢·经脉》云："夫经脉者，所以决生死，处百病，调虚实，不可不通也。"《灵枢·经别》云："夫十二经脉者，人之所以生，病之所以成，人之所以治，病之所以起，学之所始，工之所止也。"说明经络对人体的生理、病理、诊断、治疗等方面有着十分重要的作用。

经络主运行气血，春秋战国时期不少著作中都提到了"血气"。如《论语·季氏》谈到人的一生分三个阶段：少年时是"血气未足"，壮年时是"血气方刚"，老年时是"血气既衰"。《管子·水地》云："水者地之血气，如筋脉之通流者也。"这里既提到"血气"，又提到"筋脉"，并认为"筋脉"是通流"血气"的；还把地面上的水流比作人体内的"血气"，地上的水应当流通，人体内的"血气"也需要流通。《吕氏春秋·达郁》也有类似记载："凡人三百六十节、九窍、五脏、六腑，肌肤欲其比也，血脉欲其通也，筋骨欲其固也，心志欲其和也。"

### （三）形成与发展

脏腑辨证始于《黄帝内经》，其理论体系以宋金时期为分水岭，之前为系统研究阶段，之后为专题研究阶段。系统研究阶段以《黄帝内经》《中藏经》和《备急千金要方》为代表；专题研究阶段以易水学派、温补学派、扶阳学派为代表，研究范畴主要为脾胃学说与肾命学说。脏腑辨证在形成与发展过程中，不同的时代有各自特征和规律。

揭示脏腑辨证的时代特征和基本规律，可为当今的辨证规范提供新的研究思路与方法。

经络一词首见于《黄帝内经》。经络学说的形成以针灸、推拿、气功等医疗实践为基础，结合解剖和藏象学说，并在阴阳五行学说的影响下逐步上升为理论。长沙马王堆三号汉墓出土的帛书中与经络有关的两份写本（《五十二病方》，定名为《足臂十一脉灸经》《阴阳十一脉灸经》），只有脉名而无经名。很可能早期的医学家认为经络的感传现象即是人体中的血管活动，故称之为脉。另外，这两份写本虽各自描述了十一脉的起止及循行路线，但没有穴位名称，脉与脏腑的关系也未建立，诸脉之间亦无联系，这说明，"经""络"名词的出现较"脉"为晚，是在对"脉"的认识基础上发展而来的。

## （四）作用

### 1. 脏腑辨证的作用

脏腑辨证是以脏腑的病位病性为纲而进行的，能够较准确地辨明病变部位。八纲辨证能够确定证候，辨别证候性质，但难以确定病位。脏腑辨证较八纲辨证更完善，有利于病位的判断，并与病性结合，形成完整的证候诊断。脏腑辨证是辨证的基础，具有广泛的适用性。

### 2. 经络学说的作用

（1）联系脏腑，沟通内外　《灵枢·海论》云："夫十二经脉者，内属于脏腑，外络于肢节。"人体的五脏六腑、四肢百骸、五官九窍、皮肉筋骨等组织器官之所以能保持协调统一，完成正常的生理活动，是依靠经络系统的联络沟通而实现的。经络中的经脉、经别与奇经八脉、十五络脉纵横交错，入里出表，通上达下，联系人体各脏腑组织；经筋、皮部联系肢体、筋肉、皮肤；浮络和孙络联络人体各细微部分。这样经络将人体形成了一个统一的有机整体。

（2）运行气血，营养全身　《灵枢·本脏》云："经脉者，所以行血气而营阴阳，濡筋骨，利关节者也。"气血是人体生命活动的物质基础，全身各组织器官只有得到气血的营养才能完成正常的生理功能。经络是人体气血运行的通道，能将营养物质输布到全身，使脏腑组织得以营养，筋骨得以濡润，关节得以通利。

（3）抵御病邪，卫护机体　营气行于脉中，卫气行于脉外。经络"行血气"而使营卫之气密布周身，在内和调于五脏、洒陈于六腑，在外抵御病邪，防止内侵。外邪侵犯人体由表及里，先从皮毛开始。卫气充实于络脉，络脉散布于全身，密布于皮部。外邪侵犯机体时，卫气发挥着抵御外邪、卫护机体的屏障作用。

（4）反映病理变化　经络是人体通内联外的联络系统，生理功能失调时，经络是病邪传注的途径，能够反映病候的特点。如有些疾病常可在经络循行路线上出现明显压痛，或结节、条索状等，相应部位的皮肤色泽、形态、温度等会发生变化。望色、循经触摸反应物和按压等，可推知疾病的病理状况。

（5）指导辨证归经　辨证归经是指通过辨析症状、体征及相关部位的病理变化，以确定疾病所在的经脉。辨证归经是在经络学说指导下进行针灸治病，通过针刺和艾灸等刺激体表的经络腧穴，以疏通经气，调节脏腑气血功能，从而达到治疗疾病的目的。针灸穴位的选取、方法的选用等均以经络学说为指导。

**知识拓展**

## 五脏病机

疾病在发生、发展和变化过程中，五脏的生理功能会出现失常，表现为不同的病机。心的病机：心的阴阳气血不足，心火亢盛，心血瘀阻。肺的病机：肺的宣发肃降失常，肺气虚，肺阴虚。脾的病机：脾气虚，脾阳虚，脾为湿困。肝的病机：肝气郁结，肝火上炎，肝阴虚，肝阳上亢，肝血虚。肾的病机：肾精亏虚，肾气不足，肾阳虚，肾阴虚。

**思 考 题**

1. 简述精气学说、阴阳学说、五行学说的基本特点极其联系。
2. 简述证、症、病的概念与关系。
3. "同病异治""异病同治"分别指什么。
4. 中医有哪些常用的辨证方法。
5. 什么是"治未病"，包括几层含义。
6. 什么是司外揣内，外和内分别指什么。
7. 五脏六腑指哪些脏器。
8. 经络内涵和作用是什么。

# 第四章　中医文化与中医医疗实践

## 【学习目的】

掌握针灸、推拿、按摩、拔罐等常见中医治疗手段的作用机理；了解药食同源、治未病、养生理论。

## 第一节　针　灸

针灸是一种"内病外治"的医术，是通过经络、腧穴的传导作用，以及应用一定手法治疗疾病的一种方法。

### 一、概述

#### （一）起源

关于针法的起源，一般认为其前身是砭法，大致经历了砭石、石针、骨针、竹木针、青铜针、铁针、金银针这样一个过程。随着金属针的出现，石质的砭针被逐渐取代。近来有学者指出，砭石与微针是两种起源不同、特征不同的疗法。《素问·异法方宜论》云："东方之域……其病皆为痈疡，其治宜砭石。"又云："南方者……其病挛痹，其治宜微针。"砭石源于东方，微针源于南方，砭石用于刺切排脓，适宜痈疡等外科病证；微针适于治疗肢体痉挛、疼痛麻痹、运动障碍等。

《说文解字》云："砭，以石刺病也。"砭石的历史可上溯至新石器时代。1963 年，我国内蒙古自治区多伦旗头道洼新石器时代遗址出土了一根磨制的砭石，长 4.5cm，一端有锋，呈四棱锥形，可放血放水；另一端扁平有刃，刃宽 0.4cm，可割脓除赘。砭石可以说是外科手术疗法的前身，在《黄帝内经》时代承袭为金属九针中的镵针、铍针、锋针和大针。镵针如箭镞，又称箭头针，用于病在皮肤无常处者，治疗邪在肌表，以开泄阳气。因头大末端尖锐，可以防止深刺损伤肌肉，故常用于体表浅刺放血。铍针如双刃剑，又称剑针，用于大脓。锋针又称三棱针，用于刺络放血。大针锋针而长，刺关节泻积水。古人认为，人之患病乃鬼邪所中，故砭刺放血、放水、排脓，可使鬼邪离身。这种原始的理念，普遍存在于世界各传统医学中，如古埃及、古印度、玛雅等。

#### （二）灸法的起源

在施灸材料上，凡是能燃烧产热的物质，如树枝、干草等皆可使用。但是这些随手采集的材料因燃烧速度快、温度高而难以把控，极易造成人体烧伤、烫伤。古人经过长期探索、观察和实践发现，艾草具有性温易燃、火力缓和、均匀持久、芳香透达等优点，且在我国分布广泛，便于采集，加之质地柔软，易于加工，而逐渐取代了其他介质，成为主要的灸料，使得难以控制的火候、温度等问题得以解决，实现了从失控施灸到可控施灸。到《黄帝内经》时代，艾已成为灸法的象征和代言。如《素问·汤液醪醴论》云："当今之世，必齐毒药攻其中，镵石、针艾治其外也。"《灵枢·经水》云："其治以针艾，各调其经气。"灸法用艾以陈久者为佳，《太平惠民和剂局方》详细记载了艾绒的制法。

## 二、主要内容

### （一）经络腧穴

《灵枢·九针十二原》篇首言："勿使被毒药，无用砭石，欲以微针通其经脉，调其血气，营其逆顺出入之会。"篇末又言："夫善用针者，取其疾也，犹拔刺也，犹雪污也，犹解结也，犹决闭也。疾虽久，犹可毕也。言不可治者，未得其术也。"针法所施的部位，即是经脉。《灵枢·经脉》曰："经脉者，所以能决死生，处百病，调虚实，不可不通。"脉遍及周身、内外沟通的特点，使得古人对脉的诊察细致入微，客观上提高了对脉的认识。神本是自然界神秘莫测的变化，其微妙之处难以捉摸，而脉变动不居的状态最符合神的特性。《灵枢·九针十二原》中的"卜守神"，守的就是脉的血气的微妙变化。其来源于古人对自然之神的崇拜。脉可以沟通内外，守其变化可以诊察虚实，然后施以补泻就可"处百病"。

穴乃风之所居，为自然界的孔洞。此观念与人体腧穴有相似之处。风邪中人也是从"风穴"，即气穴而入。气穴既是风之出入的门户，也是邪之舍客之所。这是古人对腧穴的一种基本观念。邪之所中之病位也是守神之所，所以持针以驱邪的部位自然亦当此处，故有"凡三百六十五穴，针之所由行也"。《素问·气穴论》的穴与脉在早期的形态有很多交叉，刺脉与刺穴的立意本无二致。随着微针刺法的主流化与针刺安全的临床要求，以及导气、补泻等针刺立意的确立，刺穴渐渐成为临床的主要针刺形式。

### （二）"天人合一"

中医针灸主张"天人合一"。"人以天地之气生，四时之法成"，人的生活习惯应符合自然界规律。与自然界一样，人体的生息出入均有一定的节律（如心跳、肠鸣、胃蠕动、月经来潮等），顺之则人和，逆之则人病。中医学认为，人是一个具有"自和""自制"调控机制的有机体。中医针灸以"顺"为手段，从辨证施治到具体操作都含有"顺势"的内在特性。治疗疾病时，一方面针对病因及病之所在进行攻逐克伐；另一方面立足于人固有的自愈能力，注重通过经络激发和调动人体自身的生生之气，推动机体趋向于整体协调。同时，强调顺势而治，尽可能选择与患者阴阳气血活动特性相顺应的针刺手法，调动机体本身的调节能力，以"调"求"和"，而达到"阴平阳秘"、祛病健身的目的。正如张介宾指出的那样，"为治之道顺而已"。只有顺应机体的病情变化进行相应调节，才不至犯虚虚实实之戒。中医针灸"顺势而治"的特性凸现了针灸"治未病"的特点。明代高武在《针灸聚英》中提出了"逆针灸"的概念，"无病而先针灸曰逆。逆，未至而迎之也"，主张在机体无病或疾病发生之前，预先应用针灸方法，激发经络之气，以增强机体的抗病与应变能力，从而防止疾病的发生，减轻疾病的损害程度。窦材在《扁鹊心书》中提出："人无病时，常灸关元、气海、命门、中脘，虽未得长生，亦可保百年寿矣。"

### （三）辨证论治

《灵枢·本神》云："用针者，察观病人之态，以知精神魂魄之存亡得失之意。"中医针灸最具特色、最能体现个体化治疗的就是辨证论治。这是中医思维的灵魂和关键所在。辨证论治的特色及深奥就在于其非规范化，在不规范中掌握事物的发展方向和规律。因此，有了辨证论治，中医针灸诊病就突出了一个"活"字。"同病异治、异病同治"就是其临证灵活性的最好诠释。临床上任何一种疾病，在其整个病程中都是变化多端的，每个阶段都有其当时的病机特点。因此，中医针灸以整体观念为指导思想，在治疗上曲应其变，既不是固执成方，也不是以一方贯穿疾病的始终，而是随着疾病的动态变化，方随证变，进行灵活的个体化治疗。在各种书刊所载的中医针灸处方，或用穴列举，仅是辨证论治的提示和参考，并非必须遵循的机械规定。同样，也正是因为中医针灸诊病的灵活性和创造性，许多已知或未知的疾病，只要有症状，医者均可制订出诊疗方案，为及时挽救患者赢得时间，这正是中医针灸最大的特色之一。同时，中医针灸诊病又有一定规律性，诊病之灵活性并不意味着随意性和不可预料性。之所以《灵枢·刺节真邪》说"用针者，必先察其经络之实虚"，是因为人体疾病万变不离其宗，都由经络传变，"知十二经脉之道，则阴阳明，表里悉，气血分，虚实见，天道之逆从可察，邪正之安危可辨"（《类经》）。所以对辨证论治而言，经络具有提纲挈领的意义，抓住了经络即抓住了疾病之纲。辨证论治体现了中医针灸对整体的把握与对个体的尊重统一。

### （四）阴阳平衡

《灵枢·九针十二原》云"迎之随之，以意和之，针道毕矣"，故"以和为贵"是针灸的思想模式。疾病的发生从根本上讲是人体机能紊乱、阴阳失"和"，即阴阳的相对平衡遭到破坏，出现偏胜或偏衰的情况。正如《灵枢·根结》所言："用针之要，在于知调，调阴与阳。"针灸治病的关键在于调节阴阳的偏盛偏衰，通过对机体相应经穴的良性刺激来调动和发挥机体"自和"潜能，使阴阳偏盛偏衰的病理变化重新建立"和谐"均衡的态势，复归于平衡协调的正常状态。中医学认为，健康的本质是"和谐"，即天人和、心身和、气血和。对待疾病讲求的是"三分治、七分养"，提倡一定程度地"善待"疾病，就像人类的生存需要和平共处，不需要战争一样。健康需要和谐的体内外环境，而不需要太多的对抗治疗，真正战胜疾病还是要靠人体体内自身的抗病能力。也就是说，针灸的治病特点不是直接消灭或祛除病菌，而是通过改变机体的微环境，使致病因子失去生存、繁殖的条件而间接地治疗。调和阴阳、和谐天人关系是针灸预防和解决人体疾病的唯一途径和最终目标。

### 三、诊疗技术

#### （一）诊疗器具

最初的医疗用具和生活用具往往不可区分，现存最早的专用医针实物，一般认为是1968年在河北满城西汉中山靖王刘胜墓，随刻有"医工"铜盆一起出土的金银针。四枚金针完好，制作精良，形制与《黄帝内经》九针相仿，银针残缺，无法辨认。但也有人认为其针柄呈方形，不利于捻转运针，针柄上有圆孔，不知何用，尚待进一步的解释。当针刺疗法发展到以调气为主的阶段，腧穴作为气机游行出入的通道，对其进行准确的辨认和定位便成了必然的要求。除了口传身授，古代知识传承的主要载体医书文献，因限于一维的文字描述和二维的图像描绘，难于对人体三维空间进行如实的表达，容易引起后学者的混乱和误导。为改变这种状况，早在汉代我国就有了经脉、穴位人体模型，如1993年在四川绵阳双包山西汉墓出土的"人体经脉木质漆雕模型"、2012年在四川成都老官山西汉墓出土的"经穴髹漆人像"，河南南阳医圣祠出土的东汉"针灸女陶人"等。需要指出的是，历史上最具影响的人体针灸经穴模型，为北宋天圣四年（1026）翰林医官院医官、尚药奉御王惟一奉宋仁宗赵祯诏令，总结历代医家针灸学成果制造的针灸铜人。天圣五年（1027），针灸铜人完全按照成年男子实际比例铸成，高约175.5cm，共有两具。其制造工艺精湛，宋代周密《齐东野语》载："全像以精铜为之，脏腑无一不具。其外俞穴，则错金书穴名于旁，凡背面二器相合，则浑然全身，盖旧都用此以试医者。其法：外涂黄腊，中实以水，俾医工以分折寸，按穴试针，中穴，则针入而水出；稍差，则针不可入矣，亦奇巧之器也。"此后，针灸铜人成为政府针灸教学、考核的重要工具。天圣铜人原件因年代久远和战乱不复可得，但各种仿制品则代有传世，如"明正统铜人""明嘉靖铜人""清乾隆铜人"等。人体经穴铜人模型对日本、韩国等地针灸学均产生过深远影响。

#### （二）《黄帝内经》中的诊疗方法

《史记·扁鹊仓公列传》中扁鹊对齐桓公说："疾之居腠理也，汤熨之所及也；在血脉，针石之所及也；其在肠胃，酒醪之所及也；其在骨髓，虽司命无奈之何。"其将疾病由表入理的层次分为"腠理""血脉""肠胃""骨髓"。《素问·阴阳应象大论》亦云："故邪风之至，疾如风雨，故善治者治皮毛，其次治肌肤，其次治筋脉，其次治六腑，其次治五脏。治五脏者，半死半生也。"邪风入侵的层次也是由表及里。某一时期、某一流派的医家，将血脉、筋脉的认识等同于皮毛、腠理、脏腑等组织，而且某一层组织的疾病尚用特定方法进行治疗。《素问·汤液醪醴论》："必齐毒药攻其中，镵石针艾治其外也。"一般而言，在体表的疾病施以针石，在脏腑的疾病施以毒药，这一观点与扁鹊相似。

任何一门学科的创新和发展都离不开传承，否则便成为无源之水，中医针灸也概莫能外。如今中医针灸所蕴含的认知方式、价值取向、养生理念乃至诊疗手段被越来越多的人所理解、认同和接受，这有助于从文化层面促进中医针灸的传承和发展。从某种意义上讲，中医针灸文化精髓的传承和发展是一项利在当代、功在千秋的自信自强工程。

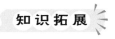

### 《灵枢经》

《灵枢经》即《黄帝内经·灵枢》，简称《灵枢》，是一部中医理论著作。《素问》与《灵枢》同为《黄帝内经》的组成部分。《黄帝内经》是现存最早、最重要的一部医学著作，是中医理论体系形成和奠基之作。《灵枢经》早期为 9 卷，81 篇。南宋史崧将其改编为 24 卷本，是现存最早和唯一行世的《灵枢》版本。《灵枢经》论述了脏腑、经络、病因、病机、病证、诊法等诸多内容，重点阐述了经络腧穴、针具、刺法及治疗原则等。

## 第二节　药食同源

"药食同源"的概念于二十世纪二三十年代提出，其理论渊源可追溯到上古时期，神农尝百草而知百草性味，伊尹以滋味说汤而致于王道。《周礼》记载："食医，掌和王之六食、六饮、六膳、百馐、百酱、八珍之齐。"后世医家关于食疗的著作可谓汗牛充栋，如《千金食治》《食疗本草》《食鉴本草》《饮膳正要》《食物本草》等。烹饪研究的热潮在我国兴起后，食物"四气五味"的理论常被饮食研究者引入烹饪界作为食疗学理论的一部分。中华文化异流同源，中国传统食疗学和医学在不同层面存在相通之处。

### 一、概述

#### （一）药食同源的内涵

**1. 药食同源源于自然**

"神农尝百草，一日而遇七十毒"。这反映"安全性"是古人选择食物的一个重要标准。自然界动植物种类繁多，能作为食物的动植物必须无毒，且久服而不伤人。在《神农本草经》中，"毒性"的有无和大小是判断三品的重要标准，"上药一百二十种为君，主养命以应天，无毒，多服久服不伤人，欲轻身益气，不老延年者本上经"，如谷物、大枣、山药、枸杞可作为食物。在长期的生产生活中古人发现，很多食物有一定的治疗作用，一些药材也可用于烹饪调味，然而药材和食材都来源于自然界，很难明确区分。

**2. 药食同功作用于人体**

药物治病，食物养人都是作用在人体，故药物与食物在功能上具有一致性。《周礼》记载："疾医……以五味、五谷、五药养其病。"《订正仲景全书金匮要略注》说：

"可凡饮食滋味，以养于生，食之有妨，反能为害……所食之味有与病相宜，有与身为害，若得宜则益体，害则成疾。"药王孙思邈也指出："食能排邪而安脏腑，悦神爽志，以资气血。"有学者采用中医食疗法治疗中老年功能性便秘，效果良好；也有部分食物可直接导致男性肾虚。现代研究证实，某些食疗作用与抗氧化还原反应有关，不同的物质对人体可产生不同的药理作用。

### （二）药食同源的起源

"神农尝百草"的传说说明了药物学知识源于古人的亲尝体用，揭示了药食同源的密切关系。"神农尝百草"的传说最早见于汉代文献。《淮南子·修务训》云："古者民茹草饮水，采树木之实，食蠃蜬之肉，时多疾病毒伤之害。于是神农乃始教民播种五谷，相土地宜燥湿肥硗高下，尝百草之滋味，水泉之甘苦，令民知所避就。当此之时，一日而遇七十毒。""神农尝百草"的最初目的是通过亲尝探知何种食物宜食，何种有毒不能食，从而教民知所宜食而避其毒。在原始的采集和狩猎过程中，人们逐渐获得了关于植物、动物的初步认识，在满足基本生活需求的同时，还意外地发现某些动植物有一定的治病作用，有的则有毒可致病甚至导致死亡，在长期的实践中，古人产生了初步的药物学知识。晋《帝王世纪》载："炎帝神农氏，长于长江水，始教天下耕种五谷而食之，以省杀生。尝味草木，宜药疗疾，以救夭伤人命，百姓日用而不知，著《本草》四卷。"古代将神农尊为农神和医药之神，说明神农在原始农耕和药物学方面均有很大贡献，也说明饮食与医药之间存在密不可分的关系。

随着原始农耕和畜牧业的发展，动植物越来越多，入药的动植物亦随之增多。我国培植蔬菜的历史可追溯至六七千年前。河姆渡遗址发现了葫芦籽，西安半坡遗址出土的陶罐中有芥菜或白菜的菜籽。河姆渡遗址还发现了薏米，推测可能当时长江下游已有人工栽培菱角和薏米。薏米不仅是粮食，也是一味中药。甘肃岷县山那树扎遗址仰韶文化晚期有炭化植物遗存，如黄芪、紫苏、萹蓄、地肤子等。《礼记·内则》记载芗为调味品，"雏烧，雉，芗无蓼"。郑玄注："芗，苏荏之属。"《雷公炮炙论》云："临淄齐故城出土植物进存有枸杞、苍耳、地肤、委陵菜，或为食或为药，如枸杞春食叶，夏食子，秋、冬食根并子也。"动物药的发现与原始狩猎和畜牧业有关，旧石器时代原始人猎获的动物种类比较多，从北京山顶洞人遗址中发现，山顶洞人经常猎获鹿类、野猪、野牛、羚羊、狗獾、狐狸、刺猬、野兔、鼠类和鸵鸟，捕获青鱼。约八千年前的磁山、裴李岗人已开始驯羊猪、狗、鸡、黄牛。商周时期有人工养鱼的池塘，如甲骨文卜辞"在圃渔，十一月"。

早期文献中有许多兼食兼药的记载。如殷商甲骨文记载药物的卜辞中有禾、粟、麦、盐、麻、菽、黍、马、牛、羊等；有枣、鱼等治病的卜辞。河北省藁城县台西村出土的30多种植物种仁，其中有药用的桃仁、郁李仁、杏仁等。

《诗经》中的有些植物既可入药又兼食用，如葵为冬葵，亦名葵菜，其叶及苗甘滑可口，是美味的菜蔬。《管子》云："桓公北伐山戎，出冬葵布之天下。"冬葵既是蔬菜，又是一味中药。冬葵子性滑利，可利尿通淋，通乳润肠。《诗经》中的动物药也较多。

《周礼》已有初步的药物学理论，如五药、五味、五毒等，提出"以五味、五谷、五药养其病"的理论，又提出"凡疗疡，以五毒攻之，以五气养之，以五药疗之，以五味节之"的治疗用药原则，是药物学理论的一次重要升华。

《楚辞》中许多香药实为药食兼用，"奠桂酒兮椒浆"，桂、椒等可作调味品或香美的酒浆，亦为药用。《楚辞》所载兼食兼药的香草香木类非常多，如江离（芎·苗）、茹（柴胡）、菊、兰（泽兰）、蕙、荷、蒲（香蒲）、木兰、甘棠等。有些香草可常佩戴，或作香薰、洗浴，有辟秽解毒杀虫之功。

## 二、基本内容

### （一）药食同理在性味

《神农本草经》所载的药物以性味为首，药性有"寒热温平"之分，药味有"酸苦甘辛咸"之别。《素问·生气通天论》指出了气味厚薄对人体的影响："味厚者为阴，薄为阴之阳。气厚者为阳，薄为阳之阴。味厚则泄，薄则通。气薄则发泄，厚则发热。"《素问·阴阳应象大论》阐述了气味转化的关系："阳为气，阴为味。味归形，形归气，气归精，精归化；精食气，形食味，化生精，气生形。"《养老奉亲书》云："昔圣人诠置药石，疗诸疾病者，以其五脏本于五行，五行有相生胜之理也。荣卫本于阴阳，阴阳有逆顺之理也，故万物皆禀阴阳五行而生。"食物和药物的性味区分都是建立在"四气五味"和"营卫理论"的基础上的，所以药食同源也是药物与食物的理论同源。这不仅见于中医学与饮食，在民族医药与饮食中也有所体现。比如，傣族饮食文化中就包含着丰富的傣族医药知识，饮食与药物理论均以"四塔五蕴理论"为基础。

### （二）治疗思想联系

**1. 五行**

中国古代哲学家用五行理论来说明世界万物的形成及其相互关系。天地化生万物而各有秉性，食物和药物均有酸、苦、甘、辛、咸五种基本味道，五味对应五行。五行思想也指导古人对人体的认识，从而形成了以五脏为核心的藏象学说。又因为"天地合气而生人"，所以五味、五脏、五体、五谷等都可由五行理论统一起来。《素问·宣明五气论》云："酸入肝，辛入肺，苦入心，咸入肾，甘入脾，是谓五入。"《灵枢·九针论》云："酸走筋，辛走气，苦走血，咸走骨，甘走肉，是谓五走也。"《吕氏春秋·十二纪》将食物分为五谷、五畜，与五味和五行相对应也体现了这一哲学理论。

**2. 阴阳**

中国古代哲学用阴阳代表一切事物的最基本对立关系，阴阳理论同样被运用于对药物、食物和人体的认识上。气属阳而味属阴："天食人以五气，地食人以五味"；阴阳中还可分阴阳："气味辛甘发散为阳，酸苦涌泄为阴"；卫属阳而营属阴。人体健康的基础也可用阴阳来概括——阴平阳秘。阴阳和谐在饮食方面也能够得到体现：①米饭、馒头等谷物为主属阳，各类蔬菜和肉类为辅属阴，饭菜比例协调所构成的饮食原则就是中餐的特色之一。②一桌菜要和谐，荤素、冷热、浓淡、软硬的搭配皆有讲究。③一道菜的食材搭配要求味道、品相和口感都达到整体大于部分之和的效果。

**3. "天人合一"**

"天人合一"也是中国传统哲学思想的重要内容，时间和空间影响疾病的发病与治疗，也影响着饮食的结构与方法。《黄帝内经》说"人以天地之气生，四时之法成"，在"异法方宜论"篇又特别讨论了不同地域适宜的不同治疗方式。

### 三、具体应用

#### （一）饮食与自然四时

《周礼·天官》明确提出四时饮食所宜："春发散宜食酸以收敛，夏解缓宜食苦以坚硬，秋收敛吃辛以发散，冬坚实吃咸以和软。"《礼记·内则》也有类似记载："凡和，春多酸，夏多苦，秋多辛，冬多咸。"《吕氏春秋》指出应当"以时进食"。孔子说："不时，不食。"饮食之道还呈现出地域特点：地域口味素有"南甜北咸，东辣西酸"之论，又有"四大菜系、八大菜系、饮食文化圈"等概念，具体而论，则"北人嗜葱蒜，滇、黔、湘、蜀人嗜辛辣品，粤人嗜淡食，苏人嗜糖"。药材、食材的种植与采收均体现了时令和地域的特色，比如"道地药材""时令蔬菜"。"三因制宜"不仅是医疗的要求，也可指导饮食进而达到养生防病的目的。

#### （二）食物之间的相互作用

中医学理论非常注重药物之间的互相作用，有"单行、相须、相使、相畏、相恶、相反、相杀"七情和合之说。药物的七情和合理论不仅在炮制过程中用以"减毒"，而且更多地用于组方配伍中以"增效"。药物之间有性味合化，食材之间亦有相宜相克。《周礼·天官》即有肉类与谷物的搭配："凡会膳食之宜，牛宜稌，羊宜黍，豕宜稷，犬宜粱，雁宜麦，鱼宜菰。"《吕氏春秋·本味》从五味的角度提出食材搭配是调和诸味的重要环节之一。"调和之事，必以甘、酸、苦、辛、咸。先后多少，其齐甚微，皆有自起"。《随园食单》从食材浓淡刚柔的角度提出了食材搭配的灼见。"凡一物烹成，必有辅佐，要使淡者配淡，浓者配浓，柔者配柔，刚者配刚，才有和合之妙"。

#### （三）食疗药膳

食疗药膳是以中医理论和实践为基础，研究以食物、药物和药食兼用食物防制（预防和控制）疾病、延年益寿的综合性学科。作为食疗药膳核心内容的基础研究尚滞后于应用研究，鲜见原创性研究和突破性进展，成为阻碍食疗药膳走向世界的瓶颈。为此，我们应加大药膳食疗基础理论研究的力度，为食疗药膳走向世界发挥应有的作用。

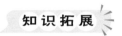

**知识拓展**

### 方剂配伍与《神农本草经》

**一、方剂配伍**

方剂配伍是在辨证立法的基础上，按照组方原则，选择适当剂量的药物配伍而成。方剂配伍的原则是按各药在方中所起的作用，分为君、臣、佐、使四部分。

**二、《神农本草经》**

《神农本草经》又称《本草经》或《本经》，为中医四大经典著作之一。现存最早的中药学著作大约起源于神农氏，代代口耳相传，于东汉时期集结整理成书，成书非一时，作者亦非一人，秦汉时期众多医学家搜集、总结、整理当时药物学经验成果的专著，是对中国中医药的第一次系统总结。其中规定的大部分中药学理论和配伍规则以及提出的"七情和合"原则在几千年的用药实践中发挥了巨大作用，是中医药药物学理论发展的源头。在李时珍出版《本草纲目》之前，该书一直被看作是最权威的医书。

# 第三节　养生文化

养生是指通过怡养心神，调摄情志、调剂生活等方法，达到保养身体、减少疾病、增进健康、延年益寿的目的。中医养生文化就是以中医理论为指导，遵循阴阳五行的生化收藏之变化规律，对人体进行科学调养，使人保持生命健康活力。它是一种社会现象，是人们长期创造形成的产物，同时又是一种历史现象，是社会历史的积淀物。

## 一、概述

### （一）中医养生文化的起源

早在两千年前，《黄帝内经》就提出了一套完整的养生理论："上古之人，其知道者，法于阴阳，和于术数，饮食有节，起居有常，不妄作劳，故能形与神俱。"它全面反映并总结了秦汉以前的养生学和康复学成就，对中医养生学和康复学的理论、原则和方法进行了较全面而系统的论述，是中医养生文化的起源。

明清两代，随着中国养生文化的发展与普及，唯心成分日益减少，很多养生学家开始注重养生理论与实践的大众化，我国的人口平均寿命因此得以明显提高。张景岳在养生理论方面贡献极大。张氏在《类经》的"摄生"类中汇集了《黄帝内经》的论述，并加以阐发，在《治形论》中辩证地阐述了形与神、形体与生命的内在联系，提出形是神和生命现象的物质基础。明代医家李梴在他的《保养说》中创立了避风寒、节劳逸、戒色欲、薄滋味、寡言语等一系列切实可行的养生方法。李时珍在《本草纲目》中丰富和发展了饮食调养理论，对当时的养生学领域产生了极大影响。

## （二）体系建构

中医养生文化理论体系的建构以先民们在长期生活和生产中总结出来的养生经验为实践基础，以先哲们的哲学思想和逐渐发展起来的中医理论为基础，又受到中国传统思维模式的深刻影响。其中影响比较明显的是整体思维、取象思维和辩证思维。这些思维模式渗透到中医养生理论的方方面面，成为中医养生理论的特色和思想精髓。

整体思维在中医养生文化理论体系建构中的作用是一种整体干预。它要求人们顺应四时的变化，调和形体与精神的关系，沟通人体各部的联系，使人体处于天人相应、内外一致的最佳状态。整体思维主要表现在：①"天人合一"观："天人合一"观作为中国传统文化的核心思想，强调人与自然界的统一性。②形神整体观：形和神是标志人的结构和生命本质的一对范畴，中医养生在形神一体的整体思维模式下，建构了更为客观和全面的形神共养的养生原则和方法。③人身整体观：人体的生命活动是以脏腑功能为中心进行的，在这一过程中，十二脏腑通过经络形成一个有机的整体。

取象思维是古代医家获取知识、经验，建构理论体系的重要方法。取象思维是一种运用相似、象征手段进行思维运动的思维模式。《黄帝内经》通过对"象"的把握来认识人体的生理、病理变化，进而形成了独具特色的养生理论体系，是中医养生理论体系建构的突出特征。

辩证思维是影响中医养生理论体系建构的主要思维模式，其中蕴涵的辩证观点赋予了中医养生以客观、哲理化的特征。例如，静以养神，动以养形。受道家"精气说"的影响，中医学认为，精、气、神是人体维持生命活动的根本要素，神不能离开形体而独自存在，需与形体同生共荣，故养生强调形神共养。

中医养生在构建其理论体系时，全面运用整体思维、取象思维和辩证思维，后经过历代医家的哲学思辨最终上升为理论。

## 二、特点

古人认为，养生之法莫如养性，养性之法莫如养精；精充可以化气，气盛可以全神；神全则阴阳平和，脏腑协调，气血畅达，从而保证身体的健康和强壮。所以精、气、神的保养是养生最重要的内容，是养生之根本。中医学把人身最重要的物质与功能活动概括为精、气、神，认为这是生命之根本。通过对精、气、神的调控，将其特点性质赋予了更多的以人为本、依从生命的发展规律的成分。

### （一）强烈的历史性

强烈的历史意识表现在中医养生文化当中，造就了中医学浩瀚的注释、革新之作。这种寓创造于注释，寓继承于革新的发展模式，保证了中医发展的连贯性和继承性，使得千百年来的医学理论及其表达方式、评判标准等有着系统的统一性。

### （二）现实的实用性

这种实用性是讲究人生哲理的辩证法，是强调和谐的、互补的辩证法。它满足于对事物的笼统模糊的整体直观把握。中医养生文化是服务于现实的实用性精神的最完美体现。

### （三）有机的自然性

有机的自然性是指中国古代思想界拒绝用任何形式的超自然主义或机械论来看待世界，这便是"天人合一"。这种自然观使几千年中医医道虽老不衰。

### （四）性灵的定义性

中医养生文化强调其空灵淡雅的性灵境界，对一些事物没有严格的概念。因此，人们在交流其经验时便会感到语言的局限，从而运用象征和隐喻。我们称之为医道。

## 三、呈现方式

《周易·象辞》曰："君子以向晦入宴息。"中医养生主要包括经络养生、体质养生、气功养生、运动养生、房事养生、情志养生、睡眠养生、环境养生、起居养生、膳食养生、顺时养生、四季养生、娱乐养生、部位养生、药物养生、沐浴养生、减毒养生、静神养生、瑜伽养生等。孙思邈说："养性之道，莫大忧愁大哀思，此所谓能中和，能中和者必久寿也。"对于现代人，融入生活的衣食住行是养生最普遍最广泛的呈现形式。

### （一）衣

《黄帝内经》云："美其食，任其服，乐其俗，高下不相慕，其民故曰朴。"这里的"任其服"是说穿着衣服要得体、合身，寒暖饥饱，起居有常。古时养生有时节的换衣原则："春冰未泮，下体宁过于暖，上体无妨略减，所以养阳之生气；棉衣不可顿加，少暖又须暂脱。"北方语曰：若要安乐，不脱不着。南方语曰：若要安乐，频脱频着。夏月冰盘，以阴乘阳也。冬月围炉，以阳乘阴也，阴阳俱不可违时。关于着衣，《黄帝内经》言：智者之养生也，必顺四时而调寒暑。这是对养生穿衣的高度概括。

### （二）食

元代贾铭提出："饮食借以养生，而不知物性有相反相忌，丛然杂进，轻则五内不和，重则立兴祸患，是养生者亦未尝不害生也。"饮食养生当从节俭节欲而起。《与李公择书》云："口腹之欲，何穷之有。每加节俭，亦是惜福延寿之道。"四季饮食更是养生的重要法门。《礼记·内则》曰："凡和，春多酸，夏多苦，秋多辛，冬多咸，调以滑甘。多其时味，所以养气也。四时皆调以滑甘，象土之寄也。"无论四时，五味不可偏多。老年人饮食养生更有其重。《华佗食论》云："食物有三化：一火化，烂煮也；一口化，细嚼也；一腹化，入胃自化也。老年唯藉火化，磨运易即输精多，若市脯每加消石，速其糜烂，虽同为火化，不宜频食，恐反伤胃气。"

### （三）住

适宜的住宅环境不仅能为人类的生存提供基本条件，还能有效利用自然界中对人体有益的各种因素，使体魄强健，精神愉快。历代学者在这方面进行了不少研究，《太平御览》专列"居处"一章，《遵生八笺》也有"居室安处"的条目。另外，需注意居住之地会引发的疾病。例如《黄帝内经》云："有渐于湿，以水为事，若有所留，居处相湿，肌肉濡渍，痹而不仁，发为肉痿。故《下经》曰：肉痿者，得之湿地也。"

### （四）行

行为出行，行走。出门时当谨记：邵子自言四不出：大风、大雨、大寒、大热也。谓非特不可出门，即居家亦当密室静摄，以养天和。平时行走《遵生八笺》曰："凡行步时，不得与人语。欲语须住足，否则令人失气。谓行步则动气，复开口以发之，气遂断续而失调也。虽非甚要，寝食而外，不可言语，亦须添此一节。饭后行走谨记：饭后食物停胃，必缓行数百步，散其气以输于脾，则磨胃而易腐化。"《蠡海集》曰："脾与胃俱属土，土耕锄始能生殖，不动则为荒土矣，故步所以动之。"

### （五）时间

年有四季十二月，日有三餐十二时，五脏六腑有神明。《灵枢·本神》指出："要顺四时而适寒暑。"《素问·四气调神大论》提出了"春夏养阳，秋冬养阴"的四时顺养原则。《素问·上古天真论》明确指出"虚邪贼风，避之有时"，开辟了中医时间防病养生的先河。正所谓"夫四时阴阳者，万物之根本也。所以圣人春夏养阳，秋冬养阴，以从其根，故与万物沉浮于生长之门。逆其根则伐其本，坏其真矣。故阴阳四时者，万物之终始也，死生之本也，逆之则灾害生，从之则苛疾不起，是谓得道。"由此可见，时间与养生关系密切。

### （六）地域

地域不同，养生方式也不同。褚澄治的《太素经》云：黄帝问于岐伯曰：医之治病也，一病而治各不同，皆愈，何也？岐伯曰：地人来西方者，金玉之域，沙石之处也，天地之所收引也。其民陵居而多风，水土刚强，其民不衣而褐荐。北方者，天地所闭藏之域也。其地高陵居，风寒冰冻。其民乐野处而乳食，脏寒生病，其治南方者，天地所养长阳气之所盛之处也。其地洼下，水土弱，雾露之所聚也。其民嗜酸而食中央者，其地平以湿，天地所生物色者众。其民食杂而不劳，故其病多痿厥寒热，其治宜导之。因此在养生时也要注意地域的影响。

## 第四节　推拿按摩

古代称推拿为按摩、按跷，运用手、指的技巧，在人体皮肤、肌肉组织上连续动作来治病。通过按压、揉摩、针刺和灸法，刺激人体的经络穴位，调整机体的功能状态，以达到治病的目的是中国起源很早的一种治病防病的养生术。

## 一、概述

推拿按摩起源于原始社会。原始人在与野兽搏斗或日常劳动中易受到外伤，导致疼痛的发生。在这种情况下，原始人会自然地用手去抚摸，并逐步感受到效果。人类本能地会重复应用一些能够祛病的抚摸手法，经过时间的推移，这些手法得到发展。

### （一）战国时期

我国最早的按摩专书，当推《黄帝岐伯按摩经》（十卷，见《汉书·艺文志》），《黄帝内经》对按摩术亦有所记载。说明当时我国已有推拿按摩术，发源地在黄河流域，时称按跷。由于操作简单，所以很快在我国各个时期得到迅速发展。

### （二）先秦时期

殷商是我国第一个有文字可考的历史朝代，甲古文中有"摩面""干沐浴"的自我按摩方法，不但可以治病，还具有保健强身的价值。在殷商时期，按摩已成为治病保健的重要手段，在宫廷和民间生活中均有不可低估的地位。《史记》记载了先秦时期名医扁鹊用按摩疗法治疗虢太子尸厥症的情况。当时，按摩主要用于王室治病，宫廷中已出现了专职按摩师。当时有记载的医师大多为按摩师。先秦时期，按摩主要用于治病和养生保健。

### （三）秦汉时期

西汉初期，按摩已成为教学的一项重要内容。我国推拿按摩史上第一部著作《黄帝岐伯按摩经》十卷与《金匮要略》《伤寒论》为中医辨证论治体系的奠基之作，虽然书中有关推拿治法的条文不多，但在推拿史上影响很大。

### （四）晋唐时期

晋唐时期前后近 700 年，《诸病源候论》和史称三大方书的《肘后备急方》《千金方》(《备急千金要方》《千金翼方》)《外台秘要》，集中记载了这一时期推拿按摩的杰出成就，按摩成为宫廷医学教学的四大科目之一。

### （五）宋元时期

宋代太医局取消了隋唐以来宫廷教育中设置的按摩科，按摩术不仅未得到应有发展，反而受到严重阻碍。尽管如此，以收集民间单方、验方为主的《太平圣惠方》《圣济总录》记载了宋代医家在按摩上所取得的成就。宋元时期的按摩术发展虽不及晋唐，但在养生保健中得以广泛应用，且为文人、道士所推崇。

### （六）明清时期

明清时期，按摩术经过两千多年的发展，分支越来越细。明代，按摩改称推拿。太医院将按摩列为医政之一，形成了小儿推拿独特的体系。清朝，虽然太医院撤销了按摩科，但正骨推拿、一指弹推拿、保健按摩等则取得了很大成绩。

### （七）民国时期

受西方文化的冲击，国民党政府歧视中医。加之战乱频繁，按摩术处于按摩史上的最低潮。此期也出现了一些名医和按摩名著，如女中医马玉书著《推拿捷径》一书，采用歌赋形式将难解的推拿手法加以编写。曹泽普的《按摩术实用指南》侧重解剖知识和机械力作用。杨华亭的《华氏按摩术》集古代秘法与西医的生理、病理、解剖、电磁学等于一体。

### （八）新中国时期

中华人民共和国成立初期，沉没欲绝的按摩术枯木逢春，蓬勃发展。十年动乱时期，按摩事业又遭到极度破坏，关闭了全国唯一的推拿学校，专业队伍受到严重摧残，学术活动全部停止。改革开放后，按摩业得到很大发展，按摩范围涉及心、脑血管、神经、内分泌等疑难杂症。在传统按摩手法的基础上又发展出来捏脊疗法，推拿麻醉，并运用于临床。

全世界都注视着推拿按摩这一古老而又年轻的学科，许多外国人与学者纷纷来中国学习取经，相信不久的将来富有浓郁中华民族特色的按摩术会在全世界范围内得到迅速的推广和发展。

## 二、作用机理

推拿的目的是疏通经络，行气活血，滑利关节。《素问·血气形志》云："形数惊恐，经络不通，病生于不仁，治之以按摩醪药。"《素问·举痛论》云："寒气客于背俞之脉，则脉泣。脉泣则血虚，血虚则痛，其俞注于心，故相引而痛。按之则热气至，热气至则痛止矣。"《医宗金鉴·正骨心法要旨》云："因跌仆闪失，以致骨缝开错，气血郁滞，为肿为痛，宜用按摩法。按其经络，以通郁闭之气，摩其壅聚，以散瘀结之肿，其患可愈。"明代养生家罗洪在《万寿仙书》中说："按摩法能疏通毛窍，能运旋荣卫。"这里的运旋荣卫就是调和气血之意。按摩就是以柔软、轻和之力，循经络，按穴位，施术于人体，通过经络传导调节全身，借以调和营卫气血，增强机体健康。

推拿按摩理论认为，气者运行全身。康者气血通畅，周流不息。病者气血失和，气道不通。通则不痛，不通则痛。因此，其目的是疏通气血。如按揉足三里、推脾经，可增强消化液的分泌功能等，达到理气止痛的目的。按摩能够疏通经络，使气血流畅，保持机体的阴阳平衡，按摩可令肌肉放松，关节灵活，使人精神振奋，消除疲劳，对身体健康有重要作用。

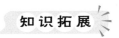

### 《导引按蹻经·经文》

天法道其正归之要之气道，理之法必要正正其道之是，存要道之要存之气是有尔。气道之行有来有去天外之，行要道其气非妄非狂非贪，之尔要之审时尔内之了之。气下有尔上气上为实要匀，道有气行下主下之主上行，开上调下开下补中调下尔。

## 第五节  刮痧与拔罐

### 一、刮痧概述

#### （一）含义与起源

刮痧是指用铜钱、瓷勺、水牛角、纽扣等钝器缘光滑的硬物器具，蘸植物油、清水、酒、活血剂等反复刮动、摩擦患者某处皮肤，以防治疾病的一种方法。刮痧能够治疗内外各科诸多疾病。"痧"的含义有二：一是指身体内在的病理性（阳性反应）反应的"痧"，谓之"痧象"；二是指刮痧刺激后表现在体表的"痧"，谓之"痧痕"。

刮痧疗法是中医学的组成部分，具有操作简便、易学易懂、适应证广、疗效显著的特点。刮痧始于石器时代，是在砭石基础上演变、改进而发展起来的一种有效的物理刺激疗法，长期广泛流传和应用于民间，在防病治病、保健强身中发挥着重要作用。该具有简便易学、器具简单、操作方便、安全可靠、疗效显著的特点。

#### （二）作用机理与功用

刮痧的作用机理是：①平衡阴阳，活血化瘀，疏通经络。②"皮部论"是刮痧治病的着眼点。

十二皮部是经络机能活动反映于体表的部分。皮为一身之躯壳，居人体最外层，是机体卫外的屏障，为病邪出入的门户。刮痧属外治法，是通过施于体表皮部而达到治病的目的。刮痧作用的面积大，往往不是一个穴位而是线和面，是几个腧穴的综合效应。皮部是刮痧的着眼点，皮色变异（即痧象）皆不离脏腑经络之范围（皮部）。人体本十二经脉，内连脏腑，外络肢节，贯穿一体，每经各有其循行分布区域，故十二经脉之外有十二皮部。

刮痧的功用可归纳为6个方面：①发汗解表，清热解毒。②舒筋活络，消肿止痛。③温经散寒，行气活血。④调和阴阳，改善脏腑功能。⑤增强皮肤渗透性。⑥增强免疫功能。

## 二、拔罐概述

拔罐是采用燃烧、抽吸、挤压等方法将罐内空气排出，造成负压，使罐吸附于体表腧穴或患处产生刺激，以防治疾病的一种方法。拔罐古称"角法"（以兽角做罐治病，故得名），方法操作简便，使用安全，适用范围广，疗效显著。

随着医疗实践的不断发展，拔罐疗法的种类、方法不断创新，并逐渐从民间走进医院，罐具也从兽角、竹筒发展为金属罐、陶瓷罐、玻璃罐，乃至近年来的抽气罐、挤压罐、电磁罐等；操作方法亦从单纯的留罐法发展为走罐、闪罐法，以及针罐、药罐、刺血罐、抽气罐、水罐等；适应范围从吸拔脓血发展为治疗风寒痛、虚劳、喘息等外感内伤的数百种疾病。

### （一）起源与发展

《五十二病方》是中国现存最古的医书，大约成书于春秋战国时期，其表明我国至少在公元前 6~2 世纪就已经采用拔罐这一方法了。

晋唐时期，东晋人葛洪，在其所撰的《肘后备急方》特别告诫后人要谨慎选择适应证，"痈疽、瘤、石痈、结筋、瘰疬皆不可就针角。针角者，少有不及祸者也"。

宋金元时期，拔罐工具有了突破性改进，开始采用削制的竹罐代替兽角。操作上由单纯用煮拔筒法发展为药筒法。

到了明代，拔罐已成为一种重要的中医外治法，一些主要外科著作几乎都列有此法。此时拔罐主要用于吸拔脓血，治疗痈肿。

清代出现了陶罐，并提出了沿用至今的"火罐"一词。拔罐的方法也有很大进步，出现了投火法；治疗范围从吸拔脓血疮毒扩大到多种病证的治疗。

### （二）拔罐的治疗原则

**1. 就近拔罐**

就近拔罐是在病痛处拔罐。病痛的出现是因为局部经络功能失调，如经气不通所致。在病痛处拔罐，可以调节经络功能，使经气通畅，通则不痛，从而达到治疗疾病的目的。

**2. 远端拔罐**

远端拔罐是在远端病痛处拔罐。远端部位的选择以经络循环为依据，刺激经过病变部位经络的远端或疼痛所属内脏的经络远端，以调整经气，治疗疾病，如牙痛拔合谷，胃腹疼痛、颈椎疼痛拔足三里等。

**3. 特殊部位拔罐**

某些穴位具有特殊的治疗作用。因此，根据病变特点来选择拔吸部位。如大椎、曲池、外关等有退热作用。如治疗发热时，可以在上述部位处拔罐。内关对心脏有双向调节作用，如心跳过缓，过急可以选择此穴。

### 思 考 题

1. 简述针灸的定义，针灸为什么能治病。
2. 简述推拿按摩如何实践中医药文化。
3. 简述刮痧的意义。
4. 简述拔罐的意义。

# 第五章 中医文化与医德

【学习目的】

掌握中医文化中的医德思想、医德教育的内容、医师具备医德的现实意义。

# 第一节 概 述

## 一、医德的内涵与特点

### （一）医德的内涵

医学道德是医务人员在长期的医疗实践中形成的稳定的心理素质、职业习惯和优秀传统，是调整医务人员与患者、医务人员之间以及与社会之间关系的行为准则和规范。医德是从医疗卫生工作中引申出来的道德规范，而中医医德则是中华传统文化的精华，它包含了儒家思想中的"仁"，道家"天人合一"等多家的综合理念，在中华文化的演替中，发挥了不可估量的作用。它主要调整三方面的关系。

**1. 医务人员与患者之间的关系**

医务人员的工作对象是患者，医生的责任是救死扶伤。因此医务人员的道德责任，首先体现在医疗过程中。在医疗活动中，医患关系是医德研究的核心问题。医者要从医德出发，赢得患者的信任，营造和睦的医患关系。

**2. 医务人员之间的关系**

医学的发展使医疗过程的分工越来越细，合作的趋势日益明显。这就要求医务人员之间要有和谐的工作关系。医务人员之间的关系包括医生与医生、医生与护士、医生与行政管理人员、医生与后勤人员等之间的关系。搞好这些关系是处理好外部环境的前提和基础，精诚团结，才能更好地为患者服务，将和睦团结的正能量展现给大众，树立新形象。

**3. 医务人员与社会的关系**

现代医疗卫生事业已发展成为社会性福利公益事业，社会功能方面的性质已经得到大大扩展和加强。医务人员对医药资源的分配，预防保健药品的规划以及与社会的配合程度疏密等，直接影响医学的发展和社会的进步。医药活动不仅关系着患者及家属的利益，还与社会的利益紧密联系。因此，医务人员与社会的关系是医德的重要内容。

医疗工作关系到人的生命和健康，医德与其他职业道德相比具有更高的标准和更强的约束性。社会主义医德首先是以社会主义公有制为主体的经济基础的集中反映，因此，为人民服务是其本质要求，救死扶伤、防治疾病，实行社会主义医学的人道主义是其要求，全心全意为人民的健康服务是社会主义医德的基本原则，也是社会主义医德区别于其他任何形式的医德的根本标志。社会主义医德则要求医务人员在医药卫生保健工作中，关心爱护患者，尊重患者的生命价值，维护患者的利益和幸福，充分反映了劳动人民当家做主的现实，这就最集中地揭示了社会主义医德的本质。

### （二）医德的特点

#### 1. 继承性

德的内容十分丰富，它形成于春秋战国末期。成书于战国至汉代的《黄帝内经》、东汉张仲景的《伤寒杂病论》序言、唐代孙思邈的《备急千金要方》等医学著作都反映了诸多医德内容。《灵枢·师传》专门阐述了医生应有的责任和良心，不能做伤天害理的事。《灵枢·疏五过论》详细论述了医生应避免的五种过错和四种失误，告诫医生要从病理、心理等方面分析病因，才能为患者解除疾病。另外，中医学所倡导的尊重和珍视生命的"贵人"思想、"医乃仁术"的行医宗旨、"普同一等"的行医原则、"重义轻利"的道德观念、清廉正派的行医作风、尊重同道的谦虚品德、忠于医学的献身精神等都是宝贵的文化遗产，通过各种形式传承下来，以示后人。

#### 2. 时代性

医德的产生、发展与科学技术的发展息息相关，密不可分。医德原则、医德规范、医德评价、医德教育都是时代的产物。医学的发展不仅表现为诊治疾病手段的进步，还表现为医德的进步。与新的预防、诊断、治疗方法相对应的伦理原则的制定是医德在新时代进步的重要标志。随着社会的发展和医学科技水平的提高，医德不断加入新的内容。随着医学模式的转变，人们对致病因素、发病机制、病理的改变、疾病的诊断、预防和治疗等都进行了重新思考，有了新的认识，对医务人员的技能素质、道德素质、医学伦理素质等也提出了更高要求。

#### 3. 实践性

医学是一门社会性和实践性很强的科学，既有自然科学的属性，也有社会科学的属性。医德是认识、解决医疗实践与患者之间、医学与社会之间伦理道德关系的科学。医德所阐述的内容是对医疗实践的问题，用以规范和约束医疗活动。医学实践既是医德形成的基础、动力，又是检验医德正确与否的唯一标准，医务人员必须从不断变化的医疗实践出发，掌握医学科学知识和社会人文知识，在实践中使医德文化臻于完善。

#### 4. 普适性

普适性意为普遍的适宜性。任何社会、任何个人都面临着生老病死等自然规律，防治疾病、减少死亡是全人类的共同追求，因此，医德的许多准则为全社会的成员所共同接受。古今中外的医学著作，首先强调的就是医务人员要以人道主义精神对待患者和从事医务工作。特别是二战后，各种医学伦理道德宣言、法规和章程更加强调把为患者治病、维护人的生存权利、维护人的健康放在第一位，表现出医德的普适性。

## 二、医德的作用

### （一）医德是精神文明建设的组成部分

医德是医疗卫生领域建设精神文明的组成部分，它不属于政治范畴，而属于道德（职业道德）范畴。它不仅仅是个人道德的表现形式，也是一个行业整体素质的外在表现。医德水平也是衡量人类社会精神文明程度的重要标志。2003 年的"非典"给中国人民的身体健康和生命安全带来了严重威胁，党中央号召全国人民万众一心、众志成城、科学防治，坚决打赢防治"非典"的攻坚战，关键时刻，医务人员以大无畏的勇气，舍身忘我，战斗在防治"非典"的第一线，谱写了一曲曲感人肺腑的英雄壮歌，形成了伟大的"抗击非典精神"，不仅让人民群众了解到"白衣天使"的神圣职责和高尚的医德医风，也推动了民族精神的发展，促进了国家的精神文明建设。目前，医疗机构作为服务单位是社会的重要窗口。抓好医德医风建设、文明行医是社会主义精神文明建设重要方面。1988 年出台的《医务人员医德规范及实施办法》第一条就明确提出："为加强卫生系统社会主义精神文明建设，提高医务人员的职业道德素质，改善和提高医疗服务质量，全心全意为人民服务，特制定医德规范及实施办法。"明确提出了 7 条医德规范，要求各医疗单位必须把医德教育和医德医风建设作为目标管理的重要内容，作为衡量和评价一个单位工作好坏的重要标准。

### （二）医德是提高医疗质量的保证

**1. 良好的医德医风有助于医院各项工作的顺利开展**

医院要想在激烈的市场竞争中获胜，除加大投入、引进先进医疗器械设备、培养人才外，更重要的是加强医德医风建设，调动广大医务人员的积极性，以热情周到的服务、精湛的技术、良好的医德医风去赢得患者及社会的信赖，争取最大的经济效益和最好的社会效益，从而促进医院的自身发展。医德医风是现代医院综合实力的重要组成部分，单靠行政命令是很难达到预期效果的，只有使医务人员充分认识其职业的神圣性和重要性，将医德内转化为信念，提高道德境界，在医疗实践中将医德规范内化为自觉行动和工作习惯，以患者为中心，才能保证医疗工作的顺利进行。

**2. 良好的医德医风有利于医疗质量的提高**

医疗质量的好坏取决于医务人员的技术水平和服务态度两个方面。其中，服务态度起着决定性作用。医德素质的高低直接影响或决定着医疗质量的优劣。医务人员的医德修养高低，决定着医疗实践中所发挥的作用和带来的后果。医德医风良好的医务人员责任心强，服务态度好，对治疗措施深思熟虑，治疗效果好；能够树立"一切以患者为中心"的理念，重视就医环境的舒适度、服务的便捷性、沟通与信息的畅通性和治疗的人性化，能够满足患者的合理需求，促进医患关系的和谐，提高医疗质量。

**3. 良好的医德医风有利于减少医患纠纷，改善医患关系**

日益尖锐的医患矛盾促使我们不得不进行反思。随着患者法律意识的增强，以及患者对医疗效果期望值的增高，医务人员的职业操守是一个重要原因。前卫生部长高强曾说过，在构建和谐医患关系中，医疗机构和医务人员是主导方面。有调查显示，在频发的医疗纠纷中，因技术原因引起医疗纠纷的占不到20%，80%源于服务态度、语言沟通和医德医风。所以良好的医德修养能够促使医务人员恪守医德规范，改善服务态度，加强交流沟通，设身处地地为患者着想，为患者提供温馨、细心、耐心的服务，从而有效改善医患关系，杜绝不正之风，减少医疗纠纷。

**4. 良好的医德是促进医学进步的基石**

医德作为一种社会意识，具有相对的独立性。一旦形成，便可能动地作用于医疗实践。良好的医德医风可以促进医学的发展，促使医务人员为解除患者痛苦努力钻研业务，献身医学，不断探索生命奥秘，探寻诊治疾病的方法，从而推动医学的发展。在进行人体试验时，医务人员会不可避免地会与受试者或患者发生联系，必然涉及道德标准，涉及医德规范等。要最大限度地避免试验结果的不确定性、有害性和风险性，医务人员必须知晓哪些行为合乎道德，哪些不合乎道德，理直气壮地开展医学科学实验，促进医学的持续进步。

## 三、医德的伦理价值

### （一）有利于加强医学生的人文素质培养

医德教育是医学生人文素质教育的主渠道，有助于医学生的人格塑造和素质的提高。扁鹊的医德思想在中国医学史上占有重要地位，有助于培养医学生的开拓进取和勇于探索精神。对医学生来说，人文素质的培养和提高重在将医德思想"内化"为自觉的行为。扁鹊在行医生涯中所展现的精勤不倦，深究医术，重视创新诊疗手段和方法的精神，有助于启发学生的创新意识，对于当今医学生的职业规划和自我发展具有重要的借鉴价值和启发意义。

### （二）有助于增强医学生的医德情感和医德信念

面对现实环境，不少人错误地将市场经济中的等价交换原则运用在道德和感情上，把名誉地位、当官发财作为人生幸福的标准，把奢侈、享乐作为人生追求的最大目标。这种功利主义价值观使得一些人的理想、信念、追求发生动摇，在道德价值观念方面产生了不同程度的困惑和焦虑。一旦精神防线被击垮，理想的天平发生倾斜，便会做出错误的道德行为选择。医德之本在于治病救人，需要良好的医德情感和医德信念。扁鹊的医德思想有利于增强医学生的责任情感和事业情感，培养热爱医学、献身事业的医德风范；以及吃苦耐劳、不计得失、无私奉献的精神；有利于激励医学生树立职业责任感，为维护人类健康、促进中医事业发展而努力。

### （三）有助于深刻理解和反思传统的医学道德精神

扁鹊认为，病有六种不易治的情况。也就是说，人的疾病种类繁多，错综复杂，在治疗方面，能遵循的方法和规律太少。"六不治"思想是扁鹊在医疗技术和水平非常有限的情形下形成的医疗感悟。特别是在巫医盛行的时代背景下，"信巫不信医"为"六不治"之一，可以说是以科学求真对抗巫医迷信的战斗宣言，表明古代医学已摆脱了巫医的束缚，从原始医学的蒙昧状态中走了出来。

扁鹊的"六不治"思想概述了行医之难以及行医者应具备的诊疗思维。行医之难主要表现在两个方面：一是医学的研究对象是生病的人和人身上的病。人的机体异常复杂，疾病处于动态变化之中，诊治中不易辨识和把握的地方很多。二是诊治需要医患双方的配合。医生的医术再高明，设计的救治方案再完美，如果没有患者配合，也难以取得好的治疗效果。故行医者需具备整体思维，面对患者，既要注重患病的人，也要注重所患的病。医生除了要掌握娴熟的医学技能外，还应关心患者，了解其心理、生活方式和饮食习惯等影响疾病的因素，视患者为整体。

### （四）有助于培养 "治未病" 的医德理念

随着社会进步和人民生活水平的提高，人们对自身健康状态的关注已从"已病图治"逐渐转变为"养生保健，未病先防"。医学服务也从"疾病的医学"转变为"人的健康医学"。"治未病"理念已受到医学领域乃至社会各阶层的重视。扁鹊根据多年的行医实践提出了"良医治未病"的思想。他在与魏文侯讨论何为"医道"时，从一个侧面回答了"什么样的医生才是好医生"的问题。他之所以认为长兄的医道最好，是因为长兄面对患者首先考虑的是"治未病"，这是一种行医人的基本理念——竭力为患者着想，不做有损患者健康的事情。"治未病"思想的实质是重视预防保健和早期治疗，已远远跳出了有病治病的对抗性思维的局限，做到了以人为中心而不是以疾病为中心、以维护健康为目的而不是以治病为目的。医生将养生防病的理念传递给患者，充分体现了人性化的特色。

**知识拓展一**

## 神农疗疾尝百草

神农即远古三皇之一的炎帝。他为了给人治病，经常到深山野岭采集草药，不仅要走很多路，还要亲自口尝采来的草药，以鉴别草药的功能。为了方便采药，神农就做了两个大袋子，一个挂在身子左边，一个挂在身子右边。他尝草药时，认为可以食用的就放在左边的袋子里，以便用来做食物；觉得能治病的就放在右边袋子里，以作药用。有时尝到毒草，他就赶快拿出之前采到的茶吞下去，以解毒。这样便有了"神农尝百草，日遇七十二毒，得茶而解之"的说法。神农就是这样每天不停地行走，尝遍了各种花草，足迹遍布祖国的江河大川、崇山峻岭。终于写出举世闻名的《神农本草经》而流传于世。

一次，神农不幸尝到了"断肠草"。这种草的毒性太厉害了，还等不及吞"茶"毒性就发作了。临死前，神农仍紧紧地抱着他的两袋子药草。为了纪念神农，人们尊他为"农耕和医药之祖"。

## 知识拓展二

### 张仲景德艺双馨

张仲景，东汉著名医学家，被尊称为"医圣"。张仲景不但医术精湛，而且医德高尚，实为德高艺精之典范。

张仲景出生在没落的官僚家庭。父亲张宗汉是个读书人，在朝廷做官。由于家庭的特殊环境，从小他便有机会接触许多典籍。张仲景笃实好学，博览群书，并酷爱医学。他从史书上看到扁鹊望诊齐桓公的故事，对扁鹊高超的医术非常钦佩，于是对医学产生了浓厚兴趣，这为他日后成为一代名医奠定了基础。

当时社会动荡，黎民百姓饱受战乱之苦。加上疫病流行，很多人死于非命。这使张仲景萌发了学医救民的愿望。于是在年少时，他就拜同郡医生张伯祖为师。

张伯祖是当时一位有名的医家。张仲景跟他学医非常用心，无论是外出诊病、抄方抓药，还是上山采药、回家炮制，从不怕苦怕累。张伯祖也非常喜欢他，将其毕生经验毫无保留地传授给张仲景。张仲景没有辜负老师的厚望，博览医书，广泛吸取各家经验，很快便成了当地有名气的医生，且超过了他的老师。

建安年间（196—219），张仲景到长沙做太守，他仍用自己的医术为百姓解除病痛。过去为官者不得随便进入民宅，接近百姓。于是张仲景便想出了一个法子，每月的初一和十五两天大开衙门，不问政事，让有病的百姓进来，他端坐在堂上仔细为群众诊治。时间久了，便成了惯例。每逢农历的初一和十五，衙门前便聚满了来自四面八方求医的患者，有的甚至带着行李。这就是中医坐堂门诊的由来。

建安年间，瘟疫流行，前前后后达5次之多。很多人因此丧生，其中死于伤寒者最多。仅张仲景家族，原有200多人，不到10年的时间就死了三分之二，其中十分之七死于伤寒。一些庸医趁火打劫，赚昧心钱。也有的人虽师承名医，却因循守旧，追逐权势。张仲景对此痛加斥责，下决心要控制瘟疫流行，根治伤寒。为此，他辞官还乡，潜心研读《素问》《灵枢》《八十一难》《阴阳大论》《胎胪药录》等医书，继承《黄帝内经》等基本理论，广泛借鉴其他医家的治疗方法，结合个人经验，终于完成了《伤寒杂病论》一书编写。该书被后世称为"方书之祖"，为中医辨证论治原则的确立和临床体系的形成奠定了基础。

## 知识拓展三

### 董奉杏林传佳话

董奉，三国时期名医，得世家真传，医道精湛，乐善好施。晚年隐居庐山，"日为人治病，亦不取钱，轻病愈者，使栽杏一株，如此数年，计数十万余株，郁然成一林"。意思是说，董奉为人治病分文不取，只要求患者痊愈后种几棵杏树，治好一个小病，种杏树一株；治好一个重病，植杏树五株。治好的患者越多，杏树就种得越多。数年后，杏树多达十万余株，蔚然成林。杏子年年丰收，于是董奉便盖了一间草舍，规定凡买杏子的人不必惊动他，只需用同等的谷物放于草舍取走杏子即可。如果谁有贪心，多取了杏子，林中的老虎就会出来干预。之后董奉把谷物发放给贫困者，他的美德也因此八方传诵。从此人们就把医界的美德称为"杏林佳话"。

董奉一生道骨仙风。他善于摄生，晋永嘉年间以 119 岁的高寿离世。死后被晋帝赐为"升元真人"，葬于庐山南麓。后人为了纪念他，在杏林故址建了董真人坛（又称杏坛）。

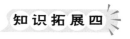

知识拓展四

## 华佗行医不畏权

华佗，汉魏时期名医。《三国志·华佗传》中的 6 则医案，患者身份的既有将军曹操、甘陵相夫人、李将军妻这样的达官显贵，也有县吏、府吏等下层吏员，还有盐渎严昕、东阳陈叔山这样的平民，更有行医途中偶遇的普通百姓。无论患者的地位高低、贫富贵贱，华佗都精心为其诊治。根据病情，该服药的服药，该针灸的针灸，尽到了一个从医者"救死扶伤"的天职。

据《三国志》记载，曹操患有"头风眩"病，发病时头部剧烈疼痛，每次华佗都是用针灸治疗，往往针到病除。对曹操这样权倾朝野的大人物，华佗也只是将他视作众多患者中的一个，没有丝毫的趋奉之心和谄媚之举。华佗对曹操将自己"垄断"，专为其治疗头风而不能自由行医表示强烈不满，便"辞以妻病，数乞期不返"。当曹操探知华佗妻子并没有生病时非常生气，一怒之下便把华佗押回许昌处决了。华佗没有留下任何医著，这可谓一大损失。幸亏他带有徒弟，使其医术得以传承。华佗的学生有广陵吴普、彭城樊阿和李当之三人。华佗毫无保留地将其医术传授给弟子，吴普继承了华佗的方药之学，"依准佗治，多所全济"，即依照华佗所教的方药治病，取得很好的疗效，并继承了华佗创制的五禽戏健身，"普施行之，年九十余，耳目聪明，齿牙完坚"。樊阿学得其针灸之术，并有所发展。"阿善针术，凡医咸言背及胸脏之间不可妄针，针之不过四分，而阿针背入一二寸，巨阙胸脏针下五六寸，而病辄皆瘳"。樊阿还继承了华佗的食疗养生之术，服用漆叶青黏散，"寿百余岁"。李当之从小跟随华佗学医，精通医经，尤精本草，撰有《李当之本草》一卷。

知识拓展五

## 葛洪倡导廉便药

葛洪，号抱朴子，晋代著名理论家、医学家、炼丹家，在中国科技史上有突出地位。在医学方面，葛洪曾撰有《玉函方》，并从中摘编成《肘后备急方》。《肘后备急方》是我国古代较早的急救医书。

葛洪从小就喜欢学习，但因家境贫寒，只好自己上山砍柴，卖柴换取纸和笔。为了寻找书籍或请教疑难问题，葛洪不远千里，长途跋涉。葛洪认为其《玉函方》有三处不足：一是内容庞杂，卷帙浩繁，不易普及。二是所载药物多贵重，不易为民众所用。三是医学技术不易为多数人掌握。对此，他精选内容，把简、便、验、廉的方药和疗法编成《肘后备急方》。该书对许多传染性疾病如肺痨（肺结核）、麻风和尸注等均有相当的认识，收载了很多简便易行且效验的治疗内、外、妇、儿、眼科疾病的方药，以及民间广为流传的热熨法等。该书篇幅不多，可挂在肘后随行（相当于今天的袖珍本）。即使在缺医少药的山村或旅途中都可随时用来救急，深受欢迎。葛洪此举开医学普及之先河，后世医家多有效法。

# 第二节 医德思想

## 一、古代医德思想

### （一）殷商周时期的医德

殷商时期生产力水平低下，人们对疾病的认识还相当粗浅，其社会伦理的观念也处于低级阶段。周朝建立后，在道德方面提出了"敬神修德"，开始用血缘关系确定家庭、家庭成员的权利和义务，使道德有了行为规范。《周礼·天宫·医师》云："医师，掌医之政令，聚毒药以供医事，凡即之有疾病者……则使医分而治之；岁终则稽其医事，以制其食，十全为上，十失一次之，十失二次之，十失三次之，十失四为下。"这种医事制度可看作是最古老的医德评价。《周礼·地官·在司徒》云："以保息六养万民，一曰慈幼，二曰养老……五曰宽疾。以本俗六安万民。"其充分体现了医学的人道思想，反映出当时的社会道德水平。

### （二）春秋战国时期的医德

春秋战国是社会大变革时期，政治力量、学术流派众多，形成了"诸子蜂起，百家争鸣"的局面，为医学经验的交流和积累创造了条件，医学进入了以理论综合和实践经验积累为特点的发展时期。此时医巫分业，医疗活动在民间普及。医学进步很快，阴阳学说确立，扁鹊创立了切脉、望色、听声、写形等四诊法。此外，脉诊、经络著作、骨外科手术、药物麻醉、汞的药用、痔瘘病的治疗等均处于世界前列。

医学的发展促进了医德的进步，医学人道主义成为这一时期医德发展的主流。儒家的"仁"乃其伦理思想的核心，提出"医乃仁术"，提倡"济世救人""爱人、行善、慎独"；墨家的"兼爱互利"体现了医学要"济群生"的伦理思想；庄子崇尚"自然无为""少私寡欲"，至今仍为许多医家所效法；杨朱"贵生"的伦理思想永远是医学人道主义的核心内容；荀子强调"水火有气而无生……人有气、有生、有知亦有义，故最为天下贵也。"这也为"济群生"的医德原则提供了理论依据和思想基础。

成书于战国时期的《黄帝内经》，不仅是迄今为止我国第一部医书，还是第一部专门论述医德的书，是我国历史上最为重要的医德经典。其主要医德思想有：①认真传道。②强调素质要求：医生要"上知天文，下知地理，中知人事"。③人命至重。④注重现实，反对迷信。⑤重视预防。如此丰富的医德思想，为后人留下了宝贵的精神财富，对后世产生了深远影响。

### （三）秦、汉、三国时期的医德

汉武帝时，在医德方面确立了"仁者爱人"的人道主义思想，且这种思想在两千多年的医学领域始终处于主导地位。这个时期的医德思想集中反映在医学家张仲景的《伤寒杂病论·自序》中。①明确从医的目的：医者要"精究方术""上以疗君亲之疾，下以救贫贱之厄，中以保长全，以养其生"。②强调严肃认真的态度：医病不能"按寸不及尺，握手不及足"。③强调广博精深的知识："自非才高识妙，岂能探其理致哉？"

这个时期不仅积累了许多优秀的医德传统，还创造了美好的医德形象，一是神化形象——华佗，他被人们塑造为医术精湛、医德高尚的一名神医；二是物化形象——"杏林春暖""橘井流香"，这些脍炙人口的医德故事被后人传为佳话。

### （四）魏、晋、南北朝时期的医德

魏晋时期，宗教盛行，儒、佛、道、玄等派别间相互依附，相互斗争，对医学影响较大，尤其是道教的儒道双修思想对医德有着深远影响。葛洪把儒家的封建伦理纲常与道家的神仙修道长生加以融和，提出了儒道双修原则。"为道者，当先立功德"。虽然这里面有迷信色彩，但对激励后人追求高尚医德具有一定的积极意义。

### （五）隋唐时期的医德

隋唐时期的医德继承和发展了人道主义传统，以孙思邈为代表的隋唐医家，以尊重人和爱护人的生命为崇高的医德目标，发展了传统的生命神圣论。孙思邈在其《备急千金要方》云："人命至重，贵于千金，一方济之，德逾于此。"书中的"大医精诚论"堪称中国医德史上的一块瑰宝。孙思邈所倡导的医德规范归结起来主要有：①博极医源，精勤不倦。②同情患者，一心赴救。③临证省病，至精至微。④言行端庄，不骄不昧。⑤尊师重道，勿娇勿妒。孙思邈本人也是身体力行，成为历代医家的医德典范。

### （六）宋、元、明、清时期的医德

宋代，在医学进步的同时医德也得到了同步发展。主要表现在三个方面：①强调医德修养，"无恒德者，不可以作医"。②重视医德评价，抑恶扬善：告诫患者切勿"轻以性命托'庸医'"。③协调医患关系，相互尊重信赖，"医不仁慈，病者猜鄙"。

金元时期，"金元四大家"为中医学的发展开创了新的局面。他们形成了共同的医德观念：①尊重患者利益。②服从真理。③尊重事实，立足观察所得。④尊重同道。

明朝，由于工商业的发展刺激了商品经济的繁荣，中国出现了资本主义萌芽。商品观念开始向医德渗透。医德理论中增添了反商品意识的内容。这个时期最著名的医学文献是李时珍花费 30 余年心血撰写成的《本草纲目》。此书"博而不繁，详而有要"，是"中国古代的百科全书"。其中蕴藏了许多医德要义，体现出李时珍严谨的治学态度，"涉山采药，遍访取方"；坚持真理的科学精神，不迷信权威，指出陶弘景、葛洪书中的错误，批判"割股事亲"的愚昧观念。另一个重要的医德文献是陈实功的"五戒十要"。

中医学在清朝"康乾盛世"的 130 年间得到了迅速发展，完成了第一、第二部医学百科全书和第一套医学教科书的编纂，整理了许多医籍，出现了像叶天士、吴鞠通等一代名医。对医德理论有突出贡献的当数喻昌。他一改以往医家箴言式的空洞说教，结合临床诊治论医德，写出《医门法律》一书。他将临床诊治法则称为"法"，对临床易犯的错误提出的禁例称为"律"，对临床医生的医疗行为进行评价，开创了医德评价的先河。他第一次提出"笃于情"的医德核心思想，指出"医，仁术也，仁人君子必笃于情。笃于情则视人犹己，问其所苦，自无不到之处"。揭示出医德情感在医德品质形成过程中的地位和作用，对医德理论研究无疑是一次大的突破。

### 二、近现代医德思想

清朝灭亡后，受"闭关锁国"的影响，加上战乱频仍，社会动荡，以及西医学的冲击，中医学遭受了前所未有的冲击。不少中医界人士在医德方面提出了自己的见解，但影响较大的是宋国宾的《医业伦理学》。这是我国西医学界第一部医学伦理学著作，主要伦理思想是："医业伦理，一言以蔽之曰，仁义而已矣。博爱之谓仁，行而宜之谓义，故医家当具爱人好义精神。"

中华人民共和国成立后，党和政府制定了正确的方针政策，确定了医疗卫生工作必须为广大人民群众服务的方向。同时，对医务人员进行爱国主义和共产主义教育，使其思想觉悟和医德水平得到很大提高。此时医学伦理学经历了三个发展阶段。

第一阶段（1949—1966）：新中国成立后到"文革"前，防病治病、救死扶伤、全心全意为人民群众服务的医德思想，在全国范围内确立、体现和发展。

第二阶段（1966—1976）：受错误思潮影响，社会主义医学人道主义精神受到严重破坏，差错事故屡有发生，医疗纠纷不断增加。

第三阶段（1976 至今）：20 世纪 70 年代末至今。医学伦理学研究得到党和国家的重视。1981 年 6 月，上海召开了第一次全国医学伦理道德学术讨论会，标志着中国的医学界和理论界已开始认识到医学伦理学理论建设与医学发展的关系，医学伦理学发展迅速。

#### 1. 救死扶伤、防病治病是社会主义医德的根本任务

人要想拥有健康和长寿，必须借助医学。医学担负着服务人类健康的重任。而这种神圣职责需通过医务人员的救死扶伤、防病治病来实现。

社会越发展，医学越发展，医务人员的医德责任越大。社会主义医德最本质的特征在于尊重人的生命价值。因此，医德的基本原则是要明确界定医务人员的根本任务，即救死扶伤，防病治病，保障健康，提高生命质量。当人处于健康状态，应充分利用各种手段，防止疾病的侵害，维护和促进健康。当人受到疾病侵害时，应一心赴救，充分利

用各种手段救死扶伤，减少痛苦，缓解症状，延长寿命。医务人员要担负起救死扶伤、防病治病的根本任务，就必须具有精湛的医术和良好的医德，任何见死不救、见伤不扶、见病不治的做法都是违背医德基本原则的。

**2. 实行人道主义是社会主义医德的基本要求**

人道主义是传统医德的精华。实行人道主义，既是我国社会公德的重要内容，也是医务人员职业道德的重要组成部分。社会主义医德主张实行人道主义，即要求医务人员要重视人的生命价值，尊重患者，关心患者，同情患者，为人民的健康服务。社会主义人道主义作为一种伦理原则和道德规范，已经渗透到社会生活的各个方面。现阶段，它以固有的广泛性特征，能够适应医务人员的道德修养要求，又为大多数人所认同和接受。

**3. 全心全意为人民的健康服务是社会主义医德的根本宗旨**

为什么人服务的问题是医疗卫生工作的原则问题。全心全意为人民的健康服务，是社会主义医德区别于其他任何形式医德的根本标志。在统治阶级社会，医疗是为少数人服务的。在社会主义制度下，劳动人民成为国家的主人，为医务人员实现全心全意为人民的健康服务创造了良好的社会条件。全心全意为人民的健康服务是高尚医德的表现。它要求医务人员必须牢固树立为人民健康服务的思想，学习和掌握医学知识与技能，加强医德修养，最大限度地满足人们日益增长的医疗保健需要。

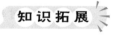

知识拓展

## 人道主义

**一、社会主义人道主义**

社会主义人道主义作为一种特定的伦理原则和道德规范，有一个长期发展的过程。它最早由马克思、恩格斯提出，并在以后的无产阶级革命实践中得到发展。马克思、恩格斯在确立了科学的世界观和历史观之后，一方面深刻地剖析了资产阶级人道主义的伦理观，另一方面又在伦理原则和道德规范内，以新的哲学为指导，批判地继承了一些合理的人道要求，肯定了实现人的价值，特别是人的自由、平等、幸福、相爱的重要意义，从而为人道主义赋予了新的内涵，即以科学的世界观和历史观为指导，从伦理观和价值观方面赋予人道和人道主义以新的含义，也就是在伦理观和价值观的意义上使用人道主义的概念。

社会主义人道主义作为社会主义意识形态，以马克思主义世界观和历史观为指导，以社会主义经济基础为条件，同社会主义政治制度相适应，主要内容是尊重人、关心人。它与资产阶级人道主义的本质区别在于，二者建立在不同的经济基础上，有着完全不同的思想指导和服务方向。

**二、医学人道主义**

医学人道主义作为医学职业的伦理原则和道德规范，是经过几千年医疗实践逐步形成的传统医德的精华。其以关心有病之人、同情有病之人为基本特征。医学人道主义自古有之，其产生的原因有两个方面：一是由人生存的基础条件决定的。作为社会存在的人，最基本的要求就是生存，即生的权利。而人类要生存，首先要满足衣食住行等物质生活的需要，但又必须是一个身心健康的人。生命对人类来说是最宝贵的。二是因医学的研究对象和服务目的决定的。医学的研究对象是人，医学服务的目的是救人性命，保人健康。"医者，生人之术也"。古今中外的医学家，历来都把行医看作是救人性命的职业。以上两点决定了无论谁选择医药作为职业，就必须承担起治病救人、维护人民健康的义务和责任。尽管由于社会条件和医学水平不同，医学人道主义的内容和表现形式不同，但总的来说，作为一种进步的伦理道德观念，它一直是医德的重要内容和精华所在，并成为医学伦理的永恒主题，并不断得到丰富和发展。

### 三、医学人道主义的历史发展

医学人道主义在历史发展进程中，主要表现出三种形态，即古代朴素的医学人道观、近代医学人道主义和现代医学人道主义。

1. 古代朴素的医学人道观

中国古代朴素的医学人道观大致存在于原始社会、奴隶社会和封建社会，是由当时的经济社会条件和医患关系特点决定的。由于医学水平较低，医学活动中的人际关系仅局限于医生与患者之间。通常情况下，医生比较注重维护患者的生命和利益，基本不涉及其他方面。医生所推崇的这种观念具有朴素的医德情感，主要内容是对患者的关心、同情、仁慈，救人活命。如希波克拉底的"为病家谋利益"、孙思邈的"凡大医治病，先发大慈恻隐之心，誓愿普救含灵之苦"就是这种医学人道观的体现。不过，由于时代的局限，它只是一种倡导的理念，为具有良好医德修养的医生所实践，没有成为全社会奉行的医德信条。但这种朴素的医学人道观经过不断完善，赢得了人们对医学的信赖，促进了人类健康，社会作用十分明显。

2. 近代医学人道主义

近代医学人道主义是在继承和发扬古代朴素的医学人道观的基础上，将作为伦理原则和道德规范的人道主义纳入医学道德体系而形成的新的医德思想。近代医学人道主义的理论基础是生命神坛论、个体义务论和抽象人性论。它冲破宗教神学的束缚，使医学面向自然，面向人本身，更具有人情味。

近代医学人道主义重视科学实验和临床经验，面向患者，以人为出发点，把为患者治病、维护人的健康和生命放到职业活动的首位。近代医学人道主义已初步具备科学的性质，以较完备的内容和形式规范着医生的医疗行为，并激励其为解除患者痛苦而工作。近代医学人道主义也有一定的局限性，在强调人的自然属性的同时忽视了人的社会属性，难以找到人与人之间不平等的社会、经济根源和阶级根源，无法解决医学领域中的不人道问题。

3. 现代医学人道主义

现代医学人道主义是医学人道主义发展的高级阶段。在两次世界大战期间，有正义感的医务人员和国际卫生组织在目睹了帝国主义和法西斯分子残害人命的罪行，特别是德、日法西斯为了获取人体、疾病资料，把医学变成杀人手段的罪恶行径之后，对医学人道主义有了更深刻的认识和理解。为此，国际卫生组织和许多国家的卫生组织相继出台了一系列有关人道主义的宣言、法规和章程，以进一步弘扬医学人道主义。我国作为日内瓦公约缔约国，接受和支持世界卫生组织有关人道主义的宗旨。

现代医学人道主义主张把医学看作全人类的事业，它不仅在一般意义上谴责和反对不人道的行为，而且对医务人员的具体行为也提出了人道主义要求和规定。现代医学人道主义不仅理论基础更加完备和科学，而且影响更广，成为全世界医学道德的重要组成部分，并为各国医务人员所崇奉和信守。我国的医德基本原则和规范强调实行社会主义人道主义，为医学人道主义赋予了时代特色和丰富内涵。

# 第三节　医德与职业精神

## 一、概述

随着社会经济的发展和生物医学技术的日新月异，现代医学已发展为高度分化的职业，不仅面临主流市场经济的影响，还有传统文化与现代思想的碰撞。在现代社会，医德只有完成从职业道德向职业精神的转变，才符合高度分工合作的需要。这种转变包括四个方面。

### （一）从个体行医到职业的转变

在古代，医生均为个体行医，作为一种职业几乎没有门槛。其社会声誉和地位均不高，在社会中往往难于立足。随着时代的发展，个体行医宣告结束。医生不再是一个个松散的个体，而是在一个具体的组织里履行其职责，完成治病救人的目的。这一转变对医生和患者的影响都很大，改变了人们对传统医患关系的认识，医生成为一种受人尊敬的职业。

### （二）从自律到自治的转变

自律是为医者自身的道德修养，自治是医生行业的发展。受儒家伦理道德的影响，中国传统医德强调的是个体的道德修养，即医者本人的自律、自觉和自知。随着社会的进步，医者逐步走向联合，形成一定的组织，行业自治逐步建立。面对市场经济的冲击，医学职业正面临着诚信危机，医患关系的紧张给医生这一职业带来了不良的社会影响。医生想要重塑良好形象，就必须提高职业道德水平，建立和谐的护患关系，真正做到自律、自治。

### （三）从道德到法律的转变

传统医德往往过于强调伦理的作用，这使得医者大多以道德规范来约束自己，以其品格和社会威望构建良好的医患关系。现代医疗制度下，医德已不仅仅是单纯强调职业道德，而是将法律作为治理医疗行业的规范性工具。医生不仅要遵守医德规范，还要在法律框架下合法行医。法律以其强制性和公正性保障每个公民的生命健康，维护患者的正当权利，规范医生的职业行为。这种从道德层面向法律层面的转变，保证了医疗活动的有序与合法。医者需遵守法律的前提下，履行其职业道德，遵守行业规范。

## 二、职业精神

### （一）职业精神的构成

医学职业精神是从业者和医学共同体应遵守的职业规范，包括专业知识和技能、行业自治和医学职业道德。医学职业精神可分为伦理和非伦理两类。伦理方面包括医生对患者应承担的一系列责任，考虑的是医生与患者之间的道德责任关系，医生要将患者利益放在第一位。非伦理方面是指医生应具有专业技能、医学知识和职业道德等，强调专业化与技术规范。

### （二）职业精神的特征

**1. 医学职业精神强调以专业视角促进医学和医学职业的发展**

医学职业的专业视角是指医学从业人员必须接受系统的专门教育和专业训练，具备从业资格。因为医学是一个越来越高度专业化的领域，尤其是在现代生物医学模式下，实行行业准入，是医疗质量根本保障。传统医德对从业者没有专门的技术规范，门槛较低，导致从业人员混乱无序，庸医和江湖郎中混入其中。

**2. 医学职业精神强调伦理关怀的价值导向**

医学职业精神的伦理关怀体现在利他主义的道德观及保密、诚信等道德责任上。这与传统医德基本吻合。但传统医德讲求"医乃仁术"，更强调仁爱之心，更多地体现为人文关怀，这在医学职业精神内涵中体现不明显。

**3. 医学职业精神强调尊重患者的自主性**

尊重自主性由西医学提出，并被诸多学者奉为生物医学伦理的基本原则。其强调患者权利意识的觉醒。传统医德大多奉行家长主义，无论由医生决定的医生家长主义，还是由家属决定的家长主义，患者的决定权和选择权基本被排除在外。

**4. 医学职业精神强调公正要求**

传统医德强调医者的恻隐仁爱之心，较少考虑社会的公正性。现代医学职业精神更多地站在社会公正的高度，考虑医疗机会的均等和医疗资源的公平等。

**5. 医学职业精神倡导行业自治**

行业自治是指从业人员的自我管理和自我监督，用行业精神约束其行为。医学从业人员只有真正做到行业自治，才能得到社会的广泛认可，才能确保其职业形象的确立。

### （三）职业精神与医德的关系

医学职业精神中的医学职业道德就是医德。医德是指从业过程中，医者对患者的道德责任，要求把患者利益放在首位。具体的道德责任会随着文化、历史和政治的变化而变化。传统文化中，医学职业道德体现为儒家医德；不同的历史时期，医德的内涵不同。

# 第四节　《大医精诚》

《大医精诚》出自唐代孙思邈著作《备急千金要方》的第一卷。这是论述医德的一篇极重要文献，它广为流传，影响深远。

原文：夫为医之法，不得多语调笑，谈谑喧哗，道说是非，议论人物，炫耀声名，訾毁诸医。自矜己德。偶然治瘥一病，则昂头戴面，而有自许之貌，谓天下无双，此医人之膏肓也。老君曰：人行阳德，人自报之；人行阴德，鬼神报之。人行阳恶，人自报之；人行阴恶，鬼神害之。寻此二途，阴阳报施岂诬也哉。所以医人不得恃己所长，专心经略财物，但作救苦之心，于冥运道中，自感多福者耳。又不得以彼富贵，处以珍贵之药，令彼难求，自炫功能，谅非忠恕之道。志存救济，故亦曲碎论之，学者不可耻言之鄙俚也。

大意：做医生的准则应该是慎于言辞，不能随意跟别人开玩笑，不得大声喧哗，谈论他人的短处，炫耀自己的名声，诽谤攻击其他医生，借以夸耀自己的功德。偶然治好了一个患者就昂头仰面，而有自我赞许的样子，认为自己天下无双，这些都是医生的不可救药的坏毛病。

老子说：一个人公开地有德于人，人们报答他；一个人暗中有德于人，鬼神会报答他。一个人公开地作恶于人，人们会报复他；一个人暗中作恶于人，鬼神会来害他。探求这两方面的行为，阳施有阳报，阴施有阴报，难道是骗人的吗？

医生不能依仗自己的专长一心谋取财物，只要存有救济他人痛苦的想法（积阴德），即使到了阴曹地府，也会感到是多福之人。不能因为有钱有地位，就任意开贵重的药，让患者难以找到，从而炫耀自己的技能。这不符合儒家的忠恕之道。我志在救护帮助世人，所以琐碎地谈论了这些。学医的人不能因为我说得粗俗而感到耻辱。

## 一、《大医精诚》之"精"

《大医精诚》之"精"体现在医者应具备高超的医技。张仲景在《伤寒杂病论》序中指出，医者担负着"上以疗君亲之疾，下以救贫贱之厄，中以保身长全，以养其生"的重任。孙思邈强调，医者必须有高超的医技，掌握各种日常疾病的处置方式和紧急救护技术，注意观察患者的细微心理变化，只有这样，才能达成上述目标，才能"普救含灵之苦"。

### （一）高超的医技在于"至意深心"

孙思邈强调医者治病必须安神定志，没有欲念，全心解救患者痛苦。医者的重任与患者的生命联系在一起，治病救人在于用心了解患者，用医技诊治患者。医者只有安神定志，才能掌握"寸口关尺有浮沉弦紧之乱，腧穴流注有高下浅深之差，肌肤筋骨有厚薄刚柔之异"，从而明确诊断，对症下药。对待患者"唯用心精微者，始可与言于兹矣"。只有悉心"诊察疾病，省病诊疾，至意深心"，才能"详察形候，纤毫勿失，处判针药，无得参差"。只有用心、专心、诚心，才能发挥高超医技，完成治病救人的使命。

### （二）高超的医技在于"澄神内视"

孙思邈强调，诊病要"至道在微，变化无穷，孰知其源"，深入探求病因，对症下药。《史记·扁鹊仓公列传》载："传黄帝、扁鹊之脉书，五色诊病，知人死生，决嫌疑，定可治。"是说黄帝、扁鹊通过观察患者的面部颜色来诊断疾病。东汉末年著名医家华佗创立了望、闻、问、切四诊之法。望，即观气色；闻，即听声息，嗅气味；问，即询问症状；切，即摸脉象。通过"四诊之法"以测知内脏病变。明朝张景岳编有十问歌。《景岳全书·十问篇》："一问寒热二问汗，三问头身四问便，五问饮食六问胸，七聋八渴俱当辨，九因脉色察阴阳，十从气味章神见，见定虽然事不难，也须明哲毋招怨。"这些都是医者确定病因之前必须了解的情况，是对症下药的关键信息。

### （三）高超的医技在于"至精至微"

孙思邈强调，对待患者要"至精至微"。由于病情复杂，同一病证在不同患者身上会不同的表现，治疗方法也会因人而异。作为医者，必须深入了解患者，了解病情，具体情况，具体分析，做到"至精至微"。

要做到"至精至微"，就"必须博极医源，精勤不倦，不得道听途说。而言医道已了，深自误哉"。医者必须严谨求实，精益求精，努力提高医疗水平。自古以来，行医者大多有"战战兢兢，如临深渊，如履薄冰"之感。稍有疏忽，就有可能致人伤残，甚至危及生命，所以不能有半点马虎。清朝名医徐大椿云："名医之治病，较之常医倍难也。知其难，则医者固宜慎之又慎。"

### （四）高超的医技在于"安神定志"

要做到"安神定志"，医者必须创造安静的从医环境，静得下心，方能不乱方寸，方能洞察病情，静观其因，觉察其病。孙思邈认为，"凡大医治病，必当安神定志"，必须做到"夫为医之法，不得多语调笑"；"勿左右顾眄，丝竹凑耳，无得似有所娱"。要做到静听，静观，静思，聚精会神。《吕氏春秋》云："至知不几，静乃明几也。"

## 二、《大医精诚》之"诚"

《大医精诚》之"诚"体现在"仁""苦""廉""谦"。孙思邈一生淡泊名利，致力于医学研究，身体力行，一心赴救，不慕名利，用毕生精力书写了他于高尚的医德人生，成为我国医德思想的创始人。

### （一）高尚的医德在于"仁"

医者，须有仁爱之心。"仁"是人的本质属性，为人的根本在于"仁"。孔子所倡导的"仁爱"精神是中国伦理道德的宗旨与根本，也是一个人立身处世、为政治国的工作指南与规范。"仁"提升了人生价值，展示了人的人格精神。作为医者，更须有仁爱之心，有"先发大慈恻隐之心，誓愿普救含灵之苦"的医德。某些医疗问题的出现，与医德伦理和行为相去甚远。究其原因，与医德修养不够有直接关系。孙思邈强调，医者对待患者应不分贵贱，不分亲疏，一视同仁。病人苦楚，而医者安然欢娱，傲然自得，这样的行为为天下人所共耻，是不能当医者的。外科学家傅培彬认为，"做医生、护士就应该有一颗母亲的心，医生、护士应该是爱的化身。"医者除要有过硬的技术外，更要有一颗全心全意为患者服务的心。这是为医者最基本和必备的仁爱条件。

#### （二）高尚的医德在于"苦"

孙思邈从小能吃苦耐劳，这也是他事业成功的一个重要因素。在治病过程中，无论多么困难，他都能体现一个医者苦其心志的精神。孙思邈一切以患者为中心，兢兢业业。这也是行医者医德的基本要求。孙思邈即使自己患病，也心生仁心，不辞劳苦，把患者的痛苦当作自己的痛苦，忘却自我。他认为，只有这样，才"可为苍生大医，反此则是含灵巨贼"。孙思邈视患者如兄弟姐妹，做到"其有患疮痍下痢，臭秽不可瞻视，人所恶见者，但发惭愧、凄怜、忧恤之意，不得起一念蒂芥之心，是吾之志也"。这是常人难以做到的。

#### （三）高尚的医德在于"廉"

孙思邈行医不贪图利益，不追求享受，一生清廉。他既能做到"医人不得恃己所长，专心经略财物，但作救苦之心，于冥运道中，自感多福者耳"；也能做到"不得以彼富贵，处以珍贵之药，令彼难求，自炫功能，谅非忠恕"。法国名医巴斯德说："我是没有财产的，我所有的一切只是健康、勇气和我的工作。"廉洁自律、遵纪守法、不以医权谋私是为医者基本的德行要求。

#### （四）高尚的医德在于"谦"

孙思邈说："世有愚者，读方三年，便谓天下无病可治；及治病三年，乃知天下无方可用。故学者必须博极医源，精勤不倦，不得道听途说。"谦慎是孙思邈得以成功的所在，也是他的座右铭。在医术上有所成就的人、医德高尚的人均能博采众长，所谓"三人行必有我师焉"。一个医者如果"炫耀声名，訾毁诸医。自矜己德。偶然治瘥一病，则昂头戴面，而有自许之貌，谓天下无双，此医人之膏肓也"。骄傲能够丧失客观公正的决策。"谦"是为医者的基本品格。

### 三、《大医精诚》的现代价值

《大医精诚》被后世医者称为东方的"希波克拉底誓言"。孙思邈从中阐述了作为一名医者，既要有精深的医技，更要有良好的医德。救死扶伤是医者的天职。社会需要既有高超医技又有高尚医德的医者，《大医精诚》所倡导的"精"与"诚"结合、"德"与"技"并重是医务人员的人生境界和价值追求。

孙思邈在《大医精诚》中强调，医病乃"至精至微之事"，故须"博极医源，精勤不倦"，并应"至精至微""至意深心""审谛覃思"，不得"求之于至粗至浅之思"，特别不能"傲然自得""邀射名誉，甚不仁矣"。这是现代医务人员核心价值观的重要内容。大凡医学名人在医术上有所成就，在医德上亦是模范。

《大医精诚》是今天每一位医务人员应自觉遵守的行为准则。"医术"与"医德"应以"医德"居首位。"以德行医，以德养性，以德炼身，德艺双馨，才可成为拯救百姓于疾苦的大医者"，这是民族的期盼、社会的希望和医者的追求。孙思邈强调"不用生命为药者"的"不杀生"理念，尽管可能受佛教思想的影响，但体现了对生命主体的尊重，从实践意义上保护了动物，值得发扬光大。

### 知识拓展一

## 医务人员的医德规范

一、救死扶伤，实行社会主义的人道主义，时刻为病人着想，千方百计为病人解除病痛。

二、尊重病人的人格和权利，待病人不分民族、性别、职业、地位、财产状况，都应一视同仁。

三、文明礼貌服务，举止端庄，语言文明，态度和蔼，同情、关心和体贴病人。

四、廉洁奉公，自觉遵纪守法，不以医谋私。

五、为病人保守医密，实行保护性医疗，不泄露病人隐私和秘密。

六、互学互尊，团结协作，正确处理同行同事间的关系。

七、严谨求实，奋发进取，钻研医术。精益求精，不断更新知识，提高技术水平。

### 知识拓展二

## 孙思邈之大医精诚

唐代名医孙思邈，京兆华原（今陕西省铜川市耀州区）人，约生于隋开皇元年（581），卒于唐永淳元年（682），活了142岁，人们把他当作"神仙"，尊为"药王"。

孙思邈从小勤奋好学，7岁读书，每日背诵1000多字，有"圣童"之称。他小时候体弱多病，需经常请医生诊治，"汤药之资，罄尽家产"。周围贫苦百姓也跟他一样，因为患病而穷困不堪，有的因得不到治疗而悲惨死去。为此，他从18岁开始就"志于学医"，并竭尽全力，20岁时医道学成，且精通诸子百家学说，学问渊博。

隋唐两代帝王屡次请他做官，他都"固辞不受"，一心一意要用自己的医术为穷苦百姓服务。凡是没钱看病的人，他不但不收诊费、药钱，还腾出房子给远道而来的病人住，并亲自熬药给患者喝。无论三更半夜还是狂风暴雨，只要有人找他看病，他从不推辞，一定立刻赶去救治。

孙思邈诊病不畏艰苦，不避寒暑，而且不嫌弃患者，不怕脏臭，不怕传染。在麻风病流行时，他率领600多名患者一同前往深山治疗。治疗中亲自看护患者，并详细记录治疗情况，共治愈了60多人。

孙思邈对医术精益求精，而且不断创新，发现了一些新疾病，创造出一些新的治疗方法。世界上第一个眼科疾病维生素 A 缺乏症（夜盲症）的发现者就是孙思邈，找到治疗方法的还是孙思邈。这在世界医学史上是一个重要发现和突破。

那时，山区的百姓有的人白天视力正常，一到了晚上什么也看不见了，于是便找到了孙思邈。孙思邈调查发现，患这种病的都是穷苦百姓，是因为终日不得温饱，加之缺乏营养而致。他想到医书上有"肝开窍于目"的说法，又想到五台山区飞禽、野羊、野猪很多，便让患夜盲症的患者动物的肝脏。结果吃了一段时间后，患者的夜盲症慢慢好转了。有几家富人找他看病，他看到患者身上发肿，肌肉疼痛，浑身没劲，便诊断为脚气病。他在想，为什么穷人得的是夜盲症、富人得的是脚气病呢？这很可能跟饮食有关系。他比较了穷人和富人的饮食，富人多吃精米白面、鱼虾蛋肉，穷人多吃五谷杂粮。再仔细分析，粗粮内有不少米糠、麸子，精米、白面把这类东西全去掉了，脚气病很可能是缺少米糠和麸子引起的。于是他试着用米糠和麦麸治疗脚气病，结果很是灵验，不到半年，几家富人的脚气病陆续治好了。

孙思邈行医中始终坚持为医者的道德品质，他在《备急千金要方》开篇即列"大医习业"和"大医精诚"两篇，着重阐述了医德的重要性。他告诫学医之人，一要热爱祖国医学；二要对医术精益求精；三要视病人如亲人；四要不为名利行医；五要不畏艰险赴救；六要加强责任感，诊治无差错；七要医生和病家不谈与诊治疾病无关的话；八要对患者一视同仁；九要切勿骄傲；十要团结同道，不得诋毁他人。

## ▶▶ 思 考 题

1. 中医医德如何完成从职业道德向职业精神的转变。
2. 谈谈医生的优秀品质对自身的影响。

# 第六章　中医文化传承

## 【学习目的】

掌握中医文化传承的价值、方法与途径；熟悉中医文化传承的内容及目标；了解中医文化传承的现状及中医学术流派的传承，了解中医文化传播与传承的异同。

# 第一节　概　述

中医文化作为中华民族优秀传统文化的一部分，是几千年来先民智慧的结晶，是其认识生命、防治疾病、维护健康的思想和方法体系，传承并发展中医文化，焕发其时代光彩和现实价值，是中医药事业发展的迫切要求。

中医文化体现了中华民族深邃的哲学思想、高尚的道德情操和文明智慧，传承中医文化是发展中医学的前提，是创新中医的渠道，有助于繁荣中华传统文化，提高国民文化素质，推动实现中华民族的伟大复兴。

传承一般指师徒间传授和继承学问、技术、思想的过程。传播侧重于横向，往往在不同的国家与地区之间，意味着对外推广或向内引进；相对于传播，传承则侧重于纵向，即发生在同一国家、同一民族或同一家族之间，传承的目的在于保留和发扬光大。

### 一、中医文化传承的意义

#### （一）促进人类健康

弘扬中医文化有助于倡导健康生活方式，提高人的身心素质。中医强调疾病预防，《黄帝内经》提出了"不治已病治未病"的观点，提示人们从生命开始就要注重养生，防病于未然，动而不衰。中医学将人体视为互相联系、互相作用的整体，主张通过对人体特定部分的调理，促进整体健康；主张从整体的角度对人体局部的疾病进行辨证施治；强调人体与自然界紧密联系，注重观察人体在环境因素作用下的动态变化；主张调动体内、体外各种积极因素，根据病情的动态变化采取相应的治疗措施。中医学不仅主张针对病因进行治疗，而且注重调动人体潜在的抗病能力和自我修复能力。

中医文化将"修身"和"养性"置于同等重要的地位，甚至更重视"养性"对于身心健康的重要作用，主张节制嗜欲，倡导节俭质朴，反对贪婪奢华，强调道德修养和性情陶冶。这种追求健康人生的态度和合理的生活方式，对现代解决心理问题、纠正不良生活习惯极具参考价值。

中医学认为，锻炼身体、增强体质是减少和预防疾病发生的有效措施。中国养生体育基于中医养生理论，创设一系列如导引、五禽戏、八段锦、十二月坐功、太极拳、气功、武术等修身养性运动，对促进血脉流动、关节通利、气机畅通有独特的作用。

## （二）促进医道传承

中医文化中的"天人合一""阴阳五行"等哲学智慧是中医理论的基础；三因制宜、辨证论治等中医特有的思维方式是中医诊疗的指导原则和独特的优势；"大医精诚""仁心仁术"等中医文化中的人文精神是中医人的道德准则。中医文化与中医如影随形，中医在技术的传承中传承着中医文化，中医文化的传承又是中医技术传承的前提。

中医文化作为传统文化的一部分，其传承与创新将有利于传统文化的弘扬。中医文化是中国先进文化的重要组成成分，传承中医文化意在发掘传统文化的精髓，紧跟时代步伐，使传统文化不断焕发新的生机与活力。

## （三）促进医疗改革

改革开放以来，中国发生了翻天覆地的变化，各行各业均取得了令人瞩目的成就。中医的"治未病"和"已病防变"思想已逐步深入人心。"治未病"是中医文化的基本内容之一。《素问·四气调神大论》曰"圣人不治已病治未病"，提出了预防的观念。"大病重病"往往是造成许多家庭"因病致贫，因病返贫"的主要原因，而"大病重病"都是因为忽视预防或医治不及时而导致的。中医未病先防、已病早治的观念可为疾病治疗赢得时间，减少患者的医疗支出，减轻患者的家庭负担。中医独特的望闻问切四诊合参的辨证论治方法能够节约医疗资源，有助于缓解"看病贵、看病难"的矛盾。

## （四）构建和谐社会

中医文化所倡导的伦理道德有利于构建和谐社会，创建良好的道德秩序和道德氛围是构建和谐社会的前提。正如道格拉斯诺斯所说："健全的道德和社会道德准则是使社会稳定和经济体系具有活力的黏合剂。"中医文化不仅是中华医药的宝库，也是中国传统的伦理道德文化的集中体现。中医文化所倡导的"悬壶济世"的社会责任感、"大医精诚"的职业道德、"以人为本"的人文精神对于构建和谐社会均具有积极意义。

自宋代以来，读书人秉承儒家思想传统，"不为良相，则为良医"。由此可见，中医学凝聚着中华民族深厚的社会责任感。唐代著名医学家孙思邈在《备急千金要方·大医精诚》中提出了医生必须恪守的道德准则：一为"精"，即技术精湛；二为"诚"，即品德高尚。"精诚"二字，涵盖了作为医者应具备的品格、素质和职业操守，即尊重生命，仁善博爱，一视同仁，精求医术，专心敬业。

自古以来，中医文化就以尊重生命、"以人为本"的人文精神为世人所称颂。《黄帝内经》提出"天覆地载，万物备悉，莫贵于人"。孙思邈《备急千金要方》中强调，"人命至重，有贵千金"。"以人为本"的中医文化对和谐社会的构建具有积极意义。

### （五）提升文化软实力

医学的宗旨是最大限度地保障人类健康。医学与其他自然科学的不同之处就在于它强调科学与人文的统一、技术与艺术的统一。中医学在这一点上表现得更为突出。中医学作为中华民族的一颗璀璨明珠，不仅为中华民族的繁衍昌盛作出了重要贡献，而且也对世界文明的进步也产生了积极影响。

2009 年 4 月国务院下发的《关于扶持和促进中医药事业发展的若干意见》明确指出："中医药作为中华民族的瑰宝，蕴含着丰富的哲学思想和人文精神，是我国文化软实力的重要体现。"2016 年 12 月 25 日全国人民代表大会通过了《中华人民共和国中医药法》，其中第九条提出，"国家支持中医药对外交流与合作，促进中医药的国际传播和应用"。随着健康观念和医学模式的转变，国际社会逐渐认可和接受中医药在防治常见病、多发病、慢性病及重大疾病中的疗效和作用。目前，中医已传播到 183 个国家和地区，2010 年中医针灸项目被联合国教科文组织列入《人类非物质文化遗产代表作名录》，《黄帝内经》《本草纲目》两部中医古籍被列入《世界记忆名录》，随着中医在世界范围的传播与影响日益扩大，中医对外交流与合作已成为我国外交工作的重要组成部分。

美国第一个中医法于 1973 年 4 月 20 日在内华达州诞生，针灸在国际上首次取得了合法地位。这为中医文化在世界范围的传播奠定了良好基础。目前，部分国家和地区已对针灸进行立法，确立了针灸的法律地位；有的国家和地区专门设立中医管理机构，保证医疗和用药安全；有的国家和地区将针灸纳入医保；有的国家开展了中医药人才培养，中医本土化趋势日益明显。据不完全统计，当前全球的中医医疗机构已达 10 万多家，针灸师超过 20 万人，中医师超过 2 万名。全世界每年约 30% 的当地人和超过 70% 的华人接受中医和针灸等医疗保健服务。中医文化的传播提高了我国的声誉和影响力，增强了我国的文化软实力。

## 二、中医文化传承的目标

中医文化传承关系到中医队伍素质的提高、人们的身体健康和国民经济的发展，关系着中国优秀传统文化的传播与交流。中医文化传承是一项长远任务，须以总体目标为纲，并明确科研、教育、对外交流等目标。

### （一）总体目标

中医文化传承的总体目标是以邓小平理论、"三个代表"重要思想、科学发展观、新时代中国特色社会主义思想为指导，通过研究中医文化，厘清中医文化的本源，丰富中医文化的内涵，开辟传播中医文化的途径，开展中医文化的交流，形成中医文化产业，推动中医药事业和国民经济社会健康、全面、协调和持续发展。

### （二）科研领域的目标

科研领域的目标是厘清中医的源流。任何自然科学和社会科学在形成和发展过程中都会受到客观现实的影响，纵观中医药两千多年的发展史，其独具特色的理论体系，就是在传承和创新不断发展的。在整合了近五千年来中国哲学、文学、数学、历史、地理、天文、军事科学等学科的知识后，中医的方法论受其影响并逐渐形成，与传统文化融为一体。中医传承与发展的关键是通过研究儒、释、道三教理论，厘清传统文化对中医理论各方面的影响，追溯中医经络文化、本草文化、养生文化、气功文化和房室文化的起源，系统整理中医药典籍、出土医书、民间医术医方，逐步实现中医文化研究系列化。

### （三）教育领域的目标

教育领域的目标是开源畅流。中医药学是从中国传统文化中孕育产生的，从某种意义上讲，中医药学与传统文化同根同源。古代文人雅士或多或少地会知医识药，由儒从医者、由官业医者更是不胜枚举。如果传承中脱离了文、史、哲等传统文化教育，单纯地学习中药、方剂及临床各科，是难以成为中医大家的，传统道地药材的炮制方法也难以保存和传承，新兴的中医文化产业也难以走进大众视野形成市场氛围。从 20 世纪 70 年代起，中医药高等院校不得不开设医古文课程、传统文化课程、医学史课程来弥补学生古代文化知识的不足，只有不失中华民族优秀传统文化的传承，才能追本溯源，将中医药的灵魂传承下去。因此，需要编撰中医药文化教育的系列教材和中医药文化普及读本，开发中医文化教育与传承的资源，拓宽中医药教育与传播的渠道，推进中医文化进校园，逐步使中医理论被大众认可和接受。

### （四）对外交流的目标

对外交流的目标是搭建学术交流平台，开展学术交流。在世界四大传统医学中，中医学是历史最悠久、理论与实践体系保留最完整的世界传统医药学，既是中国的国粹，也是世界医药宝库中的瑰宝，是世界自然科学发展史上的一大奇迹。由于历史的原因，以及东西方文化和中西医学术体系的差异，仍有一些人对中医学持怀疑态度，甚至有人蓄意"唱衰"中医药。为此，必须大力开展中医药学术交流，采用正确的途径和方法，传承中医文化，逐步实现中医文化传承与发展学术交流国际化。

### （四）研发领域的目标

研发领域的目标是形成一系列中医文化产品，发展中医文化产品的国内外市场，获得可持续的经济效益和社会效益。如形成图书、专题报道和新药配方等系列产品，包括热点图书、音像制品、培训课程、电子博物馆、电视节目、健康咨询热线和中医文化之旅。通过名医研讨会、专题教育、学术成果共享等，挖掘中医文化研究的广度和深度，在国内外形成多领域、多层次的产品研发、销售和服务格局。

## 第二节　中医文化传承的内容

中医作为世界上理论体系最为完整的传统医学，以文化为背景，依托于技术而存在，其传承需以中医诊疗技术为载体。《中华人民共和国中医药法》第四十二条明确规定，中医传承的重点是"具有重要学术价值的中医药理论和技术方法"。同时，中医的医德医风、养生文化、本草文化、饮食文化等也需在传承中得以保留和发扬。

## 一、隐性心法与显性技术

中医药体系包含大量的隐性知识，很多理论难以用语言、文字、图表、符号等清晰表达。如《后汉书·郭玉传》言："医之为言，意也，腠理至微，随气用巧，针石之间，毫芒即乖。神存于心手之际，可得解而不可得言也。"这里的"意"是细细体察感受，需在临床不断体悟。正如中医大家裘沛然所解释的："医者意也，就是用意以求理。理有未当，则意有未惬，医理难穷，则意有加。"

中医特有的诊断方法切诊，"察色按脉，先别阴阳……按尺寸，观浮沉滑涩而知病所生"。人的脉象多种多样，能否准确辨别很大程度上取决于医家对脉学理论的理解，静心观察，以意会之，正所谓医理无穷，脉学难晓，全凭禅悟。除隐性知识外，中医还要掌握中药、方剂、中医典籍、针灸推拿技法等显性知识。名医名家医术传承的成功之处就在于隐性知识与显性知识的有机结合，共同传承。隐性知识能在特定背景下激活，在临床上记忆的显性知识在隐性知识的调动下被激活整合，使医者产生顿悟，继而不断提高医术，实现真正的医法心悟，医学相传。

中医的本源是天人相应，万物同源。人是大自然的产物，人体的变化规律必然符合自然的基本规律。先人经过不断观察总结，采用"取类比象""取象取意"等传统中医思维方法，将人体以五脏六腑为核心，把各系统通过经络、血脉连成一个整体，从整体、系统、宏观的角度探究人体的生命活动和疾病防治规律。对此后人应将中医学特有的思维方式传承下去。

## 二、医德医风的传承

中医医德是中医文化中的瑰宝，表现为医心仁慈，德泽众生；医术精湛，学验俱丰；医风正派，淡泊名利等方面。

### （一）以人为本，仁爱至上

中医讲求"仁爱"，强调"以人为本""人命至重"。唐代孙思邈认为："人命之重，有贵千金，一方济之，德逾于此。"中医学认为，"医乃仁术也"。医者应"以人为本"，医心仁慈，德泽众生。一名好医生的首要前提是有一颗仁慈、善良的心，乐于为患者解除病痛。"仁"即"仁爱"，是对患者的恻隐之心、怜爱之情，是人道主义精神的体现。仁慈之心历来是医生首要的道德考核标准。晋代杨泉在《物理论》中云："夫医者，非仁爱不可托也。"明代医家龚廷贤在《医家十要》中提出，医生的第一要是"一存仁心，乃是良箴，博施济众，惠泽斯深"。"医乃仁术"是对医学宗旨与本质的界定，不仅反映了医学技术是"生生之具，活人之术"，而且也表达了古代医生的道德信念，即通过行医施药来实现仁爱救人、济世救人的理想，充分体现了医疗实践的伦理价值。

## （二）精诚合一，德术并重

高超精湛的医术是治病救人的关键。皇甫谧在《针灸甲乙经》序中说："若不精通于医道，虽有忠孝之心，仁慈之性，君父危困，赤子涂地，无以济之。"这表明，"医学贵精，不精则害人匪细"。医学是"至道在微，变化无穷"的学问，为医者必须"才高识广"，"上知天文，下知地理，中知人事"，广泛涉猎群书，精研医术，才能真正领悟医道。

中医学是一门实践性很强的应用科学，其理论主要靠临床信息的反馈、积累、修正和提炼形成。医学乃"至精至微"之事，清代温病大家叶天士曾云："医可为而不可为。必天资敏悟，读书万卷，而后可借术济世。不然，鲜有不杀人者，是以药饵为刀刃也。"由此可见，医理之难明，医术之难精。"合抱之木，生于毫末；九层之台，起于累土；千里之行，始于足下"，良好的医术并非一朝一夕可速成，中医博大精深，唯有精勤不倦，克服艰难困苦，树立终身学习的信念，达到"青衿之岁，高尚药典；白首之年，未尝释卷"的求学境界，并将理论与实践充分结合，才是真正的医术精湛，学验俱丰。神农"尝百草之滋味，水泉之甘苦，令民知所避就"，为探究药性，治病救人，竟"一日而遇七十毒"。张仲景"感往昔之沦丧，伤横夭之莫救"，于是"勤求古训，博采众方"，终于著成《伤寒杂病论》，被后世称为"群方之祖"。明代著名医药学家李时珍深感古代本草书籍谬误甚多，于是奉献毕生精力，远涉深山旷野，遍访穷乡僻壤，历经二十八载，涉猎古籍 800 多种，终于写成传世中外的经典著作《本草纲目》。

## （三）医风正派，淡泊名利

医学不是谋利的手段，不是扬名的阶梯。贵义贱利是孟子性善论所倡导的一种价值观，是儒家的经典思想之一，对中医医德的形成与完善具有深刻的影响。正如清代《吴鞠通行医记》所云："良医处世，不矜名，不计利，此为立德。"

许多古代名医仁慈善良，医术精湛。同时高风亮节，医风正派，淡泊名利。东汉建安时期的著名医生董奉，医术高明，治病不取钱物，只要重病愈者在山中栽杏 5 株，轻病愈者栽杏 1 株。数年之后，有杏树上万株，郁然成林。春天杏子熟时，董奉便在树下建一草仓储杏。需要杏子的人可用谷子自行交换。他再将所得之谷赈济贫民，供给行旅。

明代医生潘文元医术高明，每日求诊者"盈门塞巷"。文元行医施药概不取酬，遇贫苦患者尤其照顾。行医三十多年，家中没有几亩地，足见其清廉淡泊。

清代名医徐大椿主张医家必须有高尚正直的道德，针对一些追求名利、欺骗患者的庸医，他指出："或立奇方以取异，或用僻药以惑众；或用参茸补热之药，以媚富贵之人；或假托仙佛之方，以欺愚鲁之辈；或立高谈怪论，惊世盗名；或造假经伪说，瞒人骇俗；或明知此病易晓，伪说彼病以示奇。这不过是欺人图利，即便能知一二，亦为私欲所汩没，安能奏功。""为救人而学医则可，为谋利而学医则不可"。

学医的原因和动力是历代医家考核学生的标准。金代名医李杲了解到罗天益"性行敦朴，有志于学"时，便特意招其面试，并问："汝来学觅钱医人乎？学传道医人乎？"

谦甫答曰："亦传道耳"方收其为徒。此后十年，罗天益既学到了李杲良好的医德，又得到了其医术真传。医学乃治病救人的高尚科学，医生必须具备清正廉洁的高尚品质。若不以救人疾苦为目的，而专心经略财物，沽名钓誉，不仅误人生命，而且害己，终成医家败类。

### （四）秉正医德，不论贵贱

对医学家的道德修养历来有着严格的要求。从扁鹊、淳于意到张仲景、华佗，从王叔和、葛洪到孙思邈，历代医家凡在医术上有所贡献者，无不具备很高的医德。明代医学家在前代的基础上，对医德提出了许多具体标准。

李梴，一代名医，精医尤重考求医经奥义，以儒家思想注释医理，强调医疗道德修养。他立志编撰医学门径书，潜心研究古今方论，论其要，括其词，发其隐，以《医经小学》为蓝本，编成《医学入门》一书。该书除简要阐述外感、内伤、杂病及临床各科疾病的基础知识和治疗方法外，更对初学医者必须具备的道德修养提出了具体要求。李梴指出："医司人命，非质实而无伪，性静而有恒……未可轻易以习医。"又说："论方用药，潦草而不精详者，欺也；病愈后而希望贪求，不脱市井风味者，欺也。"为了培养一个合格的医者，从学生的选择到临床治病等，他都提出了具体要求。

陈实功，我国著名外科学家。他在外科专著《外科正宗》一书中专门论述了医家的"五戒"和"十要"，为自己规定了座右铭，为同道和后学者立下了医疗道德规范。他提出的"五戒"是强调医者在这五个方面要引以为戒，如医师不得计较诊金的多少；贫富病人要平等对待；医生不得远游，不得离开职位，以免危急病患得不到及时抢救而发生意外等。"十要"是对医者的十个要求，要求医者必须勤读先古名医之书，旦夕手不释卷，以使临床不发生错误；对所用药物要精选，绝不可粗制滥造，影响治疗效果。陈氏所论医德影响深远，自己更是以身作则。陈实功因医术高明，家境殷实，他将诊金用于救助贫穷患者，赈济柴米油盐，为无依无靠病死者购置棺木。

钦谦，明代名医。明宣宗朱瞻基多次召见他索取秘药（一种刺激性功能的药物），他均以不知为对。面对皇帝的再三询问，他坚持科学态度，秉承医德，对皇帝说："臣以医受陛下官禄，先圣传医道者，无此等术，亦无此等书。陛下承祖宗洪业，宜兢兢保爱圣躬，臣死不敢奉诏。"皇帝恼羞成怒，命人以旃席裹头，将其治罪下狱。钦谦正直不谀、不畏权贵、坚持科学的精神，以及高尚的医德十分令人钦佩。

### 三、学术流派的传承

中医学术流派是中医学发展到一定阶段和水平的产物，是在长期学术传承过程中逐渐形成的。因医家的学术主张或学术观点不同，研究的角度、方法与手段不同，以及研究者的哲学观念、所处地域环境的不同而有不同的学术见解和医疗方式，于是就形成了各种流派。学术流派是学术发展中的一种现象，其有力地推动了中医学术的发展，使中医理论体系不断完善，临床疗效不断提高。

汉代中医学体系初步确立，经过两晋南北朝、唐朝的不断发展，至宋金元基本完善，学术争鸣，学派纷呈，出现了伤寒学派、河间学派、易水学派等学术流派。明清时期，随着思想文化、社会背景的变化，一些医家如吴又可、叶天士、吴鞠通等，在治疗外感病方面从热立论，理论上有所创新，从而形成了温病学派。随着西医学的传入，一批中医学家如王宏翰、朱沛文、唐宗海、张锡纯等主张中西汇聚而沟通之，故汇通学派随之形成。

临床各科在发展过程中也形成了众多流派，不同地区形成了地域性学派，使得学派丰富多彩。除上述流派外，还有攻邪学派、丹溪学派、温补学派、温病学派等。

中医文化传承中的流派传承，最广泛和直接的传承方式是口传心授和读书自学。中医理论、辨证特色、诊疗经验通过师承方式得以流传，徒弟通过抄方侍诊，不仅了解了老师的思维方式、治病用药方法，而且增强了从医信念，并不断刻苦钻研，积极探索与创新，逐渐形成特色鲜明的学术观点，进而成为别具一格的学术流派。学术流派始终在中医教育和人才培养中占有重要地位，历代名医名家的学术观点以流派为依托，使学术成就得以传承，中医的认知方法和思维理念也在流派传承中得以继承。

国家中医药管理局近年公布了"龙江医学流派传承工作室"等第一批 64 家全国中医药学术流派传承工作室建设单位，其以学术流派的理论、观点、医疗技术与方药运用为重点，以继承为基础，探索建立中医流派学术传承、临床运用和推广转化的新模式。

### 四、养生文化的传承

中医养生文化历史悠久，从上古彭祖延年传说、先秦老子恬淡、道家炼丹、马王堆出土导引图到东汉张仲景养慎、华佗创设五禽戏、唐代孙思邈养生十三法、元代李东垣养后天之本、清代汪昂养生十六宜等，各具特色。英国学者李约瑟指出："在世界文化当中，唯独中国人的养生学是其他民族所没有的。"中医养生文化在世界医学之林独树一帜，在不断探寻与实践中凝练出自成体系的理论与实践技能。中医养生文化在民族文化复兴的大背景中传承创新，去其糟粕，取其精华，必将焕发新的活力。

### 五、经络文化的传承

经络腧穴是中华民族的独特发现。四川绵阳双包山汉墓出土的人体经脉漆木俑、长沙马王堆汉墓出土的《足臂十一脉灸经》、北宋的天圣针灸铜人，以及历代针具、火罐等都彰显着经络的魅力。经络学说的形成为针灸、推拿等医疗技术的发展奠定了理论与实践基础。随着经络的发现与运用，中华民族形成了独特的经络文化。经络联络身体内外，通过刺激经络上的穴位来传递信号，治疗疾病，目前已成为人体不可或缺的诊治方法。从《黄帝内经》的十二正经、奇经八脉到晋代的《针灸甲乙经》、明代的《针灸大成》、清代的《刺灸心法要诀》等，经络学说一直用于临床实践，并取得了理想的疗效。

### 六、本草文化的传承

本草文化源远流长，从神农尝百草到今天临证使用本草；从《神农本草经》到《中华人民共和国药典》，无不展示本草的发展与文化历程，本草文化成为中华民族的非物质文化遗产。李时珍说："天地造化才生成了本草。"古人以"岁有三百六十五日，日生一草，草治一病，上应天文，中应人道，下法地理"为纲编写药材著作。现存最早的药物学专著《神农本草经》共收载药材 365 种。无论是精思妙想的药名来历、四气五味的药性理论，还是药食同源的饮食文化都蕴含着中国传统文化的思想。中药名称同样具有丰富的文化内涵，吸引了许多文人雅士将其嵌入书信中，展示了本草文化的气息与艺术魅力。在今天，本草文化的影响不断扩大，国内首档中医药文化系列纪录片《本草中国》将中药文化形象地展现在公众面前，用镜头记录了代代相传的中药炮制工艺，以及国人与中药之间的故事，探讨中华文明对于"生命"的认知。

# 第三节　中医文化传承的途径

文化的传承以人为主体，中医文化的传承须依托学术思想的传承，以学术为根本。正如《医贯》所云："有医术、有医道。术可暂行一时，道则流芳千古。"传承是创新的基础，但一味照搬古人之意而不知变通则有失传承的本意。只有以临机应变为要，结合时代发展要求和临床实际，以扬弃的态度学习并传承学术，使中医文化通过传承而保留，通过创新而发展。《毛诗指说》云："传承师说谓之为传，出自己意即为注。"传承中医文化、重视学术思想犹如为经典做传，要保持原意不偏离。医学以治病救人为目的，重视实用性是传承与发展的基本要求。医以活人，文以载道，学术传承以致用为本，正所谓"道不远人，以病者之身为宗师"。

## 一、师徒授受

"古之学者必有师。师者，所以传道授业解惑也"。现存最早的中医经典文献《黄帝内经》就是以黄帝和岐伯问答的体裁写成的。师从于僦贷氏的"天师"岐伯便是黄帝的老师。纵观中国医学史，这种师授徒承的形式比比皆是。《史记·扁鹊仓公列传》记载了扁鹊师承长桑君，成名后将医术传于弟子子仪、子阳等。《三国志·华佗传》记载，吴普师承华佗，不仅将华佗医术流传于世，还著有《吴普本草》。叶天士、李杲、李当之等医学名家均为师徒授受。

师徒授受是中医药人才培养的历史选择。徒弟在"师傅"的指导下，自学中医理论和经典文献，并跟师随诊。跟师期间，徒弟要从照看患者、煎药做起。"师傅"言传身教，教会学生如何望、闻、问、切，以使学生掌握辨证施治的方法和正确用药。师徒授受过程中，"师傅"会毫无保留地将其经验和诊疗技术传授给学生，提升学生的知识水平和诊疗技能。徒弟在抄方侍诊过程中，逐渐领悟老师的思维方式和治病用药方法，进而不断创新。师徒授受有助于用药经验和技术的传授，徒弟在获取医学知识和技能的同时又能继承良好的医德医风。

在古代，师徒传承大多采用"一对一"拜师的方式，中华人民共和国成立后，国家出台了"老中医药专家学术经验继承工作"政策，先后启动了六批师带徒工作，并规定出师后可给予相应学位，解决了中医师徒传承无学历、无资质的问题。2006 年 12 月 21 日卫生部发布了《传统医学师承和确有专长人员医师资格考核考试办法》，提出从事中医或者民族医学临床工作 15 年以上，或者具有中医或者民族医学副主任医师以上专业技术职务任职资格者可作为指导老师。这使名老中医的经验传承得以延续，濒临失传的名老中医经验得以抢救。

为进一步推进中医师承教育，国务院《关于扶持和促进中医药事业发展的若干意见》明确规定："总结中医药师承教育经验，制订师承教育标准和相关政策措施，探索不同层次、不同类型的师承教育模式，丰富中医药人才培养方式和途径。"国务院《关于印发中医药发展战略规划纲要（2016—2030年）的通知》要求："建立中医药师承教育培养体系，将师承教育全面融入院校教育、毕业后教育和继续教育。鼓励医疗机构发展师承教育，实现师承教育常态化和制度化，建立传统中医师管理制度。"中医以师承方式培养了大量人才，国家以法律的形式承认师承方式，允许师承方式继续保留，以发挥更大的作用，执业医师法、《中医药条例》等都已对中医师承教育予以肯定。《中华人民共和国中医药法》更明确指出要支持发展师承教育，推进师承教育与院校教育相结合，充分发挥师承教育在毕业后教育中的作用，并推进师承教育与继续教育协同发展，探索符合中医药特色的人才培养模式。

## 二、学校教育

高等学校教育是中医蓬勃发展的主要源泉，中医学校教育古已有之。但与师承家传相比，官办教育出现较晚，一般认为始于魏晋南北朝时期。《唐六典》记载："宋元嘉二十年，太医令秦承祖奏置医学，以广传授。"这表明，在晋代，政府已经涉及医学教育，隋唐五代时期，官办教育蓬勃发展，隋朝的官办医学由太医署主管，分为医学教育和药学教育两部分。太医署有医师两百人，助教2人，主药2人，药园师2人，医博士2人，按摩博士2人等，可见已有相当规模。唐朝继承了隋朝官办医学教育的制度，仍由太医署主管，由博士负责教育。宋代政府医学教育继续发展，将医政管理与医学教育分开，太医署仅主持以医学教授生徒，另设翰林医官掌医事政令。元代负责医护管理的医学提举司是医学教育的主管机构，且元代医学教育的突出特点是医校与三皇庙合一。明清时期，官办教育逐渐衰落，均没有专门的教育机构，太医院负责监管。

中华人民共和国成立后，1956年，北京、上海、广州、成都建立4所中医学院，之后各省陆陆续续建有中医院校或系，中医药教育事业得以蓬勃发展。中医院校教育属于基础性专业教育，是中医药人才成长的基础环节。高等中医药院校既承担高素质中医药人才培养和科技创新的重任，又肩负着中医文化传承与传播的使命。经过60多年的发展，中医药院校教育已成为中医药教育的主体，建立了包括中高职教育、本科教育、长学制教育、研究生教育等多形式、多层次、多专业的教育体系。

中医药院校教育具有传播知识的信息量大，传授的知识统一、规范，受教育的普及率高等特点，是师带徒传承方式的一种进步。学生在学期间，不仅能够学习中医理论、辨证施治方法和临床技能，还能学习西医基础知识和科研方法，掌握中西医两种方法。

中医药院校的课程设置，除注重培养学生扎实的中医理论功底和实践能力，还注重培养学生的中医文化底蕴、道德素养、现代科学素养和创新思维，使学生学会运用中医文化中的仁、和、精、诚去诠释和传播真、善、美。

### 三、以书载医

历朝历代编撰刊刻的医书为医学的传承奠定了基础。

公元前 213 年，秦始皇下令焚书坑儒，使中国文化遭受了巨大损失。但其中"医药卜筮种树之书"不在焚烧之列，这使得医药书籍得以保存和流传。汉代广开献书之路，汉成帝河平三年曾令侍医李柱国校订方书。公元 5 年，汉平帝举天下知术本草之人，诏传遣旨京师。这是历史记载中由朝廷大规模收集方书本草的首创。南北朝时的官颁医书有刘宋时的《宋建平王典术》120 卷，北魏时李修的《药方》110 卷、王显的《药方》35 卷。这些均为临床方书，反映了当时医学的进步。王显的《药方》为当时流传经方之精要，通过行政渠道发布郡县乡邑，对促进医学的发展和疾病的防治起到了重要作用。

官颁医书多由帝王御医主持，组织众多医家集体编撰，卷帙甚巨，且备颁行之便，对医术的总结提高和推广具有积极意义。唐代第一次官修本草，向全国颁布了《新修本草》。722 年，规定每州将《本草》《百一集验方》与经史书同时保存。同年，唐玄宗编撰《广济方》并颁布全国使用。742 年唐玄宗又颁布《天宝单行方药图》。746 年唐政府令郡县长吏选《广济方》写在大板上，就村坊要路榜示，以济众要。

宋代对医籍的校正和刊行，对促进中医学的发展做出了重大贡献，使许多濒临散佚的重要医籍得以保存。宋朝多次组织官员、学者集体编纂医书，还建立了专门的机构进行校勘、刊行，使医书得以广泛流传。宋以前的医籍多以手抄的方式流传，以致讹误、衍脱很多。宋朝在开国不久即诏令征集收购医书，进行整理、修订。嘉祐二年，设置校正医书局，集中了一批著名医家，对历代重要医书进行校正。这是我国出版史上首次由朝廷设立的医书校正专门机构。

印刷术的发明对中医传承作出了巨大贡献，改变了以往中医典籍只能靠口传手抄流传的方式。雕版印刷使得刻书事业兴旺发达。由于经校正书局校正的医书价格昂贵，普通医生买不起，故宋哲宗特命刻成小字本，以工本价出售，并允许民间医生自由购买。加之医家私人出资刊刻自著，为各地医学校提供教本，使得中医经典得以传承。

### 四、媒体助力

21 世纪新媒体方兴未艾，许多传统文化借助新媒体平台焕发出朝气与活力。中医文化利用网络和手机功能，占领阵地，实现其传承与创新。

中医文化具有独特的魅力，通过网络传承中医文化是时代的要求。中医药是中华儿女智慧的结晶，经过几千年的发展，形成了特有的思维方式和认知方法，具有独特的理论体系和文化成果，这是中医药网络传承取之不尽、用之不竭的财富。中医药网络传承需注重对中医药文化知识的整理和挖掘，提高中医药网络传承的能力，内容上贴近百姓，突出中医药特色，创新形式，促进中医文化的传承与发展。

### 五、国家战略

近代中医，历尽沧桑。清朝中晚期，由于封建统治者的昏庸和帝国主义的入侵，民族虚无主义随之产生，传统文化受到轻视。中华人民共和国成立前，中医药一度处于奄奄待毙、濒临消亡的境地。中华人民共和国成立后，党和政府从维护人民健康、发展医药事业出发，高度重视中医药，制定了一系列保护和发展中医药的方针、政策和措施。党和国家关心中医药工作，把中医药视为珍贵的文化遗产，并多次做出重要批示。

党的十八大以来，以习近平同志为核心的党中央明确提出"着力推动中医药振兴发展"，并从国家战略的高度对中医药发展进行全面谋划和系统部署，明确了新形势下发展中医药事业的指导思想和目标任务。要以高度文化自信推动中医药振兴发展，推进健康中国建设，助力中华民族伟大复兴中国梦的实现。习近平同志指出，中医药学是"祖先留给我们的宝贵财富"，是"中华民族的瑰宝"，是"打开中华文明宝库的钥匙"，"凝聚着深邃的哲学智慧和中华民族几千年的健康养生理念及其实践经验"。

中医药发展已上升为国家战略，作为中医药人必须坚持创造性转化、创新性发展，在中医文化传承与发展上有所作为。要发展中医药健康产业，在推进供给侧结构性改革上有所作为。要推动中医药健康服务优化升级，推进中医药与养老、旅游、文化、扶贫深度融合发展，有效开发中医药资源，产生一批适应市场与健康需求的新产品、新业态，开发一批有中医特色的诊疗仪器和设备，创造新供给、引领新需求、释放新动能。

要推动中医药海外发展，在服务"一带一路"建设上有所作为。发挥中医药在密切人文交流、服务外交、促进民生等方面的独特作用，加强与"一带一路"沿线国家的中医药交流与合作，不仅提供诊疗服务、发展中医药服务贸易，而且讲好中国故事，展示中华文化的魅力和当代中国的活力。

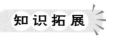 **知 识 拓 展**

## "龙江医派"——黑龙江省非物质文化遗产名录

黑龙江省人民政府于2016年1月发布了《关于公布第五批省级非物质文化遗产名录和省级非物质文化遗产扩展项目名录的通知》（黑政发〔2016〕2号），黑龙江中医药大学申报的"龙江医派"成功入选省级非物质文化遗产名录。

"龙江医派"是近现代在北疆逐步崛起的中医学术流派，有着自身独特的学术内涵和独立的传承谱系，培育了大量优秀的中医药人才。近年来，黑龙江省龙江医派研究会积极抢救、发掘、整理、验证、创新、推广龙江中医药学术经验和学术思想，出版了《龙江医派系列丛书》，创办了黑龙江省"龙江医派"学术文化节，组织开展了相关主题纪念活动、文化宣传活动和学术交流活动，推动了黑龙江中医药事业的传承创新。目前，黑龙江省内外共建立了32家二级传承工作站，旨在通过医疗、教学和科研等方面的合作，发挥"龙江医派"在临床诊疗、人才培养和科学研究等方面的优势，造福百姓当。

**思 考 题**

1. 中医文化传承的价值对于自身有什么启示。
2. 谈谈有关传的新方法、新思路。
3. 谈谈对中医文化传承的理解。

# 第七章 中医文化传播

**【学习目的】**

掌握中医文化传播的特征；熟悉中医文化传播的基本形式和基本策略。

## 第一节 中医文化传播的特征

传播是无处不在、无时不有的。中医文化和传播是相互兼容和渗透的。一方面，传播对中医文化的影响是持续而深远、广泛而普遍的。中医文化在传播过程中得以形成和发展。传播是中医文化赖以存在和发展的机制，是促进中医文化变革和创新的重要机制。另一方面，传播是中医文化首要而又基本的功能。没有传播的中医文化将会封闭，进而失去生机和活力，并最终消亡。由于中医文化具有向外散布的特性，故传播也是中医文化的内在属性和基本特征。

### 一、概述

美国社会学家查尔斯·库利提出：传播是指人与人的关系赖以成立和发展的机制，包括一切精神象征及其在空间中得到传递，在时间上得到保存的手段，涉及表情、态度和动作、声调、语言、文章、印刷品、铁路、电报、电话，以及人类征服空间和时间的其他任何最新成果。作为一种客观机制，中医文化的传播是传递、交流、共享和保存的能力，是实现文化互动，发挥对人类社会的作用和效能，构建以中医文化为中介的精神交流和社会互动行为。

从信息角度讲，传播是指社会信息的传递或社会信息系统的运行，包括传播者、受传者、讯息、媒介和反馈等五个要素。从要素角度讲，中医文化传播是每个要素的行为，如传播者发出中医文化信息。从过程角度讲，中医文化传播是由准备到实施、再到作用于受传者、反馈给传播者的逻辑过程，即从传播者到受传者之间，通过一系列环节和因素的相互作用和相互影响过程。例如，中医养生保健专家（即传播者）通过网络（即媒介）向养生保健关注者（即受传者）发布慢性病中医防控知识（即讯息），并解答关注者的咨询（即反馈）。

综合而言，中医文化传播是以传播者与受传者之间相互影响和共同进步为目的，信息产生、传递、共享、反馈的一个动态运动和循环往复系统过程。

### 二、传播过程

中医文化传播涉及五个要素，即传播者、受传者、讯息、媒介和反馈。

（一）传播者

**1. 概念**

传播者是指传播过程的发起者和传播内容的发出者。通过发出讯息，传播者主动作用于受传者。在中医文化传播中，传播者包含个人、群体和组织机构，如教师、文化宣讲团、名老中医工作室和中医药院校等。

**2. 特征**

从中医文化传播过程的质量和效率角度，传播者应具有一定的权威性、可信性、熟知性等。

（1）权威性　是指传播者的素养、智慧、威望和地位等特质，涉及中医文化及其传播方面的能力和才华。

（2）可信性　是指传播者具有使受传者承认和信赖的特质，涉及受传者对中医文化传播者的相信和信任及其传播中医文化讯息认可和承认的一种倾向程度。

（3）熟知性　是指传播者的被受传者所了解和熟悉的特质，涉及中医文化传播者与受传者之间亲近的程度。

（二）受传者

**1. 概念**

受传者是指讯息的接收者和反应者，是传播过程的目的地。通过对讯息的选择、接受和理解等过程，受传者受到讯息的影响。在中医文化传播中，受传者包含个人、群体和组织机构，如学生、亚健康人群等。

针对传播者和受传者关系，一方面，两者不具有固定不变的角色。在中医文化传播过程中，传播者和受传者是相对性角色，即相对于发出讯息和接收讯息。随着相对性的变化，两者能够转换角色。另一方面，传播者和受传者具有双向沟通关系，即相对于传播者，受传者不存在完全被动关系。受传者是传播效果的反馈者，即通过反馈，反作用于传播者。例如，受传者在接受中医"治未病"讯息后，可能存在某种常见病的"治未病"调摄疑惑，然后将该讯息反馈给传播者，促使传播者发出新的讯息，开启新的中医文化传播过程。

**2. 类型**

根据角度不同，受传者分为不同类型。

（1）根据心态划分　可分为积极选择型和随意旁观型。

①积极选择型受传者：是指相信中医文化相关内容能够满足自身实际某种需求的受传者。这种相信可能源于个人经验，或与其他受传者的交流和指引等。

②随意旁观型受传者：是在没有明确需求情况下偶然接收到中医文化相关内容的受传者。

在中医文化不断普及的过程中，受传者可能既是积极选择型又是偶然旁观型。

（2）根据时态划分　可分为预期型、现实型和潜在型。

①预期型受传者：是指传播者所预想或预测的受传者。这种预想可能源于传播者的

实践经验和实际调研等。

②现实型受传者：是指真实参与传播过程的受传者。

③潜在型受传者：是指潜藏于传播过程中的受传者。这种潜藏可能源于传播过程中所未能充分体现、后期参与传播过程等情况。

上述类型存在交叉现象。例如，现实型受传者涉及积极选择型或随意旁观型，如作为现实型受传者，接受慢性病中医治疗后，可能是积极选择型或随意旁观型。

### （三）讯息

讯息是指相互关联、有完整意义、有序的一组符号，能够表达某种完整意义的信息，是传播者与受传者之间进行有意义互动的介质。例如，承载中医文化内容的文字、声音、图像等。

讯息是传播者与受传者发生关系、形成互动的理由和前提。例如，传播者借助中药炮制视频呈现和解析传统中药炮制技术，让受传者感知国家级非物质文化遗产——中药炮制技术的独特魅力；受传者观看视频后进行思考，向传播者发送反馈讯息，形成两者之间的交流互动。

### （四）媒介

**1. 概念**

媒介是指负载、扩大、延伸、传递讯息的物质实体，介于传播者与受传者之间。

**2. 特点**

传播媒介具有负载性、中介性、扩张性和实体性等特点。

（1）负载性　是指媒介负载讯息的作用。纸张、音频、视频是负载中医文化的文字、声音和图像等讯息的媒介。

（2）中介性　是指媒介居于传播者与受传者之间并使两者建立联系、沟通信息。

（3）扩张性　是媒介在中介性和负载性基础上讯息的共享、扩展和张扬。例如，针对某处所珍藏的中医古籍，图像、视频等媒介扩展了受传者的接受途径，实现中医古文化的共享、扩展和张扬。

（4）实体性　是指媒介可见、可触、可感的质地、形状和重量。例如，中医文化传播中的书刊、报纸、收音机、电视机、放映机等。从媒介的负载性角度，中医文化的传播媒介涵盖了实体和讯息的混合物（如报纸、书刊、广播、电视、电影等），以及媒介组织机构（如大众媒介、新闻媒介等）。

**3. 中医文化传播的媒介**

中医文化传播媒介主要包括印刷媒介、电子媒介和新媒介。

（1）印刷媒介　主要利用印刷技术设备和产品进行传播，如中医文化相关的书籍、报纸、杂志、宣传册等。

（2）电子媒介　主要利用电子技术设备和产品进行传播，如广播、电视、电影等。新媒介（又称第五媒介）主要利用数字技术、网络技术以及电子科技产品（如手机、平板电脑等）进行传播，如数字杂志、数字报纸、数字广播等。

（3）新媒介　具有综合性、交互性和快捷性等特性，综合了印刷媒介和电子媒介的内容和优点，解除了传播者和受传者的沟通交流时空约束，为随时随地的讯息获取提供了坚实保障。新媒介解决了印刷媒介和电子媒介的一些不足，如印刷媒介的物理空间占用、受限于识字能力的中医文化讯息接受等缺陷，电子媒介的不便重复、物理空间环境下的中医文化接受等不足。另外，新媒介形成了新的传播方式，如微信、微博等。

### （五）反馈

**1. 概念**

反馈是受传者反作用于传播者的重要途径，是受传者能动性的体现。反馈是受传者在接收到讯息之后所做出的反应或回应，即受传者回送给传播者的信息，如态度、评价、意见、建议、需求等。中医文化传播的反馈是传播者与受传者之间的因果关系回路，可促进传播者提高中医文化传播的质量和效率。

**2. 受传者的反馈作用**

受传者的反馈作用是激发传播者的热情和信心，促进传播者优胜劣汰，检验和证实传播效果，改进和优化传播的形式和行为，检查讯息质量（如真实性、准确性、可靠性、针对性、时效性、新颖性、权威性等）等方面。例如，针对受传者的肯定性反馈（如赞扬、鼓励等），传播者会增强讯息制作和传递的信心。反之，受传者的否定性反馈（如批评、攻击、讽刺等），传播者会受到打击而放弃传播活动，或者在积极接受情况下，努力提高自身素养、智慧、威望和地位。

### 三、基本特点

中医文化传播具有整体性、开放性和互动性的特点。

### （一）整体性

中医文化在传播过程中，各要素之间存在着相互依赖、相互影响、相互作用和相互制约的关系。这种关系保证了各要素的有机联系，使中医文化传播处于动态运动和循环往复的系统运行状态。

就传播内部而言，每一要素也存着整体性，作为传播过程的子系统。例如，针对中医文化的组织传播而言，在上一级传播者发布传播机制之前，上一级传播者的内部可能以会议形式，纳入传播者、受传者、讯息、媒介和反馈五个要素进行传播，并利用相互依赖、相互影响、相互作用和相互制约关系形成传播机制；最后形成讯息，进行组织内部和外部传播。

### （二）开放性

**1. 中医文化的传播要素是开放的**

这体现在传播要素是包容和吸纳的，不局限于常规性状态。中医文化的传播不是单纯地解决传播者或受传者的讯息需求，而是在形成和解决讯息需求过程中，从中医文化全局的角度，保证各要素的开放性，提高传播质量和效率。例如，新媒体的迅速发展极大地丰富了中医文化的传播媒介，全民健康国家战略扩大了中医文化传播的传播者范围。

**2. 中医文化的传播过程是开放的**

一方面，多种传播过程是相互协同和渗透的。例如，中医特色诊疗传播可以协同中医教育机构科研传播，融入中医药领域科学研究的前沿成果。另一方面，在空间、时间和领域角度，传播过程面向世界、面向未来和全部领域。例如，中医文化传播是中医药国际化的重要组成部分，尤其是"中医药文化 + 教育国际化"的要求能够为我国教育国际化改革和中医药走向世界提供新思路。中医文化传播需要交叉、融合和渗透多学科的知识、方法、手段，丰富传播的途径和方法。

### （三）互动性

在中医文化传播的过程中，传播者与受传者之间具有双向性，即永不停止的相互作用、相互协同、相互尊重、相互影响，共同完成中医文化讯息的产生、传递、共享和反馈过程，传承中医文化。

中医文化传播的互动性必须涵盖创造性，即在中医文化的讯息互动过程中，传播者与受传者之间、传播者与传播者之间、受传者与受传者之间进行中医文化讯息的交流、交换和扩散，创造着新的讯息，甚至创新中医文化，共同推进中医文化的发展。

### 四、基本原则

中医文化传播需遵循可信性原则、针对性原则、有序性原则和协同性原则。

### （一）可信性原则

可信性是中医文化传播的生命，也是传播实际达成效果的关键。可信性原则是对中医文化传播讯息的基本要求。依据该原则，中医文化的传播讯息必须是真实可靠和公正全面的，必须准确反映客观事实。无信的中医文化传播不仅无效，而且具有危害性。例如，虚假的中医诊疗方案传播会导致受传者无所适从或影响受传者的健康。

可信性原则涉及中医文化传播的各个要素。例如，传播者必须生成可信的讯息，媒介不能影响客观事实的准确性，受传者应能准确辨识讯息的可信性并客观地反馈不可信讯息。但是可信性原则不排斥传播的艺术性。为了加强传播的吸引力和感染力，传播者可在保证准确反映客观事实的基础上增添生动性、趣味性和形象性，提高中医文化传播的效果。

### （二）针对性原则

传播必须有的放矢。针对性原则要求中医文化的传播者要根据受传者的个性特点和认知水平，恰当地选择讯息内容，以及传播形式、方法和技巧，注重传播活动的贴近性和吻合性，以及吸引力和感召力。针对性原则主要体现在两个方面。

**1. 中医文化传播需结合传播活动的实际情况**

中医文化传播需明确受传者，分析受传者的层次特点（如年龄、职业、文化素养等），进行有针对性的传播。例如，针对基础教育阶段的学生，学校可选择中医文化科普讯息（如中医来源，针灸、刮痧等特色诊疗手段等），通过生动活泼、贴近实际生活的讯息媒介（如漫画、动画等），浅显易懂地呈现中医文化的魅力，提高学生的学习积极性，有效培养受传者的中医文化素养。

**2. 中医文化的传播需紧密围绕受传者的实际需求**

这不仅体现在传播活动的启动阶段，而且体现在传播的循环往复阶段。这是因为受传者的实际需求具有动态性。例如，在接受相应的讯息之后，受传者可能产生新的、更深层次的讯息需求。这种新的需求可能通过反馈，传递给传播者；或者潜藏在心里，尚未进行反馈。因此，中医文化传播活动不仅要被动收到受传者的反馈，更要主动获取反馈讯息，甚至预测潜在的新需求，调动受传者参与传播活动的积极性、主动性和创造性。

### （三）有序性原则

有序性原则要求传播者依据讯息的实际特点和具体结构，按照一定的次序和步骤，有条不紊地开展传播活动，保证中医文化的传播效果。

有序性原则主要体现在三个方面：在传播内容上，传播者需由浅入深、由易到难、有头有尾、有点有面地组织讯息内容。在传播过程上，传播者需由近及远、循序渐进、有张有弛、步步为营地推进传播过程。在传播组织上，传播者需有计划、有布置、有落实、有检查、有总结地组织传播活动。

### （四）协同性原则

协同性原则要求传播者和受传者在传播活动中协调与合作，形成互动效应，共同完成传播目标的实现。这将有益于发挥传播者的主导作用，调动受传者参与传播的积极性和主动性，创造良好的传播条件和环境，

协同性原则主要体现在两个方面：①传播者和受传者为达到传播目的，相互配合，联合行动。②传播者和受传者为传播的正常开展和谐一致，配合得当。

# 第二节　中医文化传播的形式

## 一、人内传播与人际传播

### （一）人内传播

**1. 概念**

作为人体内部的传播，人内传播（也称内向传播、内在传播或自我传播）是指意识和行为主体的个人接受外部信息，并借助能动的意识和思维活动，在人体内部进行信息处理的活动，如自我回想、自我推敲、自我反省、自我修正等。这种信息处理活动是在个人的主体意识主导下，以个人感觉（如视觉、听觉、嗅觉、味觉、触觉等）作为

出发点，通过讯息的认识、回顾、记忆、推理和判断，进行综合认知和把握，不断发展和完善自我，形成积极能动的反映过程。例如，个人通过耳、眼等感官系统，接受中医药科普知识，之后通过神经系统传输给大脑，由大脑进行处理和记忆，并借助已有的知识和思考力进行信息加工，解决问题，更新和丰富自我知识体系，提升自身的中医药知识水平。

**2. 人内传播的特点**

个人是传播系统中的个体系统，人内传播便是个体系统内的传播，即人体本身就是一个完整的信息传播系统。中医文化的其他传播活动系统由个人组成，人内传播是其他一切中医文化传播活动的基础，即其他一切中医文化传播活动必须涵盖人内传播的环节。人内传播不是封闭和孤立的，具有社会性和互动性。这种社会性和互动性是中医文化传播的根基。

人内传播是个人对源于外界的中医文化讯息的反应而触发的。当个人接触到新的中医文化讯息（如中风病的针灸治疗方法、中医诊疗区域等）后，会在大脑中已有的相关经验和知识引导下，进行认识、回顾、记忆、推理和判断，进行预测和决策控制，从而做出反应（如态度、行为等）。这一过程中，个人可能倾向按照原有的解释和态度来对待新的讯息，强化已有的经验和知识；或比较新讯息和已有经验和知识后，对其进行完善或修正，最后应用于下一次人内传播过程。

（二）人际传播

**1. 概念**

人际传播是两个行为主体（个人）之间的信息传播活动。人际传播是最直观、最常见、最丰富的中医文化传播现象。人际传播是一种高质量的传播活动。人际传播的突出特点在于双向性强、反馈及时、互动频度高等。在人际传播过程中，传播者和受传者在自发、自主和非强制的基础上存在一对一关系，并在一来一往的传播过程中不断交换角色；在互动过程中，一方能够根据对方的反馈把握传播效果，完善传播讯息，改进传播方法，最终影响双方的态度和行为方式，产生传播效果。

人际传播与人内传播联系密切。一方面，人际传播是个人交流信息的重要渠道，是人内传播发挥作用的重要途径，人内传播对人际传播过程和效果具有明显影响；另一方面，人际传播是完善和发展自我的重要途径，有助于提高人内传播质量。

**2. 中医文化人际传播的基本动机**

中医文化人际传播的基本动机主要包括三个方面。

（1）获得有用的讯息　这是人际传播的首要动机。如医生与患者之间的治疗咨询、病程解答等，患者之间的聊天、闲谈等。

（2）建立与他人的社会协作关系　这体现了个人之间的社会交往和协作关系。如糖尿病患者之间饮食、运动等方面的相互监测和督促，以便有效合作和配合。

（3）促进自我认知和相互认知　进行人际传播前，个人期望通过相互交换讯息，传递自我和他人之间了解、认识、评价，提升个人把握自我和他人的客观性、准确性。这也是人际传播的重要基础。

## 二、群体传播与组织传播

### (一)群体传播

**1. 群体**

作为个人与社会相联结的桥梁和纽带，群体是指具有特定的共同目标和共同归属感、存在着互动关系的复数个人的集合体。群体包括稳定型和临时型。

稳定型群体分为初级群体（如家庭、朋友、邻居等）、次级群体（具有某种共同社会属性的间接社会集合体，如年龄层、职业等）、社会群体（联系松散、自发形成的集合体）、职能群体（存在着制度化的严密分工和严格纪律的组织，如团体、企业等）。

临时型群体是指由临时的集合行为而聚集的人群。群体对个人乃至社会具有极为重要的意义。群体是满足个人需求的重要手段，是个人信息的重要来源，能提供个人表现和实现自我的场所与手段。

群体的成立、生存和发展的基础条件包括共同的目标取向、成员之间的协作意愿，以及群体与成员之间、成员与成员之间的传播。

**2. 群体传播**

群体传播是指将共同目标和协作意愿加以连接和实现的过程，是群体生存和发展的基本生命线。

在群体传播过程中，传播者和受传者都会感受到某种程度的群体压力。群体压力是指群体中的多数持有的讯息对个人或少数持有的讯息所产生的压力。面对群体压力，少数人群一般会采取服从多数的态度，原因在于信息压力和趋同心理。

信息压力是指在通常情况下个人面对多数人所提供的讯息，会认为其正确的可能性要高于少数人，进而产生较信任的态度。趋同心理是指个人希望与多数保持一致，避免因孤立而遭受不良反应的心理。

### (二)组织传播

组织是人们为实现共同目标而各自承担不同的角色分工，在统一的意志之下从事协作行为的持续性体系。针对群体而言，如果一个群体具有一个统一的指挥或管理系统，那么这个群体就是一个组织。与一般社会群体的目标相比，组织目标更明确、更系统，其实现需要严格的制度化措施予以保证。

**1. 概念**

组织传播是组织的基本属性之一。组织传播是指以组织为主体的信息传递活动。组织通过传播，联结组织的各组成部分，形成有机整体，保障组织目标的实现，保证组织的生存与发展。组织传播的目的在于稳定成员之间的关系，协调行动，维持和发展组织的生命力，疏通组织内部和外部渠道，适应内部和外部环境的变化。

**2. 功能**

组织传播的功能包括四个方面。

（1）组织内部的协调　在组织中，各部门和岗位需要在统一目标下，作为传播者和受传者，通过一定的渠道（即媒介）传递讯息，保持相互联系，并执行一定的信息处理职能，进行反馈，保持相互衔接。最终各部门和岗位在各司其职、协同工作过程中，形成一个有机整体。

（2）组织的指挥和管理　在一个组织中，信息传播活动体现在任务的下达、实施、监督、检查、总结过程中，也体现在组织规章制度的贯彻执行和组织的日常管理过程中，最终实现组织的目标。

（3）组织的决策和应变　面对组织内部和外部出现的新情况和新问题，通过讯息的收集、整理、分析、预测，不断提高适应能力和处理能力。

（4）成员共识的达成　面对组织活动所产生的问题，通过信息传达、说明、解释、讨论等传播过程，以便在组织成员中达成普遍的共识。

**3. 途径**

组织传播包括组织外传播和组织内传播。

（1）组织外传播　是通过信息输入和输出，组织与外部环境进行信息沟通、互动的过程。其中，信息输入是组织收集外部信息的活动，以便进行目标管理和环境决策应变。信息输出是组织与外部环境的有关活动，如公关、广告、文化宣传等。

（2）组织内传播　是通过思想、感情和工作沟通，维持内部统一、实现整体协调运行的过程。组织内传播涉及正式渠道和非正式渠道。

①正式渠道：正式渠道严格按照一定关系（如部门、职务、岗位及其隶属关系等）进行传播，分为下行传播、上行传播和平行传播三种形式。下行传播是指以指令、训导、劝服和灌输为主，自上而下地传播组织目标、任务、方针、政策等讯息过程。上行传播是指针对情况、建议、愿望与要求等讯息，各级部门和岗位之间自下而上的传播过程。横向传播是指为了协调和配合，同级部门、同级成员之间情况互通、信息交流的过程。从系统角度，上述传播形式存在着蕴含关系。如上行传播可被视为下行传播的反馈环节。

②非正式渠道：非正式渠道是制度性组织关系以外的信息传播，主要包括人际传播和非正式的群体传播两种形式，如成员之间的交谈、改革小组等。

## 三、大众传播

### （一）概念

大众传播是指职业传播者在国家调控的范围内，在特定的组织目标和方针指导下，利用大众传播媒介（如报纸、书刊、广播、电视、电影等），向社会公众进行公开、定期、大规模传播活动。

### （二）大众传播的特点

1. 传播者具有专业性，传播者既是个体又是团体。
2. 传播技术具有先进性，传播手段具有产业性，具有大量生产讯息的能力。
3. 讯息具有大量性和商品性，与社会观念、价值和行为规范具有直接关系，对受传者的立场、观点、态度、行为、素养等方面产生影响。

4. 受传者具有全局性，面广量大，分布广泛。

5. 反馈具有突出的事后性，缺乏即时性和直接性。

6. 传播过程具有各自的传播制度和政策体系，以便维护特定社会制度。

### （三）大众传播的功能

大众传播的功能主要体现在四个方面。

**1. 树立典范**

发布并表扬先进事迹，树立优秀典型，发挥示范、引导、激励作用，颂扬美好的风尚和理想，讽刺和鞭挞落后的现象。

**2. 强制规范**

传递社会规范、公共道德规范、伦理规范、法律政策规范，公布文化、习俗规范的偏离讯息，促进大众参与舆论制裁，形成普遍的社会谴责，唤起大众遵守。

**3. 监视环境**

及时报道和反映新情况和新问题，及时监控、了解、把握并适应内外环境的变化，满足社会大众的政治、经济、生活等方面的讯息需要。

**4. 设置议程**

通过大众传播，占统治地位的政治、经济和社会势力对舆论进行操作和控制，营造"意见环境"来影响和制约舆论，引导大众对当前大事及其重要性的认识和判断，形成现代社会的共识，并产生持久、综合、宏观的社会效果。一方面通过告诉大众"想什么"的方式，将大众的注意力引向特定的问题；另一方面，通过告诉大众应"怎样想"的方式，加强或改变大众对事物的看法或观点。

人际传播和组织传播必须作为大众传播的补充，实现三者的有机结合，以保证大众传播的效果。

## 四、国际传播与全球传播

### （一）国际传播

国际传播是指以国家社会为基本单位，以大众传播为支柱，国与国之间的传播，是一种由政治所规定的跨国界传播。国家是国际传播的基本主体。除了国家以外，国际传播的主体还包括国际机构、同盟或地区集团、跨国组织、国内各集团或组织、社会活动家、专家学者等。《中医药发展战略规划纲要（2016—2030年）》提出：深化与各国政府和世界卫生组织、国际标准化组织等的交流与合作，积极参与国际规则、标准的研究与制订，营造有利于中医药海外发展的国际环境。在此背景下，国际传播将成为中医药文化海外传播的重要形式，如孔子学院——中国国家汉语国际推广领导小组办公室在世界各地设立的推广汉语和传播中国文化的机构。

国际传播与国家、民族利益有着紧密联系，故国际传播的首要特征是与政治有极为密切的关系，即国际传播具有很强的政治性。

## （二）全球传播

全球化是现代社会的必然趋势。美国传播学者 H. H. 弗里德利克认为：全球传播是研究个人、群体、组织、民众、政府，以及信息技术机构跨越国界所传递的价值观、态度、意见、信息和数据的各种学问的交叉点。全球传播是国际传播的扩大和发展。全球传播涉及文化、国家发展、对外政策和外交政策、国际纷争及其解决、技术、新闻与信息流通、霸权主义、意识形态、大众传播制度、控制与政策、人权与民权、战争与和平、宣传及其影响等众多领域。

文化传播是全球传播的重要特色之一。由于跨国界、跨文化的传播日益频繁，不同国家、民族之间的文化接触、摩擦、碰撞和融合以及由此产生的世界影响等问题越来越占据重要的位置。

# 第三节  中医文化传播的策略

## 一、传播环境

环境是中医文化传播的基本条件。中医文化传播是特定环境下的活动。该环境称为中医文化的传播环境。中医文化的传播环境是指传播生存的空间以及空间中直接（或间接）影响传播实施和发展的各种自然因素，如政治环境、经济环境、地理位置、具体场所等。理想的传播环境有助于提高传播者和受传者的积极性和主动性，提高媒介质量和传播效果。反之，恶劣的传播环境可制约传播活动的实施和发展，有损传播活动的质量和效果。中医文化传播需高度关注传播环境，积极分析环境的影响，主动营造理想的环境，合理选择适宜的环境，切实转化环境的不利影响。

### （一）大环境与小环境

小环境是指在中医文化传播活动周围空间和领域中，与传播关系密切的各种状况和条件分布，如院校的中医文化传播者的整体素质、医院的中医文化传播机制等。

大环境是指在较大的空间和领域中，与传播有关的各种状况和条件分布，如国家范围的地理环境、经济环境、人民素质、政策措施等。

中医文化传播通过营造相互包容、相互融合的大环境和小环境，形成传播空间和领域，在宽度和广度上协调和交叉的良好关系，建立大环境和小环境之间共振和共鸣的互动关系。通常小环境能够直接、显性地影响中医文化传播活动，大环境能够间接、隐性地影响中医文化传播活动，并通过与小环境之间的共振和共鸣，直接、显性地影响传播活动。如传播者的整体素质会直接影响中医文化的讯息质量。我国的"一带一路"战略为中医文化的国际传播提供了良好的机遇，并通过与小环境之间的共鸣（如中医药院校主动适应"一带一路"战略，开展或扩大中医国际教育）直接影响中医文化的国际传播。

（二）物理环境与地理环境

**1. 物理环境**

物理环境是指中医文化传播活动所涉及的物理空间，如名老中医诊室、中医药文化博物馆等。

中医文化传播的物理环境能够呈现中医文化的价值观，加强或减弱传播效果。因此，中医文化传播需围绕中医文化的核心价值，结合实际情况，推进物理环境建设，强化传播效果。如通过古代中医诊疗场所、名医故居、中医文化博物馆等建设，让受传者置身于中医文化传播的物理环境中，为受传者提供知识、教育和欣赏，使其了解中医文化历史、现象、成因等要素。

**2. 地理环境**

地理环境是指中医文化传播所依赖的自然条件总和，如位置、气候、地貌、植被和自然资源等。地理环境对中医文化传播的过程、特色和效果产生影响。

（1）地理环境影响中医文化传播的过程　地理环境影响中医文化传播的人才聚集、受传者的文化素质和媒介的场所建设等，如传播人才大多集中在经济发达城市，媒介场所常设在交通便利、人口密集地区。

（2）地理环境影响中医文化传播讯息的质量、数量和特色　传播者和受传者的距离越远，讯息的可靠性有可能越低、数量有可能越小。中医文化会因不同的地理环境而具有不同的特色。如地域性是中医学术流派显著的特征，中医学术流派的传播讯息各有特色。

（3）地理环境影响着中医文化传播的效果　优美的中医文化传播自然环境有助于促进受传者对中医药文化的感悟和体味。

中医文化的传播需从全局考虑，解决地理环境带来的传播不均衡的问题；充分挖掘地理环境所蕴藏的中医文化，彰显地理环境所带来的文化特色；切实利用现代科学技术，弱化地理环境所带来的距离感。可通过人才共享机制，为边远山区提供优质的中医文化传播者；通过传承工作室建设，加强地域性中医学术流派研究；通过中医文化旅游项目开发，使受传者体验中医养生保健、感触特色中药材资源；通过互联网技术，利用高质量、数量充足的数字化生产中医文化讯息，随时、随地地开展中医文化传播活动。

## 二、传播效果

效果是衡量传播的重要指标之一。中医文化传播需高度关注如何获得良好的效果，避免不良的效果。

（一）概述

传播效果是指中医文化传播活动产生的有效结果。从狭义上讲，有效结果是指传播者实现其意图或目标的程度，如受传者的心理、态度和行为变化。从广义上讲，有效结果是指中医文化传播活动所引起的客观结果，包括对受传者和社会所产生的一切影响和后果。

## （二）传播效果的层面

根据效果发生的逻辑顺序或表现阶段，传播效果可分为认知层面、心理和态度层面、行动层面三种。

### 1. 认知层面的效果

认知层面的效果是指外部讯息作用于受传者的知觉和记忆系统，引起受传者知识量的增加和认知结构的变化。如中医药院校通过中医文化传播，增加学生的中医文化知识量，完善学生的认知结构。

### 2. 心理和态度层面的效果

心理和态度层面的效果是指传播活动作用于受传者的观念或价值体系而引起情绪或感情的变化。如中医医院通过疾病的有效治疗，提升患者乃至他人对中医特色诊疗的认可度。

### 3. 行动层面的效果

行动层面的效果是指上述变化通过受传者的言行表现出来。如通过中医文化传播，学生以仁心仁术的道德观念，融合中医临床思维，进行实践学习。

借助传播效果的层次性，中医文化传播需注重从认知层面到心理和态度层面再到行动层面逐层递进、层层融合，推进效果的累积、深化和扩大。

## （三）传播效果的影响因素

传播效果的影响因素涉及传播过程的各个环节。

### 1. 传播者的可信度对传播效果的影响

传播者发挥着中医文化传播活动的主导作用，生成并发送讯息。因此，传播者涉及可信性效果。传播者可信度越高，效果可能越好；反之，效果可能越差。

受传播者可信度的影响，不同传播者发出同一讯息，受传者的接受效果会存在不同程度的差异。

可信度包括传播者的信誉及其专业权威性两方面要素。传播者的信誉是指传播者在传播活动中所获得的公认的信用和名声，涉及诚实可靠、实事求是、公平公正等品格。传播者的专业权威性是指传播者具有使受传者信服的力量和威望，让受传者对效果不产生怀疑，涉及传播者对中医文化传播活动的特定问题所具有的发言权和发言资格。为此，中医文化传播需重视传播者的信誉和专业权威性及其传播活动的可信性效果评价，注重传播者队伍建设，保证传播活动良好，可信度高。如加大考察力度，保证中医文化讯息的采集、筛选和加工质量，严格判断讯息的真伪和价值。

### 2. 受传者的属性对传播效果的影响

受传者是中医文化讯息的接受者，其性格、兴趣、关注点、经验、文化程度、职业等个人属性和人际传播网络、群体归属关系等社会属性都会对传播效果产生影响。受其影响，在同一传播活动中，不同受传者接受同一讯息，效果会存在差异。因此，中医文化传播在传播活动中需注重受传者的个性，选择适合的传播者、讯息内容和媒介，进行针对性的传播，以保证传播效果。

对于人际传播网络，意见领袖是增强受传者传播效果的重要影响因素。意见领袖是指经常为他人提供信息、观点或建议并对他人施加个人影响的人物，是讯息传递和效果影响的中继和过滤。中医文化传播发现并关注传播活动中的意见领袖及其影响，发挥其阅历丰富、社交范围广、讯息渠道多以及传播接触频度高、接触量大的特点，有助于增强传播效果。

群体归属关系和群体规范对中医文化传播的效果具有制约作用，能够影响受传者选择性地接触讯息内容。群体归属关系的影响涉及两个方面，即意见领袖的个人影响和由群体的多数意见所产生的群体压力，以及群体规范。

群体规范是指由过去和现实的群体归属关系所产生的观念、价值、行为准则的内在化。如在慢性病患者的自发性群体中，其他成员可能会倾向性地听取"经验丰富"的意见领袖的真实可靠讯息，从而改善自身的健康状况；或者通过接触群体归属关系所包含的中医治疗途径，接受相关讯息。中医文化传播注重传播活动的群体归属关系和群体规范，采取恰当的方式和方法，促建群体归属关系，关注并帮助完善群体规范，有助于增强传播效率。如借助移动互联网技术，探索建立移动环境下的群体归属关系，随时关注群体规范，并给予科学、合理的建议与意见，完善群体规范。

**3. 传播技巧对传播效果的影响**

（1）概述　传播技巧是指有效熟练地灵活运用传播原理、知识和技术所表现出来的具体而又特殊的传播技能或方法，由结构形式、表达方式、修辞手法和各种符号有机组合而成。传播技巧有助于讯息的简洁、清晰、生动和完整表达，从而取得最好的传播效果。传播技巧是传播者高度的政治素养、理论素养、文化素养和足够的经验知识的综合反映。传播技巧不仅涉及讯息内容的美化与包装方法，也涉及绕开传播障碍、避免传播干扰的特殊技能。在中医文化传播活动中，传播者需掌握传播理论，注意总结经验，坚持技巧为内容服务、与传播策划吻合、为受传者所接受。传播者可根据不同受传者的兴趣、习惯、需求、文化程度等情况，针对性地运用传播技巧，使中医文化传播为受传者喜爱和接受。

（2）传播技巧的类型　中医文化的传播技巧大致可分为组构技巧、论证技巧、鼓动技巧、传递技巧和抗御技巧五种。

1）组构技巧：组构技巧包括明示法和暗示法、详论法和略论法、立论法和驳论法等方法。

①明示法和暗示法：明示法和暗示法是传播者针对讯息的中心思想或基本内容所做出的明确或含蓄的归纳总结，以表达或暗中传达一定的思想、感情、目的和意图，影响受传者的态度和行为。

②详论法和略论法：详论法和略论法是讯息的主题、论点、观点、信息等各部分进行疏密相间、详略适度的加工和组合。

③立论法和驳论法：立论法是传播者从正面直接提出自己的观点，并只向受传者阐述有利于论述这一观点的论据和事实。驳论法是传播者向受传者阐述既有利又不利的事实和论点，通过揭露和批驳错误的论点论据，而树立正确的观点。

2）论证技巧：包括引证法、印证法、比喻法、假借法、比较法和逆证法等。

①引证法：是传播者直接引用真实可靠、典型生动、准确贴切、认真核实的事实和理论资料，以证明自己的观点主张。

②印证法：是间接运用已有的真实、典型、平凡、易学的客观事实，间接证明自己的观点主张。

③比喻法：是通过直喻、隐喻、讽喻三种方式，运用比较熟悉的、具体的、易理解的、感人的形象说明抽象的观点和道理。

④假借法：是假借具有权威性、高信誉和寓意性的符号，或受传者所熟知的声音或音乐，或名人表达传播的观念，增强讯息的可信性，增加传播活动的可信度，搭建有效传播的气氛。

⑤比较法：是利用对立、类似、横向和纵向比较的形式，通过对立双方、相近相似、同一时期的两种性质截然不同的事实或观点和同一事物在不同时间的不同情况进行比较，以证实自己观点的正确。

⑥逆证法：是利用反证、独证、归谬等形式，通过先证明与自己提出的论点相矛盾的另一个论点是错误的，以证明自己论点的正确性；或先证明对方提出的论点相矛盾的另一论点是正确的，以证明对方观点的错误性；或先假定对方论点是正确的，然后将该论点作为前提进行合理引申，得出荒谬可笑的结论。

3）鼓动技巧：包括赞扬法、批评法、情感激励法和理性分析法等。

①赞扬法：是利用精神、物质、直接、间接等赞扬形式，对传播过程中的思想和行为，通过真心诚意、明确具体、符合实际、适时适量的肯定，强化和推广思想和行为。

②批评法：通过对某种思想或行为进行实事求是、与人为善、适时适量的否定，削弱一些思想或行为，使其向正确的方面转化。

③情感激励法：利用受传者所熟悉的、最切身的、最迫切的、最易感动和生动的、富于情感的事实抒发情感，达到传播的目的。

④理性分析法：围绕特定的现象和问题，运用概念、判断、推理进行外化、抽象、逻辑和思辨的表达和论述，以说明观点，剖析事理。

4）传递技巧：包括多说法和沉默法。

①多说法：是传播者从不同角度和层面反复多次、连续不断、不厌其烦地传递自己的观点和主张。

②沉默法：是传播者针对某个问题或事件，出于某种原因、需要或策略考虑，采取暂时不发言、不评论的回避态度，以便保持可伸可缩的弹性。

5）抗御技巧：包括滋补法和接种法。

①滋补法：是在抗御敌对的传播活动中，传播者事先向某些受传者灌输或提供正面论点的材料，以直接建立或巩固正确的立场和态度，增强其抵制反面信息的能力。

②接种法：是通过对受传者的预存立场和所持正面观点，加以轻微地攻击或驳斥，以达到抵制反面信息的效果。

**知 识 拓 展**

## 移动社交网络

随着移动通信网络环境的不断完善和移动智能终端（尤其手机）的进一步普及，传播发生了历史性变化。新形势下，移动社交网络（mobile social networks，MSNs）迅速成为有着巨大社会影响和经济影响的社交方式。移动社交网络能够将网络空间与现实需求紧密结合，搭建虚拟环境，在任何时间、任何地点就自己所感兴趣的话题和所关注的对象便捷地建立多方连接，广泛地分享信息，高效地交流经验，及时地追踪和学习真实世界的结果。

以中医文化传播为视角，移动社交网络能够为中医文化提供多维、开放、共享、协作的虚拟传播环境。尤为重要的是，移动社交网络将彻底打破传统传播的时间和空间限制，催生新的传播模式，形成线上线下结合、多方协作和自主管理的环境。

**思 考 题**

1. 如何理解"传播者和受传者具有双向沟通关系"。
2. 如何理解中医文化传播协同性原则的两个方面。
3. 中医文化的组织传播如何与国际传播协调联动和融合发展。
4. 面对中医文化的全球传播，试分析传播环境的影响。

# 第八章 中医文化交流

## 【学习目的】

掌握中医文化对外交流的历史，交流的特点、规律和意义；了解西医学对中医学的冲击。

中医文化的对外交流源远流长。它兼容并蓄，海纳百川，在追求平等、寻求发展的基础上，开放性和包容性贯穿始终。中医在几千年的发展过程中吸收了诸多国外的先进思想和理论，引进了诸多国外药用植物，这些文化交流是中医长盛不衰的重要原因之一。有学者提出，中医文化的对外交流活动萌芽于远古，肇始于周代，成型于汉代，发展于隋唐，兴盛于宋元明。从过去到今天，中医文化从未停止交流。

## 第一节 中医文化交流的形式与历史

中国曾经长时间走在世界前列，中华民族在政治、经济、社会及文化等各方面所创造的辉煌成就对世界产生过深远影响。中医文化作为中华传统文化的精髓、代表和重要组成部分，伴随着中华文化的传播和交流，一直发挥着重要作用，并以独特的思想和医疗技术手段造福人类，影响世界。与此同时，自身也得到了丰富、完善和发展。

### 一、中医文化交流的形式

古代的中医文化交流主要有以下几种形式。

#### （一）经商贸易

在古代漫长的岁月中，中国对外贸易长期处于世界领先地位，来来往往的商人将大量中国物品带进世界市场，如历史上著名的"丝绸之路""郑和下西洋"等。中医药也是商贸的内容之一。

郑和曾在 1405～1433 年期间七次下西洋，遍历 30 多个国家和地区，最远到达波斯湾和非洲东岸。据《郑和家谱》和《瀛涯胜览校注》记载，郑和船队 2.7 万余人，其中随船医馆 180 人，每次航程长则 3 年多，短则 1 年。医生们除负责船员的医疗保健外，停泊之处还采购当地特有药材，为华商及当地官民诊病施药，所到之地进行医药交流。

#### （二）派遣使节和留学生

汉武帝建元二年（前 139）和元狩元年（前 123），张骞先后两次奉命出使西域，到达大月氏、乌孙国、大宛、康居、大夏、安息、条支、黎轩等国，拓宽了中原与西北、西南边疆地区的交流。东汉时，甘英出使大秦（罗马帝国）等。

古代由于政治目的的外交出使他国而发展成为文化交流，这也是文化交流和传播的重要途径。如唐朝以后，中国医学理论和著作大量外传到高丽、日本、中亚、西亚等地。

### （三）宗教传播

7世纪前后随着玄奘等去印度取经，形成了包括中药学、针灸学及中医脉学等的广泛交流。

两晋时代，随着印度佛学的传入，佛学中的医学内容也传入我国。印度医学对中医眼科影响较大。《隋书·经籍志》就已载有许多印度医术，如《龙树菩萨方》《婆罗门药方》《龙树论》等。我国对印度的医学也有过一些影响，如6世纪的高僧宋云在其《行纪》中就介绍了华佗医术在印度传播的情况。我国的药物，通过丝绸之路输入印度，被誉为"神州上药"，这从唐代僧人赴印度取经归来所写的著作中可以见到。

### （四）移民交流

在古代，由于天灾人祸或为了躲避战乱、异族压迫等，历史上出现过中国向周边国家和地区移民的情况。一些边民不堪战乱，大量逃亡到附近邻国，如朝鲜、东南亚等，其中不乏掌握农桑、医药和卜巫之士。无论这些移民是有组织的还是自发的，均带去了中国先进的农耕技术、医药卫生知识、生产工具、铁器和货币等，客观上促进了中国与当地人民的交流，起到了传播中华文化的作用，受到当地人民的喜爱和信赖，对当地的发展起到了积极的推动作用。

## 二、中医文化交流的历史

中医学对外交流源远流长，几乎贯穿整个中医学发展史。可以说，一部中医史既是中医发展演变史，又是中医交流、传播、互鉴和不断吸取他人之长、不断发展的历史。

### （一）秦汉至南北朝时期

中医海外传播与交流的历史最早可追溯到秦汉。随着国家大一统带来的政治日趋稳定和经济逐渐复苏，中国与周边国家的交流沟通进一步加深，无论刀兵相见还是边境互市，都客观上强化了各民族、各国家之间的交流与融合。这一时期，张骞先后两次出使西域，拓宽了中原与西北、西南边疆地区的交流渠道，形成了驰名中外的丝绸之路。虽然通西域的初衷是为了政治和军事目的，但却拉开了中原与西域各国交流的序幕，建立了交流的渠道，所产生的经济和文化影响力异常深远。从那时起，中医开始了由近及远地向周边地区的传播。后来，班超、甘英等人相继西行，扩大了中原文化对外传播的范围。据《史记》记载和后人考证，张骞出使西域带回的药用植物，如葡萄、红蓝花、大蒜等现在仍在使用。他为之后国外药物的流入打下了基础，同时也丰富了中医药物的种类，开辟了新药源。

**1. 与日本的医药文化交流**

据《史记·淮南衡山列传》记载，秦汉时期，徐福东渡日本，是传播中医文化的第一人。徐福精通医术，又擅长采药和炼丹，被日本人尊为"司药神"。公元562年，吴人智聪携《明堂图》164卷及其他医书前往日本，这是针灸传入日本的开始。

**2. 与韩国的医药文化交流**

公元4~5世纪，中国僧侣顺道、阿道等先后到高句丽、百济、新罗，边传教边行医。梁武帝大同七年（541）派遣毛诗博士及医生等前往百济。

**3. 与越南的医药文化交流**

公元前257年中国崔伟医师入越，治愈了雍玄和任修的虚弱证，并著有《公余集记》。汉元鼎六年（前111），刘彻遣路博德入越，医学随之传入，并分为"北方派"和"越南派"。南北朝时期，越南的沉香、苏合香等奇香异药传入中国。

**4. 与古印度的医药文化交流**

印度古称身毒、贤豆、天竺、摩迦陀、婆罗门等，中印交流可追溯至先秦时期，与印度佛教传入有关。史书上记载了不少公元前2000年至公元前1000年的吠陀时期，解剖、疾病、草药治疗和保健方面的内容。西汉末、东汉初佛教东来，印度医学传入中国。

"四大学说"是古印度医学有关生理病理的一大理论，认为世界万物由地、水、火、风等四大基本要素构成。其对中国晋唐时期的医学产生了一定影响。孙吴时翻译的《佛说佛医经》还提出了不少预防的方法，其中不食肉、不杀生、不贪、不愁、行善、精勤等皆与佛教教义有关。

两晋、南北朝时期，印度医学伴随佛教继续传入中国，佛教"医方明"陆续被译成中文，如《佛说胞胎经》《佛说咒时气病经》《佛说咒齿经》《佛说咒目经》《佛说咒小儿经》等，丰富了中医药宝库。

## （二）隋唐时期

这一时期中医药相继传播到日本、朝鲜、印度、越南，以及中亚、西亚和欧洲等国家和地区。唐前期，我国政治稳定，经济繁荣，文化昌盛，中医的海外传播出现了空前盛况。据《隋书》《新唐书》《旧唐书》等记载，隋唐时期与我国交往的国家有90多个，其中尤与东南亚国家的文化交流密切。

**1. 与日本的医学文化交流**

公元608年，日本政府派小野妹子等到中国学习中医药长达数年，学成后得《四海类聚方》300卷以归。日本政府还邀请中国学者去日本讲学。鉴真和尚先后6次东渡日本，除宣讲佛法外，还传授中国医药知识和鉴别药材的方法等，对日本的汉方医学产生了一定影响。

**2. 与朝鲜的医学文化交流**

中朝两国的医药交流到隋唐时期颇为频繁，当时已有高丽、新罗等地的学生来中国留学，同时政府也派遣使节到中国学习。韩医的传入是通过使臣献药和僧侣兼行医业。据史料记载，662~929年，中国先后9次从韩国输入人参、牛黄、松子等药材。唐代传往韩国的主要是医事制度和医书，朝鲜有不少医学制度是模仿中国而制定的。如公元769 年，唐政府颁行《广利方》，令各州、府、县抄写流传，以备流行病的防治。朝鲜政府特派使节向唐政府请求得到此书。中国的医药专家前往韩国的也明显增多，如宋政和八年（1118）曹谊率医官杨宗立等人携带药材，赴高句丽教授内外科等。此后，高丽就设立了药局，置太医、医学、局生之职。

### 3. 与印度的医学文化交流

隋唐时期，印度医学开始传入中国藏族地区。这一时期，佛教的"医方明"经书传入较多，如眼科医书，不仅有金针拔障术、揩齿、咒禁等疗法，还涉及方药、引导按摩、医学道德等，使隋唐时期的医学打上了很深的佛医学烙印。

唐代太医署首次设立咒禁科，与佛家咒禁的传入不无关系。同时，两国僧侣往来频繁，玄奘、义净等便是这一时期的重要人物。据义净法师的《内法传·卷三》记载，当时中医药已开始为印度人民的健康服务。义净法师在印度 20 余年，不但用其医疗技术为自己治病，还介绍和传播中医学知识。他根据其经历撰写了《南海寄归内法传》一书，除描写自己的经历外，还记述了诸多有关印度医药的情况，对比了中印两国的药物和饮食习惯，是研究中外医药文化的珍贵文献。在唐代，中印医药交流达到鼎盛。

### 4. 与阿拉伯国家的医学文化交流

《宋史·大食传》记载："唐朝永徽以后屡次入朝而献方物。"李时珍《本草纲目》记载了来自大食国的药物有无名异、阿芙蓉、薰陆香、麒麟竭、苏合香、无食子、诃黎勒、丁香等。与此同时，我国的许多药物也向阿拉伯国家输出，如肉桂、芦荟、樟脑、生姜等。此外，东南亚地区的诃陵国、狮子国等古国，以及地处丝绸之路中段的三古国——吐火罗、个失密、泥婆罗等也与中国在中医药方面有着交流。

隋唐时期，中越文化交流增多，中土许多名士如沈佺期、刘禹锡、樊绰等均去过越南，越南医药随之传入。唐代名医孙思邈在越南被当作医药神供奉于先医庙中。

隋唐时期的医药交流主要通过商贸、官方使节、留学生、佛教、名士等途径进行。中医文化交流不仅使中医药传到国外，也从国外获得了医药和技术。

## （三）宋金元时期

中医文化的对外交流从隋唐至宋元日盛。阿拉伯人苏莱曼的《东游笔记》中描绘了当时医药通过陆路和海路频繁交流的情况。

号称"中东医圣"的阿维森纳（Avicenna，980—1037），通过摄取东西方各国医学的精粹，其中包括希腊、罗马、埃及、印度、中国等国的医学、医术，在 11 世纪初写成了不朽的名著《医典》。《医典》记载了 800 种药物，其中很多产自中国，如大黄、肉桂、花椒、黄连、茴香、天竺黄等。书中还记载了一些脉象名称、诊断和治疗方法等，均与中医学有着很深的渊源。

波斯人阿布·曼苏尔·穆瓦法克（AbuMansur Muwaffaq）所著的《医药概要》记述了肉桂、土茯苓、黄连、大黄、生姜等中国药物。一般认为，中国的炼丹术约于 12 世纪经阿拉伯传入欧洲，对世界制药化学产生了积极影响。

13 世纪，阿拉伯药物学家伊本·巴伊塔尔的《药物志》记载了许多中国药物，如大黄、乌头、樟脑、肉桂、桂皮、丁香、芦荟、黄连、生姜、牛黄、马宝等，其中还提到一种驱虫药，名使君子，是从中国传至印度，又从印度传至阿拉伯，用于治疗小儿肠道寄生虫。

据《日本医学史》记载，《外科精要》《外科精义》《诸病源候论》《圣济总论》等在这一时期传入日本。日本医家参照中医典籍，编撰本国医书，如将"疮肿一科新称外科"等。金元时期，中日民间的文化交流比较频繁，其中僧人是主要角色。1235 年，日僧圆尔辨圆先后在杭州历访灵隐、净慈名僧，回国时带回医药书籍数千卷。这一时期与中医学有关的日本医书有《顿医抄》《万安方》《福田方》等。

阿拉伯医药知识对中国医学的发展也有一定的影响，如露剂、糖浆剂、精油等异域特色明显的剂型在元代已有使用。元末《回回药方》突出表现了元代与阿拉伯等国的医药交流成果，虽仅存部分内容，但从中可窥见当时交流的概况。

从阿拉伯引进的热带树脂类香料药物，如乳香、没药和血竭等，后世成就了不少名方，如苏和香丸、安息香丸等。受阿拉伯医学的影响，在药物制剂方面也有所改进，最为明显的就是药物"丸衣"的制作。

宋代，自开宝元年开始设置舶市。开宝四年置市舶司于广州，其中就包括药物的互市。据《宋会要》记载，当时参加互市的药物品种繁多。其中有三百余种经过市舶司，由阿拉伯人运往西方和亚、欧、非等很多国家。

到了元代，中国的药物出口同样兴旺。据元人周处的《真腊风土记》记载，中国与柬埔寨的商品货物和医药学术往来频繁。这一时期中医海外传播的情况可以从马可波罗的《马可波罗游记》得到印证。马可波罗在元朝来到中国，足迹遍及全中国。《马可波罗游记》不仅记载了中药及其神奇功效，还记述了马可波罗本人在苏杭亲历的名医、医术等。欧洲人通过阅读他的游记，能够了解中医药的种种功效。

中朝药材交流频繁。元丰二年（1079）宋神宗应高丽文综帝请求，除派医官赴高丽医治疾病外，还赠中药材龙脑、朱砂、麝香、牛黄等药材 100 余种。

中越的医药交流也十分频繁，有苏合香油、白檀香、梅檀香、甘麻然香、草果、象牙、犀角等传入。据《大越史记全书》记载，元代针灸医生邹庚曾在越南为皇子治病，被称为邹神医，官至轩徽院大使兼太医使。

宋金元时期，中医文化交流的区域不断扩大，交流日益频繁，通过互派使节、贸易通商、医人往来、宗教传播等多种方式，扩大了医药交流的深度和广度。

（四）明清时期

明清时期，中国与周边国家的交流更加频繁，除朝鲜、日本等亚洲国家外，欧洲乃至东非沿岸的不少国家交流日益增多。

明朝最具代表性的中医文化交流当属郑和下西洋（泛指海南岛以西的海洋）。郑和于 1405～1433 年先后 7 次下西洋，遍历 30 多个国家和地区，最远到达波斯湾和非洲东岸，足迹达欧、亚、非三洲。他把大量的中国药物带出去，把海外的奇花异草、动植物等带回来，可谓中医文化传播的使者。

**1. 与日本的医药文化交流**

明朝是继唐之后又一次日本僧侣大批来华学习的时期。1400～1551 年间，日本共19 次向中国派遣使节。

曲直濑道三（1507—1594），日本著名名医、医学教育家，被誉为日本近代"医学之祖"。他曾到中国留学，研究朱震亨等中国名医的学术思想。

竹田昌庆（1340—1420），日本医家。明朝来到中国，向金翁道士学习医术，曾为太祖皇后医治难产，因母子平安，被赐封为"安国公"，回日本时带去了不少中医典籍及铜人图等。

1492～1500 年，日本坂净运来华学医，回国将《伤寒杂病论》带往日本，宣扬仲景学说，创立"古方派"。

明代本草巨著《本草纲目》于 1606 年由日本学者林道春献给日本幕府，成为传日发端。1637 年日本的翻印本出版。

日本不断派人来华学习医学知识，搜集中医典籍在日本翻刻。如 1645 年翻刻巢元方《诸病源候论》，1663 年翻刻陈实功的《外科正宗》。一些中国医书也被日本学者效仿，如佐佐木朴庵编写的《救荒植物数十种》、松田勤编写的《备荒草木图》等。

**2. 与朝鲜的医药文化交流**

明清时期，朝鲜与中国往来频繁，规模空前。韩国政府在大量引进中医学的同时也十分注重扶植本国的民族医药，从药材"乡药化"开始，为创立韩国的医学体系奠定了基础。

朝鲜多次向中国索要中医典籍并翻刻刊行，如 1016 年和 1021 年中国分别赠予朝鲜《太平圣惠方》100 卷，1101 年赠《太平御览》1000 卷、《神医普救方》1010 卷。葛洪的《肘后方》、陶弘景的《本草经集注》等也相继传入朝鲜。

1433 年，朝鲜参考中国医书出版了《乡药集成方》，共 85 卷，共收录中国医书 144种，药物类书籍 68 种。其代表了朝鲜 15 世纪初医学发展的最高水平。自此，中国医书传至朝鲜的日益增多，有的目前中国已难看到或散佚者，在朝鲜却得以完好保存。

15～17 世纪，韩国医学史上著名的三大古典著作《乡药集成方》《医方类聚》和《东医宝鉴》相继问世，标志着韩国本土医学——东医诞生。继《东医宝鉴》后，韩国又出版了不少医书，其中康命吉的《济众新编》（1799 年）还传到中国，并于 1817 年刊行。

朝鲜先后派医生到中国学习，《医学疑问》一书即是朝鲜医生崔顺立与中国医生经验交流的记录。金礼荣等编的《医方类聚》、许浚编的《东医宝鉴》等都是中医药学在海外传播的重要成果。

明永乐四年（1406）明使节将牛黄、麝香、羚羊角等 40 余种珍贵药材赠送朝鲜，朝鲜也多次遣使向中国赠送人参、鹿茸、虎骨等名贵药材。

**3. 与其他国家的医药文化交流**

清代，中医文化的传播范围更加广泛。1647 年波兰人卜弥格（1612—1659）来华，选编了《本草纲目》的部分内容译为《中国植物志》，1657 年以拉丁文在维也纳出版。这一时期，李时珍的巨著《本草纲目》被欧洲国家竞相翻译。其他如《中国植物志》

《中国医学和脉理》《本草和脉学》《中国的脉学》等中医学著作也不多被西方人翻译、发行。据不完全统计，《本草纲目》在世界上有拉丁文、法文、德文、英文、日文、俄文、西班牙文和朝鲜文等 8 种译本，被誉为"东方医学巨典"。英国生物学家达尔文在《人类的由来》一书中将其称为"中国古代的百科全书"。

康熙三十三年，俄国派留学生到北京，清政府安排留学生住在国子监，并设翻译，方便其学习。当时天花流行，京师特设查痘章京官职，从事检疫。俄国曾派人学习种痘、防痘方法，也曾派人学习接骨术。当时中国药品输入俄国的主要是大黄，由俄国输入的主要是羚羊角。两国曾在恰克图设互市机构。

17 世纪，我国针灸传入法国。据法国人戴莫让的《中国针灸医学研究》记载，天主教士在 17 世纪时，曾向法国人介绍中国的针灸医学。1825 年法国人白尔尼欧博士讲述了他和巴黎大学教授克鲁杰博士用针灸治病的经过。

明清时期，中国的医生常去越南行医、采药。明以前，越南没有自己的医学著作，多从中国带医书回国翻刻，并仿照本草著作进行编次，如《药草新编》《本草植物纂要》等。如明代李梴的《医学入门》、张介宾的《景岳全书》等在越南流传甚广。到了清代，越南开始编撰自己的医学著作。据《越南史要》记载，黎朝宰相之子黎有卓酷爱中医，既尊崇《黄帝内经》，又深研《冯氏锦囊秘录》《景岳全书》和《医贯》等，于 1770 年编成《海上医宗心领全帙》，共 66 卷，被越南敬奉为"医圣"。

## （五）近代

1840 年以后，西医学的传入直接影响到中医的生存。否定中医、主张全盘西化的民族虚无主义与主张中医疗效显著的古籍整理学派、临床学家之间展开了激烈论争。受"洋务派"和"改良主义"思想的影响，中医产生了"中西汇通派"。其力图用西说印证中医，证明中西原理相通，都是科学。提出"通其可通，存其互异"，治疗上采用中药为主加少量西药的方式，代表人物有朱沛文、恽铁樵、张锡纯等。这一时期，中医虽然遭受了沉重打击，发展受到严重影响，但并没有消亡，随着社会的发展和人们观念的进步，包括中医在内的中国传统文化日益被国人所重视，并且在世界范围内逐步掀起传播热潮。

# 第二节　中医文化交流的规律、特点与原则

以史为鉴可以知兴替。中医文化交流历史悠久，不同的历史时期特点不同。中医文化交流受诸多方面的影响，主要表现在五个方面。

**1. 政治与经济因素的影响**

在古代，特别是在唐朝、宋朝和明朝，经济的强盛、文化的繁荣、科技的进步、对外贸易的频繁、交通的畅达，使中医文化呈现出绚丽多彩的局面，思维更加活跃，"东学西渐"使中医文化呈强势输出趋向。

**2. 对外开放的影响**

"泰山不弃寸土而能成其大"。中医文化是一个开放、包容的体系，具有海纳百川、

有容乃大的胸襟。历史上，印度医学、阿拉伯医学、佛教文化等都在中医典籍中留下印迹。中医对外来医学持择其可用、为我所用的态度，在交流过程中逐步完善了自身体系，且生生不息，经久不衰。异质医学互通有无，融会贯通，有助于丰富自身文化，促进世界医药学的发展。

**3. 文化自信力的影响**

中国历来有"桃李不言，下自成蹊"的文化自负和自信，采取的是"请君入瓮，以文化之"和"走出去，扬名四海"的传播与交流策略。中医是一个开放体系，一方面，张骞出使西域、郑和下西洋、鉴真东渡日本以及中国与周边国家的经济往来等促进了中医文化的交流和传播；另一方面，中医文化日本、越南、朝鲜等国，进而传播到欧美，一定程度上与西方传教士的文化交流有关。

**4. 传播信息漏损的影响**

长期以来，中医文化借助人员交往、贸易扩散、宗教扩散、战争扩散等途径进行传播，内容以见闻性或概述性经验为主，准确度欠缺。20 世纪前，从事中医对外翻译和交流工作者多为西方人士，鲜有中国人参与的记载。传教士是中医文化向欧美传播的桥梁，他们有的是医药外行，有的是西医师，存在对中医典籍误读的情况。当传播媒介转换成书籍时，翻译方面存在诸多局限，现西方出版的中医书籍存在对中医药节译、错译或漏译的情况，信息失真，存在医药误解。

## 一、中医文化交流的规律

中医文化交流具有阶段性、地域性和多样性等特征，有其特有的传播规律。

### （一）中医文化交流具有阶段性

历史上中医对外交流在隋唐和宋元等两个时期发展较快。

隋唐时期，经济繁荣，国内形势安定，促进了国内外商业贸易的发展和科学文化的交流，长安成为中医文化交流的中心。英国科学家、著名科技史研究专家李约瑟（Dr. joseph Needhm，1990—1995）在其主编的《中国科学技术史》中曾描述说："在以迎外和仇外两种态度反复交替为特色的中国历史中，唐代的长安是国际著名人物荟萃之地，阿拉伯人和波斯人从西方来到长安，同朝鲜人、日本人、中国人和印度支那的东京人相会。"唐朝文化氛围宽松，学术活跃，医学文化交流频繁，成果显著。

宋元时期，封建统治阶级加强中央集权制，在意识形态领域大兴融儒、释、道于一炉的"理学"，理论研究之风日盛，逐渐影响到中医界。加之金元时期民族医药的交流融合，以及战争频繁导致疾疫流行，促使中医学家从不同角度探索的人体奥秘和疾病防治问题。

在"不为良相，便为良医"的影响下，知识分子或自觉改儒学医，或因仕途不顺而改学医学。由于观察问题的角度不同，以及地域、气候、岁时、民族的差异，加之疫病等因素，人们对前人的医学理论提出评论，倡导各自的学术思想，形成了学术争鸣。理学的发展和学术争鸣促进了中医文化的传播。战争频仍、疾病流行，也促使了中医的应用与传播；造纸、印刷与造船技术的进步为中医文化的交流提供了可能。

## （二）中医文化交流具有地域性

中医文化交流的地域性突出体现在两个方面。

1. 亚洲，尤其是东亚和东南亚国家，华人在漫长岁月中成批辗转而去，与当地人紧密结合，促进了中医文化的交流与传播。发达的造船业促进了航海业的发展，推动了中医文化的对外传播。据苏莱曼《东游笔记》记载，当时波斯湾的风浪大，险阻多，许多国家的船舶不敢从此通过，只有中国的船畅通无阻，说明中国的造船技术在当时已处于领先地位。

2. 西亚、中东国家，即今天所说的丝绸之路国家。西部内陆地区的丝绸之路从古长安出发，经陕西、甘肃、宁夏、新疆进入中亚和中东诸国。

丝绸之路既是一条商贸之路，也是一条中医文化传播与交流之路，它促进了 30 多个沿线国家的文化繁荣。同时，这一带战乱频发，汉族与少数民族以及与中国相邻的国家的百姓，在绵长的边境线上往来频繁，促进了中医文化的交流与传播。

## （三）中医文化交流具有多样性

### 1. 原因的多样性

传染病的流行需要中医给予应对方法，医家们在治疗疫病的过程中传播了中医学知识，宣传了中医治病思想；经贸流通促进了中医的传播；战乱时局推动了中医的传播，如元朝统一前政权分立，战争频繁，这在客观上促进了中医文化的交流与传播；宗教势力在扩张的过程中推动了中医文化传播，如鉴真东去日本传播中医、唐僧西域之行传播中医文化，大量传教士在到中国传教西方宗教的同时，也学习中医知识并将其带回西方国家。

### 2. 传播方式的多样性

中医文化的传播方式有直接传播（人的扩散）和间接传播（物的扩散），师承式、传教式属直接传播，通过书籍等媒介传播属间接传播；有走出去传播和有请进来传播，张骞出使西域、郑和下西洋等属主动的域外传播，也有外国人主动来中国学习中医知识和文化，然后回国传授或著书立说的，如日本的遣唐使、西方来华的传教士，其为中医文化的传播作出了积极贡献。此外，中医也通过民间和官方的形式进行传播，如"进贡""赐赠"等方式。

## 二、中医文化交流的特点

## （一）交流内容逐渐体系化

从简单到复杂、从个别到普遍，这是人们认识事物的一般规律，海外民众认识、接受中医也遵循这一规律。中医从单纯医术、药物传播逐步发展为文化体系的传播。

隋唐以前，中医的对外传播仅仅停留在某种方法或某种药材能治疗某种疾病方面，尚没有系统地向外介绍中医，海外也没有人系统地到中国来学习中医。严格说来，这一时期尚不能称作海外传播，海外对中医的认识是零碎的。如三国时期，中医董奉游交趾

（今越南北部），曾为交趾太守士燮治病。南齐时，中国"苍梧道士"林胜也曾到交洲（越南北部）采药治病。这种传播方式有很大的偶然性和不确定性，当地人记住和佩服的更多的是医者本人及医术，对中医的认识只停留在表面上，且医者离开后其影响力很难延续。中医对外传播的早期，不可避免地带有个人英雄主义色彩，随着交流的不断深入，传播逐渐表现出明显的体系化和规范化特点。其中以隋唐时期日本、朝鲜等国的遣唐使为典型代表。隋唐以后，各国政府主动介入传播过程，交流已不局限于一针一石，而上升到了文化高度。到了宋、金、元时期，中药、针灸等作为完整的系统向海外进行传播，明清时期，各种医学著作在国外受到欢迎，许多输入中医的国家在此基础上发展了本国医学，使中医在海外生根发芽。

### （二）交流进程逐步必然化

中医文化交流是柔和、包容的。中医作为一种科学的医学体系被自然接受是必然的。虽然中医本身带有浓厚的意识形态色彩，但首先它是作为治病救人的科学出现在世人面前的。在对外传播之前，中医就已形成了完整的理论体系，既有《黄帝内经》《伤寒论》等震撼古今的经典著作，又有扁鹊、华佗等著名医者。当时的中国，不但社会制度、经济实力领先于周边国家，在科技文化领域的成就也是周边国家难以企及的。因此，在对外传播的过程中，中医很容易以显著的疗效和深厚的文化底蕴赢得周边国家民众的信服。

先进性和科学性是文化传播的前提条件，充分挖掘中医的比较优势，扬长避短是推动中医跨文化传播所必须完成的基础性工作。

### （三）传播空间逐步扩大化

受到科技水平特别是交通工具和知识载体的限制，古代中医的对外传播在时间和空间上受到了较大制约。传播过程中，中医的影响力是由近及远，依次递减。与中国的距离越近，交流越频繁、越方便，中原文明的影响越深远。如西夏、辽、金等先是仿照中原文明创建了政治、经济、文化等一系列制度，然后在长期的交流融合中逐渐成为中华文明的一部分，中医在这些地方则深入骨髓。稍远一点的，如日本、朝鲜等国，早已是中华文化圈的组成部分。中医在这些国家的认同度非常高，老百姓已不再把中医作为外来文化看待，而是将其视为本土文化的一部分。再远一点的，如中东的阿拉伯国家，中医的传播和影响力更弱一些。虽然也出现了阿维森纳这样的大医学家，但中医没有成为占主导地位的医疗和文化体系，总体上处于个别医术、药物被接受和认知的阶段，属于技术传播层面，没有达到作为一种理论或文化体系被接纳的程度。在古代欧洲，由于直接与中国交流比较困难，人们很难对中医有直观的感受和印象，只停留药材贸易上。虽然也出现过《马可波罗游记》这样的材料，但更多的信息来自口口相传，对中医的认识非常表浅，最为熟知的大概就是茶，但也仅局限于上流社会。

今天，社会已进入信息化时代，时空界限已不再成为交流与传播的障碍。中医跨文化传播已不能单纯着眼于距离的远近。疏理中医文化传播的历史可以看出，传播的兴盛与政权状况联系紧密，国家的统一、稳定、富饶和开明更有利于中医文化的交流与传播。国家富强、稳定则有能力走出去传播，国家统一、富饶则有人愿意走进来学习。伴随着中国的分合兴衰，中医的对外传播总体呈现波浪式前进、螺旋式上升形态。虽然西医的兴起对中医产生了很大冲击，但中医仍以其科学、完整的体系和确切的疗效而屹立于世界医学之林。

### 三、中医文化交流的原则

中医文化交流的原则表现在文化导向、语言转换和循序渐进方面。

#### （一）文化导向原则

中医文化在交流与传播中，更多的是以工具性形态而不是以文化形态进行的。中医的理论和文化内涵犹如海平面下的"冰山"，交流和传播尚不充分，实物交流多于文化传播。文化是交流与传播的灵魂，没有文化作为支撑，交流与传播不会走远。因此，中医文化交流与传播的首要原则是要坚持文化导向，只有这样，交流才有内涵，传播才有意义，中医文化的影响力才能不断扩大。

#### （二）语言转换原则

中医文化交流与传播的历史告诉我们，由于语言和思维方式的差异，信息在传播的过程中会出现失真情况。要想以最小的失真效应赢得最广泛的传播人群，就要加强对中医文化理论和优秀成果的继承，深入挖掘中医文化的内涵，通过"语内编码""二度编码"等做好语言转换和文化对接，确保原质信息系统化输出。

#### （三）循序渐进原则

中医文化的发展有一个由表及里、由物质文化到制度文化再到精神文化的过程。中医文化的交流与传播不是单纯的"物理嫁接"，而是有机的"化学反应"，孕育产生的应该是打上"中国烙印"的全球医学文化。中医文化交流与传播的路还很长，要加强中医文化自信，坚持循序渐进原则，从文化自觉走向文化自强。

## 第三节　西医学对中医文化的影响

中国的医学一直沿着秦汉时期形成的体系沿袭到近代，18世纪以前，中西方医学虽有交流，但当时的西医尚不能取代中医的地位，因此，这两大医学体系不存在相互撞击与抗争。鸦片战争后，西方资本主义国家用洋枪大炮打开了中国大门，中国被沦为半殖民地半封建社会。帝国主义以医药为侵略工具，加之西医学经过工业革命的洗礼已脱胎换骨，进入中国后出现了中西医并存与撞击的局面。

西医学是工业文明的产物，具有先进性和时代性；中医学是农业文明的产物，近代发展较西医之迅猛发展出现了一定的停滞。但中医充满着中国哲学内涵和东方智慧，其独特的理论体系与临床疗效在工业文明占主导的情况下显现出顽强的生命力，出现了两种医学文化的碰撞、交锋，以及相互间的比较、交融和并存。

## 一、历史背景

### （一）西方科学主义的冲击

17 世纪牛顿经典力学的建立，19 世纪的细胞学说、生物进化论、能量守恒和转化定律等发现，以及 20 世纪相对论和量子力学的提出，为西方科学主义的兴起和发展提供了深厚的土壤。机械的、分析的、还原的科学主义方法广泛应用，其释放出来的巨大能量带给整个社会面貌发生变革。科学观念逐渐深入人心，人们开始用科学来审视自身和宇宙。机械分析、逻辑实证、系统还原等科学方法被认为是最可靠的，运用这些方法得到的知识是真正的知识，怀疑、批判的精神是真正理性的精神。人们不仅用逻辑实证的观点审视科学，也用其审视整个文化，故而在人生观、世界观和与自然的关系上都发生了根本性变革。

当西学在中国的传播被逐渐认为是一种影响国运昌衰的关键而非一般意义的文化交流时，定会影响近代中国对旧有文化与西方新文化的批判和反思。在中西方文化碰撞与交融、新旧势力对抗的大背景下，鸦片战争使国人意识到了中西方国家实力的悬殊，产生了改变国家命运的急切愿望，使国人对西方的政治、经济和文化产生崇拜，试图通过对中国传统文化的批判与反思、对西方文明的全盘引进而彻底改变国家积贫积弱的现实。随着国人对西学认识的深入，西方文化逐渐获得了广泛认可与引进，西方的政治观念、文化思想和思维方式等越来越深刻地影响着中国近代的发展。

在西方科学主义占主导地位的情况下，中医文化的价值显然不符合西方近代的科学思维、效率思维和还原思维。实验医学成为主流医学，相对于中医学占据了话语权地位。中医文化逐渐失去了生存的土壤，失去了话语权，科学主义思潮排挤着一切非科学包括尚未科学证实的东西，中医也不例外。

### （二）社会的影响

明清以来，封建专制主义严重阻碍了中国科学文化的发展，闭关锁国政策导致近代中国的落后与落伍。一批文化精英中的有识之士开始思考国家落后的原因和救国救民良策。他们也把矛头指向包括中医文化在内的中华传统文化。一批接受了西方近代文化而对传统医学毫无了解的人，把中医文化当作腐朽大加鞭挞，认定中医学的阴阳五行、脏腑经脉等都是违反科学的荒诞的玄学。在陈独秀、胡适、傅斯年、郭沫若、丁文江等人的言谈和著作里，无不透露着批判传统中医的辛辣文字。中医更是被海归派置于弱势文化行列，备受打压。

1879 年，清末经学大师俞樾撰《俞楼杂纂》，在第四十五卷专列《废医论》，是近代中国提出废止中医的第一人。之后又发表《医药说》，提出"医可废，药不可尽废"的观点，其思想成为近代"废医存药"思想的始祖。

这种所谓传统医学阻碍科学的思潮，最终导致官方对中医学进行行政干预。1912年 7 月 10 日至 8 月 10 日，南京临时政府教育部召开第一届临时教育会议，会议讨论决定仿效日本学制，在全国范围内废除旧的学堂制，改为现代学校制。1912 年 11 月颁布的《医学专门学校规程令》《药学专门学校规程令》和 1913 年 1 月公布的大学规程，两次均未将中医列入其中，完全将中医药排斥于教育系统之外。这就是近代史上的"教育系统漏列中医案"。

近代废止中医之声始于余云岫。1916 年，余云岫发表《灵素商兑》，向中医基础理论发起宣战，开近代废止中医之先河。1922 年，恽铁樵著《群经见智录》回应余氏，中西医正面论战开始。1929 年，余云岫在南京政府卫生部召开的第一届中央卫生委员会会议上提出《废止旧医以扫除医事卫生之障碍案》，会上将四项提案合并为《规定旧医登记案原则》，这就是近代中医史上著名的"废止中医案"。1950 年，余云岫在全国卫生工作会议上提出"改造旧医实施步骤"草案。草案将"废止"变成"改造"，提出将中医改造成西医。

二、现实影响

（一）西医逐渐居主导地位，中医受到否定

"西学东渐"后，国内逐渐形成了中西医并存的局面。西医所带来的显而易见的疗效，对中医形成了冲击。

经过文艺复兴，西医学脱胎换骨，外科发明的乙醚麻醉术和消毒法大大提高了手术成功率，牛痘、手术等最先取信于华人，为西方职业医生（传教士）打开了进入中国医疗市场的大门。随着传教士的不断深入，许多城市建有教会医院和教会学校。到了清朝末年，西医在中国百姓心目中的地位逐渐确立。20 世纪初，先后 3 次废止中医案，使中医的生存面临危机。新文化运动后，随着科学思潮的涌进，科学主义盛行，中医又遭受了前所未有的质疑和冲击，主导地位逐渐丧失。

（二）中医文化受到冲击

16 世纪初到 17 世纪，欧洲封建体制瓦解，资本主义制度迅速确定。17 世纪，由于物理学上取得的巨大成就，人们试图采取伽利略的实验与数学相结合的机械力学方法来研究生物学、生理学和医学。西医学采用实验观察和数量分析的方法，使医学摆脱了思辨推理的玄想，成为一门实验科学。

17 世纪，西方学者以控制定量的方法，得出动物的血液单向流动并循环不息的结论，确立了血液循环学说。显微镜的发明和应用，使人们摆脱了感官的直接观察，而是深入物体的细微结构，进而出现了近代组织学、微生物学、胚胎学和病理学等。

18 世纪，病理学获得巨大进展，疾病诊断有了明确的病灶概念，组织学概念引入生物学和病理学，从而确立了组织病理学。

19 世纪，欧洲资本主义国家在生产领域和科学技术方面得到了空前发展。自然科学的重大发现，使欧洲医学家摆脱了自然哲学的羁绊。他们采用物理、化学和实验的方法研究人体的生命活动规律，从而出现了实验生理学蓬勃发展时期。微生物学的建立，对传染病学、外科医学起到了巨大的促进作用，为流行病学尤其是卫生学的确立奠定了科学基础。

20世纪，相对论与量子力学是物理学中最有影响的重大突破，X射线及放射性元素不仅能诊断疾病，还可治疗和研究疾病。随着原子核科学技术的发展，出现了新兴学科——核医学。电磁学的发展是电子工业的一次革命，电子医疗器械成为现代医学的重要工具。

自18世纪下半叶开始，西方资本主义迅速崛起，清王朝经历了两次鸦片战争、中法战争、中日甲午战争和庚子之难，割地赔款，在帝国主义与封建主义的双重压迫下，中国沦为半殖民地半封建社会。西方文化和西医学随着西方列强的入侵而涌入中国。

从19世纪60年代起，美、英、法等国的基督教和天主教等纷纷来华创办医院。数十年间，西医院遍及中国各地。随着医院规模的扩大、设备的充实、人员的增加和诊务的开展，西医的影响力日益扩大。医学院校的建立，使西医人员的数量不断增加。加之西医书籍的翻译出版，使西医学在中国的发展呈突飞猛进的局面。反观中医，在迅速发展的西医面前，无论是具有传统哲学色彩的中医理论还是诊疗技术，在强大的西医学面前受到了前所未有的冲击。

### （三）中医的科学性受到挑战

伴随着新文化运动，"德先生""赛先生"的提出，中国传统文化受到猛烈抨击。作为中华传统文化重要组成部分的中医学，不可避免地也遭到前所未有的批判和诋毁，主导地位受到冲击。

在这种环境下，"中学"即"旧学"，"旧学"就是垃圾。新旧的差距就是进步与倒退、科学与迷信的差距。所谓"中学"、国粹、经典全部归入旧的、倒退的、迷信的、要抛弃的范围。近现代中医的存废之争，如"教育系统漏列中医案""废医存药""废止中医案"等均是这种科学思潮的影响。从中医药的"漏列"到"废止"，中医学承受着生死存亡的历史考验。这是全盘否定中国传统文化的历史缩影。极端的科学主义使用中医逐渐失去话语权，这已超出了医学的学术范围。

### （四）东西方文化的撞击，促进了中医人觉醒

面对西医的发展，中医界清醒地认识到，要想求得生存和发展就必须打破封闭、僵滞的状态，向优势学习，加快改革脚步。

**1. 学习西医的教育模式**

中西医论战，使一些有识之士看到了发展中医教育的重要性，在教育救国思潮的影响下，各地相继建立了一批中医学校。这些学校的显著特点是重视中医经典教学的同时也注重西医知识的介绍，采用中医为主、西医为辅的教学方法，打破中西医之见，博采各家之长。1929年，中医界在上海召开了教材编辑会议，标志着近代中医教育的成熟。

**2. 兴办新型中医院**

20世纪后，西医教育机构和西医医院的建立，促使了中医医院的建立，这是民国时期中医学的一个创新，是中医走向现代化的重要标志。民国以后，中医医院逐渐被西医医院的模式所取代，中医临床日渐萎缩。

**3. 探索中医发展之路**

中医属中国传统文化的重要组成部分，又是一门传统科学技术，是传统科学文化与人文文化的结合体。中医对西医的消化融合不是"旧理论"加"新技术"。中西医的并存、冲突、交流、互补构成了中国医学发展的主线。从中西医汇通到中西医结合，均是中医对西医的消化融合过程。中医发展的历史也是中医理论不断发展、诊疗方法不断更新、文化内涵不断丰富的历史。虽然中西医存在"汇而未通""结而未合"的情况，但中医始终没有丧失其文化特色，并在"以我为主，坚持特色"，按自身规律发展的战略指导下探索其发展之路。

**4. 加强中医传承与创新**

传统具有继承性和连续性，表现在时间上是传承和相继，表现在内容上是广博和积累。我们不能因为某一医学在某一阶段所表现出来的优越性而去否定其他形态的医学，也不能以一种医学模式为标准去衡量所有的医学模式。从空间上讲，不同的地理位置呈现出不同的环境，不同的环境造就不同的文明，不同的文明形成不同的文化，不同的文化影响不同的医学。

中医学不是静止的医学，传统也要不断创新。传统文化不仅不是文化的惰性，反而是创造新文化的材料。古代文化是现代文化之根，西洋文化是中国文化的养料，均不可偏废。传统是人类文化在不断自我发展与创造过程中积淀下来的文化果实，是随着历史的发展不断进步的，传统必然在未来文化的创造中占有重要地位。

**5. 坚持中医文化自觉**

费孝通说："中华民族作为一个自觉的民族整体，是在近百年来中国和世界列强的对抗中出现的，但作为一个自在的民族实体，则是几千年的历史过程所形成的。"

在文化全球化的今天，文化不是一成不变的，文化间的冲突是不可避免的。但是不同文化间的关系不是冲突，而是融合。中医文化交流的总趋势是相互影响，相互促进，目的是共同提高。在现代化时代，中医文化在民族文化的自觉中不断发展。

# 第四节　中医文化走向世界

1840 年以来的一个多世纪，随着西方文化的进入，中医文化一度被怀疑、排斥和废除。"西学东渐"对中华文化的冲击，使国人失去了民族文化的自信与自觉。而中医学以包容的胸怀，通过中西汇通、中西医结合吸取西医学的科学理念，并没有被西医所淹没。中华人民共和国成立后，中医得到党和政府的高度重视。1958 年，毛泽东主席提出："中国医药学是一个伟大的宝库，应该努力发掘加以提高。"中西医结合是中国医疗卫生事业的一项工作方针。1982 年《宪法》就提出"国家发展医疗卫生事业，发展现代医药和我国传统医药"，将中医和西医居于同等地位。改革开放以来发展较快，特别是党的是十八大以来，以习近平同志为核心的党中央高度重视中医学的发展，多次作出重要批示。习近平总书记指出：中医药学凝聚着深邃的哲学智慧和中华民族几千年的健康养生理念及其实践经验，是中国古代科学的瑰宝，也是打开中华文明宝库的钥匙。随着"一带一路"倡议的顺利实施，中医文化随着中华文化的伟大复兴，正在大踏步走向世界。

## 一、西医学的特点与困惑

### （一）西医学的特点

西医学发端于古希腊时期。古希腊医学更多的关注实体性致病因子，着重从调整物质比例治疗疾病，与古代中医非常相似。随着生理学和病理学的发展，西医学得到改观。

16 世纪以后，还原论重新确立了在欧洲的思想地位，物理学、化学等学科的发展，观察手段的进步为西医学的发展提供了机遇，使西医学逐渐形成了临床研究与实验研究相辅相成，以解剖研究、动物模型、理化测定、定量分析等为研究手段的特色，并取得了瞩目的成就。

随着科学技术水平的提高，西医学从形态结构入手，采用透视、B 超、CT、磁共振、电子显微镜等"白箱"手段，从器官到分子结构，对人体的形态结构、异常变化等均通过检测和化验而得以发现，许多药物的作用靶点日益精确，使"分解还原"成为西医打开人体、搞清机理的基本研究方法。

在人体认识方面，西医从组织、细胞、分子直到基因，始终在还原论的思维下，不断走向微观、精细，并试图在基因甚至更微观的层面解释生命本质。认为器质性病变是疾病的普遍和基本形态，任何功能性变化都可在器质性变化中找到根据，治病的过程就是找出特异性消除病因、纠正病理的过程。

在治疗上，西医采用的是特异性治疗，主要手段是药物（化学制剂）和手术，有时辅以理疗、放疗和化疗等，是直接作用于人体生理微观结构（细胞）和生物分子而实现的，如利用射线直接杀死体内的致病微生物；或用抗生素等特定药物治疗疾病；或用手术割掉肿物，修复、置换病损器官等。

### （二）西医学的困惑

随着细胞学、微生物学等的研究的深入，许多病原性微生物被分离出来。抗生素、疫苗和数以万计化学合成药物的发明，以及消毒、灭菌技术的广泛应用，特异性治疗的手段和能力大大提高，威胁人类的天花、鼠疫、结核、脊髓灰质炎等传染性疾病得到有效控制，外科学的迅速发展，使得清除定位清晰的局部病变能力大大增强。

生命科学研究已达到新的高度，人类医学已进入基因时代。遗传信息和规律的揭示，为与遗传病有关的慢性病、疑难疾病的防治开辟了道路。可以说，20 世纪是生物医学取得巨大成功的世纪，西医已成为当代的主流医学。

20 世纪中叶以来，经济的发展，使人类生活的环境发生了巨大变化，生活节奏的加快、物质水平的提高，加之生活方式和饮食习惯的改变，人类疾病谱发生了改变。以病源性为主的感染性疾病已转变为非传染性疾病，如心脏病、肿瘤、脑血管病等的发病率逐渐上升；一些代谢和免疫异常、慢性疾病大量增加，因心理因素而导致的疾病不断提高，疾病的发病机制更加复杂。对此，西医则难以应对。

由于西医多采用化学合成药进行治疗，副作用日益凸显，所引起的疾病已成为社会关注的问题。据统计，美国每年约250万人死于药物滥用。一名英国作家说："固执于特殊病因论而不能自拔，因而对于癌症、心脏病、脑血管障碍、精神病等找不到特殊病因的疾病，就完全束手无策"。

## 二、中医学的特色与优势

中医学的特色与优势是经过数千年实践总结和提炼的，是经得住时间和临床检验的，是中医生存发展的根本。

### （一）中医学的特色

中医学的特色是中医所独有的医学观念、学术体系和临床技术等知识特征，概括起来有三大特征。

**1. "天人合一"的生命观**

中医学认为，大自然是一个不可分割的有机整体，如果整体或其组成部分受到损害，必然会影响其他系统的正常运行。人是一个"小自然"，人体内部自成一体，构成五脏、六腑、经络、气血等生理系统，在功能上其相互协调，在病理上则相互影响。

**2. 象思维的认知特点**

中医是通过象来间接认识物质实体的变化的。在学术上创造了一套极具特色的象系统，如阴阳学说、五行学说、藏象学说、经络学说等；在诊断上根据四诊搜集的信息，通过分析、比较、判断，确定疾病的病因、病性、病位及邪正关系，最后得出概括性诊断。

**3. 道法自然的治疗手段**

中医治疗疾病主要分三个方面：一是非药物疗法，如针刺、推拿、气功、运动等。二是药物治疗，根据中医的四气五味、升降浮沉和归经等理论，采用植物、动物和矿物等天然药物，或药食同源等药物，或口服或外用。三是心理疗法，采用心理疏导等，治疗情志疾病。

### （二）中医学的优势

中医学的优势是与其他医学比较后所表现出的特征，主要体现在五个方面。

**1. 以简驭繁的理论优势**

中医以宇宙观、生命观和象思维为核心，强调人与大自然的和谐统一，形成了整体观、辨证论治、阴阳学说、五行学说、藏象学说、经络学说、五运六气等独具特色的学术体系。在其理论指导下，中医不被微观局部所左右，而是宏观地认识疾病，如对癌症的治疗，无论病理变化多么复杂，均通过症状认识病性，分清虚实寒热，辨证施治。

**2. 以不变应万变的思维优势**

西医治病是从物质实体的角度寻找病因，如疾病的致病源是什么、病变部位发生了怎样的理化改变，弄清楚之后再对症下药。中医治疗疾病与西医完全不同，不管是什么细菌、病毒，也不管致病因素如何变化、变型和变性，均采用辨证施治之法进行治疗。

### 3. 以人为本的治疗优势

中医治疗强调"以人为本"，以病人为中心，而不是以"病"为中心；既强调祛邪，也注重扶正。中医针对患者的年龄、性别、临床表现、病程等采取针对性强的个性化治疗，而不是千人一法。

### 4. 以调养为主的养生优势

中医十分注重人体的调养，强调"治未病"。防患于未然是中医最大的特色和优势。现代社会竞争日益激烈，很多人处于亚健康状态，日久就会逐渐转变为慢性疲劳综合征，进一步引发心血管疾病、呼吸系统疾病、神经系统疾病和癌症等，中医"治未病"理念强调静养、茶道、药膳、太极、养生等均有助于减少因不良生活方式导致的疾病发生。

### 5. 以廉减支的经济优势

"简、便、验、廉"是中医的优势之一，中医的"廉"能够有效解决"看病难、看病贵"问题，能够节约大量的医药资源。疾病无国界，医学无国界。随着经济全球化、一体化进程的快速，不同的医学和文化必然会走向国际化。

中医药防治疾病的优势正逐渐受到国际青睐。据德国知名的埃伦巴赫民意测验机构调查显示，仅18%的德国人相信西药，61%的德国人愿意接受中医药治疗，再次接受中医治疗的占89%。中医药进入国际视野，既是社会环境变化带来的改变，也是历史的必然选择。

## 三、中医文化发展战略

### （一）中西医关系的演变

随着国人对西方文化、科技文明和医疗技术的不断了解、接受和运用，中西医关系经历了汇通、结合和融合并重等三个阶段。

### 1. 中西医汇通阶段

进入近代，中医学受到的最大冲击是西医的传入。外来医学以明末为界，之前国外的传统医学，理论上或有不同，但本质无区别。明末以后传入的西医学，经过文艺复兴，已经脱胎换骨。18世纪下半叶，英国发生工业革命，西医学随社会发展而急速推进。由英国医生琴纳发明的牛痘接种术从澳门反传中国，并在民间迅速推广，揭开了近代西医传入我国的序幕。

西医的传入和在中国影响的扩大，一些学者开始研究中西医的不同。清末至民国初，中医人员从不同的立场、角度对中西医进行比较，认为中西医各有短长。一般认为，中医失于虚，西医泥于实；中医长于气化，西医长于解剖，多主张"中体西用"，即中医为主体，同时汲取西医之长为己所用，或中西医合参，取长补短。

进入20世纪，新文化运动兴起，一些接受改良思想的学者主张中西医汇通，从理论和临床等方面提出一系列中西医汇通的思想，形成了近代具有代表性的学术思潮和医学流派。

中西医汇通派是西医的传入使中医学界面临挑战和危机时产生的学术流派。其基本观点是：中医、西医虽属两种互有优劣的不同学术体系，但两者研究的客观对象都是人体的健康和疾病，所以这两种医学应该也能够互补，能在交流的过程中实现真实反映客体本质这一基础上统一。中西医汇通派融合中西，创立了统一新医学的思想，为现代中西医结合传承、改革和发展贡献了一分力量。

**2. 中西医结合阶段**

中西医结合是 1956 年毛泽东主席在"把中医中药的知识和西医西药的知识结合起来，创造中国统一的新医学新药学"的讲话之后，我国医药卫生界逐步约定俗成的一种提法。

中西医结合是一门研究中医和西医再形成和再发展过程中的思维方式、对象内容、观察方法、比较两者的异同点，吸取两者之长，融会贯通，创建医学理论体系，服务于人类健康的疾病防治的整体医学，是中西医工作者相互合作，中西医学术相互配合，以提高临床疗效为目的的实践过程。中西医结合主要包括相互尊重是基础、相互学习是动力、提高疗效是目标和立足实践是根本四个方面。

中西医结合在疾病诊治、诊断方法、治法治则、中医基础理论、方剂药物、针灸和经络等方面进行了有益探索，取得了显著成效。

进入 21 世纪后，我国的中西医结合事业在前进中结合，在发展中结合，在提高中结合，不仅得到了群众的支持也得到了国家政策法规的支持，在学科交叉和维护患者利益、尊重客观规律和社会需求驱动下获得了长足发展。

虽然中西医结合在理论与实践方面取得了不小进步，但一些深层次问题还未经过深入、广泛论证而达成共识，内涵、外延尚不够清晰，尚有待进一步研究。

**3. 中西医并重阶段**

中华人民共和国成立以来，国家为保证中医、西医的学术和事业发展，制定了一系列方针政策。建国初期将"团结中西医"作为卫生工作的四大方针之一。20 世纪 80 年代，《宪法》提出"发展现代医药和传统医药"，中央书记处提出"要把中医和西医摆在同等重要地位"。1991 年 3 月七届人大四次会议批准的《国民经济和社会发展十年规划及第八个五年计划纲要》明确提出，卫生工作的方针是"预防为主，依靠科技进步，动员全社会参与，中西医并重，为人民健康服务"，首次将"中西医并重"列为国家卫生工作的五大方针之一。

党的十七大、十八大和十九大报告均写明"中西医并重"。2016 年 12 月 25 日，十二届全国人大第十二次会议通过了《中华人民共和国中医药法》，第三条提出"实行中西医并重的方针"，指出"国家鼓励中医西医相互学习，相互补充，协调发展，发挥各自优势，促进中西医结合"。"中西医并重"已成为新时期我国卫生事业的基本国策和工作方针，成为中医和西医相结合的总原则和总战略。

我们要以科学的态度看待"中西医并重"，并赋之以符合我国国情的内涵。

（1）在管理上对中西医的基本要求并重　无论中医还是西医都存在三个方面的基本要求：安全、有效和品质。医学人命关天。在基本要求方面，中医和西医应当并重，不允许任何人以任何理由另搞一套。比如，西药的品质监督有保质期，中药不能没有保质期；西药包装、运输、储藏有严格规定，中药在包装、运输和储藏过程中不能不讲卫生，不能把带泥土和灰尘甚至发生霉变、虫蛀的饮片提供给患者；西药使用有安全界限，中药也必须制定安全界限。

（2）在政策上中西医适用市场经济的原则并重　无论西医还是中医都必须在共同的市场经济原则下求生存，谋发展，不能把生存和发展的希望寄托于政府扶持，要支持民族医药事业。

（3）在科学上中西医贯彻科学标准并重　无论医还是药都必须严格执行医学科学技术标准，发展和繁荣医学科学。比如，关于治疗效果的"双盲对比实验"等，任何部门和个人都不能以任何借口，降低、漠视甚至曲解这些国际通行的科学方法和科学标准。

（4）在法律上中西医的责任标准并重　医学面对的是人的生命，任何个人、政党、社会团体、经济组织都必须以尊重人的生命安全的崇高责任来对待医学问题。目前，我国的中医中药尚无责任标准，重金属入药、有毒中草药入药等要制定限制使用剂量和含量的国家标准，按照"中西医并重"原则，切实解决好责任界限的立法问题，确保人民的生命安全不受侵害。

## （二）发展中医文化的战略

### 1. 摒弃民族虚无主义

一百多年来，国人在西方列强的坚船利炮摧残下骨气锐减，曾一度失去民族自豪和自尊，对自己辉煌的历史和文化产生过怀疑，甚至认为其是阻碍中国走向现代社会的绊脚石而加以批判和摒弃。结果外国的东西没学来，自己优秀的东西也丢了。要摒弃这种民族虚无主义，加强民族自信。

### 2. 防止科学主义思潮蔓延

以物理学、化学和数学为基础的还原性科学，代表着近代科学发展的方向和潮流。以近代还原性科学的观念和研究方法作为衡量一切科学的唯一信条和至上标准就是科学主义的典型表现。以现代医学和研究方法来判断中医、研究中医，是近代科学在中医问题上的具体表现。中医西化是一百年来戴在中医脖子上的枷锁，困扰着人们正确认识中医，在一定程度上影响了中医的发展。因此要防止科学主义思潮蔓延，立足中医文化的传承与传播。

### 3. 克服方法论的扭曲

受民族虚无主义思想的影响，中国古代哲学和阴阳五行学说统统被斥为唯心主义和不科学的东西。随着科学的发展和系统科学方法的出现，一些有识之士从中医阴阳五行学说中看到了现代科学的意义和价值，但研究尚不够深入，有价值和影响力的成果鲜见。中医具有特色的研究方法较少，更多的是借用西医的方法研究中医，结果使研究陷入迷茫。要克服方法论的扭曲，寻找适合中医的研究方法。

### 4. 警惕"亦中亦西"的中医教育

中医教育存在忽视中医学知识体系的问题，在课程设置上，中西医课程的比例不尽合理，西医课程占有较大比重。一些中医药院校的课程设置是先西医基础，后中医理论，学生在西方逻辑思维与中国传统象思维之间游走，对中医产生困惑和怀疑。要强化中国传统文化教育，培养学生的中医思维，加强文化自信。

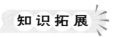

知识拓展

## "废止中医"是对历史的无知

### ——王庆其教授在上海中医药大学的讲演（节选）

有人说，"中医能治好病，但讲不出道理"，由此怀疑其科学性。中医不是讲不出道理，而是讲的道理一般人不易听懂，或者说目前还不能完全用现代科学术语来解释。诞生于数千年前的中医学理论沁透着中华传统文化的精华和特色，就必然与发源于西方的现代科学有着某种隔阂，这是毫不奇怪的。但并不等于说西方科学无法解释的东西就不是科学。因为西方科学不是科学的顶峰，尤其对于生命科学领域来说，人类还知之甚少。21世纪的中医学正试图尽可能用现代科学术语把中医治好病的道理让人们听明白。

中医学是中华民族的瑰宝，是我们的国粹，为中华民族的繁衍生息和健康作出了不可磨灭的贡献，至今仍是我们解除病痛、维护健康的一个重要选择。然而，中医学在其发展的历程中也经历过坎坷，尤其是"西学东渐"以来的百年间，中医堪称曲折多事。

历史上关于中医的"废存"之争主要有四种观点：①废除中医中药。②废医存药。③中医要改良，要科学化。④主张衷中参西。近来又有人在网上声称"告别中医中药"等等，概括起来，争论的焦点是中医究竟是不是科学。

**一、众说纷纭评中医**

对于中医学是一门什么样的学问，历来众说纷纭，见仁见智。

贬低者说中医是"玄学""伪科学"。"玄学"又称形而上学，指感官不能达到的东西，即超经验的东西。"伪科学"是指据称是事实或得到科学的支持、但实际上不符合科学方法的"知识"。持此说者认为，中医理论，如阴阳五行、五运六气等有迷信色彩，不具备科学的必要条件，没有实验证据，不能进行重复验证，不合逻辑，所以"中医算不上科学"。

也有人认为，中医是"经验医学""前科学（准科学）""象科学"，认为中医靠经验看病，是一门治疗技术，是"以表象为主的经验医学"。李约瑟博士在《中国科学技术史》中认为，中医是中国古代科学，它不是理论性的科学，而是经验性的准科学或前科学。中国科学院哲学研究所刘长林先生说，中医属于"象科学"，即"从自然整体层面规律性的认识活动和知识体系"。

褒扬者认为，中医属于"中国传统科学"，是"复杂性科学"。以中国哲学建立起来的中医学，讲系统、辨证观，体现了中国传统科学的特色，其中蕴含着许多科学元素，必将被未来医学所印证。张其成教授说，中医学是中国传统科学的重要组成部分，中医不是现代自然科学意义上的科学，因为它不能用数学来描述，不能用实验来检验。从理论特征上说，中医是宽泛意义的科学，是一种模型论科学。中国科技大学的朱清时院士说：中医是科学，但不同于西医的"还原论，而是复杂性科学"。"20世纪后期诞生的复杂性科学，使现代科学的观念发生了重大转变，开启了认识中国传统文化，包括中医药的科学性的大门"。

### 二、东西方不同的科学源流

要讨论中医学的科学性问题，首先要清楚什么是科学？

"科学"一词源于拉丁语，一般指"学问"或"知识"。遗憾的是，迄今为止对"科学"尚无公认的定义。

英国科学史家贝尔纳说："科学是人类智慧最高贵的成果。"爱因斯坦认为，科学，就我们的目的而言，不妨把它定义为"寻找我们感觉经验之间规律性关系的有条理的思想"。苏联《大百科全书》说："科学，是在社会实践基础上历史地形成的和不断发展的关于自然、社会思维及其发展规律的知识体系。"我国的《辞海》是这样描述的："科学是关于自然、社会和思维规律的知识体系。"可见，关于科学的定义有多种，正说明了科学博大精深，值得人们不断探索。

其实，在世界上不仅仅文化是多元的，科学（体系）也是多元的。具有不同自然环境和人类传统的国家民族会有不同的科学思维、科学方法和认识。哲学的方法有东西之分，科学也有东西之分。源于古希腊的西方科学，形式逻辑和实证主义是其基本的认知方式，它偏重于分析还原的方法，着重形质实体的研究，研究科学的目的在于控制和征服自然。而中国传统的科学，经验积累加直觉领悟是其基本的认知方式，它偏重于综合整体、取类比象的方法，着重系统功能的研究，科学研究的目的在于尽物（人）之性，保持人与自然的和谐共存。前者对整个西方科学的崛起和文化的发展产生了深刻影响，后者对中国古代科学的辉煌以及中华民族文化的发展具有深远影响。这两个科学体系各有千秋，不可替代，都有发展潜能。因此，中西文化的交流融合、中西科学体系的优势互补是人类社会发展和未来科学发展的重要课题。

中医是以传统文化为背景，以中国古代哲学为指导，研究人类生命活动过程以及防治疾病的知识体系。中医是着眼于自然整体现象层面、注重生命过程演化方式的科学，而不是人体结构存在形式的科学。钱学森先生说过："中医讲系统观，人体科学的方向是中医。"

持否定中医科学性观点的人，其根本错误在于把西方科学的某些观念和方法当作衡量一切科学认识的标准，符合这一标准的是科学，否则一概不科学。显然，这一认识本身就是不科学的。卫生部前部长崔月犁说："科学近百年来是很时髦的词汇，今天的科学，确切地讲是西方科学，已成为人们判断一切事物是非的标准，而且也成为西方科学卫道士打人的棍子，霸道之极。凡是被戴上科学的帽子就身价百倍，扣上不科学的帽子就成了谬论和落后。"德国慕尼黑大学曼珀克特教授说："中医是一门成熟的科学（但不是现代科学意义上的科学）。""中国自己不把中医药学当成科学，不重视中医药的发展，其根源是文化自卑感。"因此，我们要从狭隘的科学观念中解放出来，用科学的观点正确认识中医学的科学性。

>>> **思 考 题**

1. 简述中医文化交流的特点。如何理解中医文化是中华瑰宝。
2. 为什么说中医近百年来中医存废之争是医学文化之争。
3. 如何理解中西医结合，把握的原则是什么。
4. 中西医并重的实质是什么，如何传承与弘扬中医文化。

# 第九章 中医文化发展与展望

## 【学习目的】

掌握中医文化的形成与发展脉络，熟悉中医文化发展各阶段的文化特点，以及中国传统文化对中医理论形成所起的作用。

## 第一节 世界中医药发展态势

### 一、五大洲中医药发展概况

#### 1. 亚洲发展概括

日本是除我国以外研究应用中药历史最久、范围最广、水平较高、从业人数最多的国家。日本中草药市场的汉方制剂已纳入医疗保险，有 3 万多名研究人员从事汉方药物研究。汉方药的年生产总值已超过 1000 亿日元，仅津村的顺天堂一年的产值就相当于我国中药产品的出口总额。

在韩国，东西方两种药物均可享受医疗保险，并有 56 个成方制剂、68 个单方制剂作为药品进入健康保险。官方的韩医药专门研究机构，仅科研经费每年就有 400 万美元。其中，对我国牛黄清心丸一个品种的研究，就获得产值 0.7 亿美元。

新加坡卫生部成立了中医药管理局和新加坡中医药团体协调委员会，建有中医学院，开展中医注册。

马来西亚有经营中药的店铺 3000 余家，中药店 800 余家，许多私立中医院应用中草药和针灸进行治病。越南从我国进口中成药 180 多种，约 16 家中国药品生产企业获得了在越南经营的许可证。此外，菲律宾、印尼、缅甸、柬埔寨等受亚裔、华裔文化的影响，中医药都有浓厚的民间基础；东南亚等地的中草药约占世界草药市场 26%。

#### 2. 欧洲发展概括

德国是在西欧国家中使用中草药最多的国家之一，大约占到欧盟市场 70% 的份额，服用中草药的德国人占到 58%。目前，德国有 7 万多家药店能买到中草药，且 20% 左右无处方亦可出售。

法国是欧共体第二大草药市场。1952 年法国医学科学院承认针灸疗法为医疗行为。1985 年法国卫生部成立了针刺治疗诸问题研究委员会。目前，法国有一万多家药店销售草药和天然药物。

英国是欧洲第三大草药销售市场，整个市场值可达 2.25 亿英镑。英国有 1200 多家药店销售中草药。城市社区医院大部分采用草药制成的药物治病，英国医生处方使用草药还可享受补贴。

中东的 21 个阿拉伯国家几乎都开设了数量不等的中医诊所和中草药店。阿联酋成立了中国中医药治疗中心，沙特、阿曼、也门相继引进中医药专家；意大利、荷兰、罗马尼亚、波兰、奥地利、保加利亚、俄罗斯等国家的政府和民众对草药和中医药越来越重视。

**3. 非洲发展概括**

早在二十世纪五六十年代，中国援外医疗队就把中医药带到了非洲。随着近年来非洲建设项目的增加，一个正在崛起的中草药国际市场正在当地形成。其中，坦桑尼亚政府每年从中国进口中成药近 100 万美元，被称为"神奇的中国针灸医术"征服了莫桑比克；南非政府于 2002 年颁布了为期 6 个月的中成药注册登记通告，准许中成药进入南非市场。此外，赞比亚、扎伊尔、马里、几内亚比绍等国，在中国援非医疗活动中了解了中医、中药与针灸，为中医药在非洲的发展打下了基础。

**4. 美洲发展概括**

1992 年美国国立卫生院（NIH）设立了替代医学研究办公室，对包括中药在内的传统药物进行评估。美国 FDA 提出把植物产品作为药品进行申报草案，将对草药进行立法，把草药作为治疗药物列入医疗保险而不再仅仅是作为营养补充剂和替代药物，开始接受天然药物的复方混合制剂作为治疗药。

**5. 大洋洲发展概括**

澳大利亚每年至少有 280 万以上人次看中医。在悉尼和墨尔本等大都市，目前分别有 2000 多名中医师开业行医，同时还成立了全国中医针灸联合会。维多利亚州率先于 2000 年完成了中医立法，是西方第一个对中医药立法的国家，使中医药拥有了与西医一样的法律地位。

## 二、未来中医药对人类的影响

**1. 完善医学模式**

医学模式是人类医学思想、认识观和行为方式的一个高度概括，其形成来源于医学实践，反过来又对医学研究和实践起着重要的指导作用。西医近几百年间奉行的是"机械论"思想指导下的生物医学模式，将人体当作生物个体，甚至作为机器对待。20 世纪 70 年，美国学者提出了生物－社会－心理医学模式，由于该模式是在西方还原论思想影响下提出的，虽然考虑了多因素对健康和疾病的影响，但尚缺乏整体上对多因素的认识。

中医学在"天人相应"整体观思想的指导下，经过几千年摸索、实践和总结，逐步形成了环境－信息－人的医学模式，提出了外在的环境因素包括外在的自然因素和社会因素；内在的人类个体因素包括内在的生物因素、心理因素和生活行为因素等；沟通内外关系的能量信息包括中间的营养物质因素和信息因素等影响人类健康的因素。这三大因素并非孤立存在，而是有着密切关系，且相互影响，这将成为中医对完善世界医学模式的一大贡献。

**2. 重新认识人与疾病的关系**

"天人合一"是中国文化对人与大自然应有关系的认识，其强调人与自然密不可分，人与自然应处处保持和谐。人的健康和疾病不是孤立存在的，与所生存的环境密切相关。比如，对肿瘤的治疗尽量不采取手术切除的方式，而是对患者阴阳失调的内环境进行调节，以消除产生肿瘤的致病因素和条件。如此即使肿瘤还在体内，仍可控制其恶化，实现"带瘤生存"。随着"天人合一"理念在世界范围的影响不断扩大，未来人们不会再将眼睛死盯在病变部位而惊恐失色，而将以顺其自然的平和态度面对疾病和生死。

**3. 按"仁术"标准评价医疗技术**

"仁"是古代的一种道德范畴，是指人与人之间相互亲近和尊重。"仁爱仁术"是指要将医术作为一种仁爱方式来实践。在临床上，有的治疗方式可能对某种疾病的治疗有效，但同时又会给患者带来其他伤害，这种医术就不是"仁术"。比如用抗生素治疗非典型性肺炎，虽然能控制病情发展，但有可能带来股骨头坏死的严重后果。这只能算诊疗上的应急措施，称不上"仁术"。因此，要使诊疗方式上升到"仁术"就必须尽量采取既能治疗疾病又不会给患者带来新的病痛的方法，同时考虑患者治疗时的接受度，而这只有中医能担其角色。

**4. 养生将提升人类生活境界**

养生就是对生命的养护，目的是提高生命质量，延长寿命。养生根据人体生命的发生发展规律，有意识地采取一系列保养、调养、养护身体的方法，通过养精神、调饮食、练形体、适寒暑等达到减少疾病、增进健康、延年益寿的目的。中国传统文化中的静养、坐忘、茶道、药膳、药物洗浴、按摩、书法、音乐等均为促进身心健康的养生活动，具有动静结合、生理心理并重、养生休闲并举、生活化等特点，从整体上发挥综合作用，能够促进人的身心健康协调发展。

# 第二节　中医文化的现代化转向

中医学是"以中医药理论与实践经验为主体，研究人类生命活动中医学中健康与疾病转化规律及其预防、诊断、治疗、康复和保健的综合性科学"。中医学理论至今对疾病治疗仍具有指导意义。但总体而言，学术创新速度慢，难以形成突破性进展。中医学如何与现代科技结合，保持中医的文化特色与学术主体性值得深入探讨的问题。

## 一、中医学与现代科技相结合

从医疗的客体对象和终极目标看，中西医是一致的。无论是从整体到局部，还是从局部到整体，都是为了科学、客观地认识人体的健康和疾病，提供相应的临床解决方案。

西医学在近两三百年中发展迅速，取得了一个又一个医学成就，解决了诸多历史难题，一举成为世界主流医学。实际上，西医学所取得的很多重大成就和临床进展并非西医临床医师所为，而是多学科的科学家将最新现代科技成果用于医学基础研究和临床的结果。

从《黄帝内经》中我们可以窥见中医对解剖的认识，中医如何利用现代解剖、生理、病理及植物化学等学科的成就，利用现代物理、化学、电子、影像、心理学等学科的最新技术是值得思考的问题。只要在方法上注意保持中医特色，利用一切可以促进中医发展的科学技术知识都是非常必要的。在科研方向上，应注意将中医理念和诊疗水平与西医学进行比较，以获得更广泛的认同。例如，中医强调整体观和阴阳平衡，与现代系统生物学有异曲同工之妙；中医强调"天人合一"，与西方科学讲的健康环境因素十分相似；中医强调辨证施治，西医学开始重视个体化治疗；中医的复方理论与西方治疗学的某些原则也有相通之处。要接受近百年来中医与科学结合的教训，既不要急于求成，也不要急于用现代科学给中医装门面，更不能用西医理论去验证中医的科学性，否则不但不能正确认识中医，还可能得出否定中医的错误结论。

传统中医学的整体认知思维与分析还原法互为补充。在认知上，西方的分析还原思维是把复杂事物分解成简单的基本单元，找出这些基本单元的规律，然后运用逻辑的方法找出复杂系统的规律。

科学具有相通的特点，最新的科学思想对中医学重视关系和平衡协调的特点有了新的认识。中医学始终把人体及人体的健康与疾病作为复杂系统来对待，把疾病诊断和治疗放在各种复杂性关系中进行，且具有与复杂性科学极为相似的研究方法和研究特点。例如，中医的气－阴阳－五行模型作为理想化的整体性、模糊性模型，具有高度的自相似性、自组织性，这与系统科学、复杂性科学的部分原理或原则相吻合。中医的藏象思维模型，不同于实质解剖的脏器，适用于系统的复杂性研究。中医证候注重因时因地，因人制宜，而不是简单地进行定量。复杂性科学着重研究系统集成的方法对整体性质的影响，以及各部分之间的关系对整体性质的影响。中医的认知方法与此类似，是在实践中总结概念，升华为原理，再到实践中去证明。这表明，形成于古代的中医学思想与现代的科技发展方向有着共同点和一样的生命力。

## 二、创建开放的中医科研体系

中医需创建具有中医特色的科研体系，既保持中医的认知主体不变，又要最大限度地吸收现代科技成果。中西医在学术研究思路上存在明显差异，例如，对中药复方的研究，中药复方含有十几种甚至几十种成分，非常复杂，如果按照现代药理学研究的方式去寻找有效成分，很难取得进展。有专家探索通过新的科研路径，将成分复杂的方剂视为复合的药物整体，先研究其在人体内的整体生物效应，明确疗效后再研究其实质。

中医药在利用现代科技手段和成果促进其发展的进程中，坚持文化特色和学术主体性更为重要。中西医之间既有同一性也有差异性，在处理具体问题时，不同的医学理论会出现观念冲突，是否坚持中医理论需从实际出发，不能受西医理论的束缚。如果中医有充分的疗效证据，即使不能用现代科学加以解释，也用加以运用。

很多观念的冲突是因文化差异引起的。如果说中医不"科学"，那么思考一下，不符合"科学"标准的知识体系却能很好地解决问题，是否是标准落后了，应该修改呢？现代科学哲学已经注意到了这种可能，提出了"拯救现象"说。假如某一种现象客观存在，尽管现阶段还不能对它做出科学解释，也应保留并继续观察。随着认识的深化和提高，可能会带来"科学"观念的改变。事实上，西方一直在不断发展新理论，如系统论、信息论、控制论及复杂性科学等，能否从中发现中医理论的合理性呢？如果中医学不能得到很好的保护，人类不但会丢失很多宝贵的知识，也会失去科学变革的一个契机。

### 三、接受现代化的科学管理

全球文化不可能一体化，但在强势文化的影响下却可逐渐趋同，至少在价值观和评价标准上会更接近。现代社会是一个法制社会，中医学作为一分子，必须遵循现代社会的共同规范，包括法律法规、社会道德和学术规范等。在古代，中医师可以自由"悬壶"，四处"济世"，没有法律意义上的管理和监督，现在则必须考取执业资格方可行医；中医的针灸、按摩等必须也取得资格，同时注意卫生和消毒；传统中药中的部分动植物药被确定为濒危品种后已限制使用，必须停止应用或寻找替代品；中成药的生产和出口必须接受质量标准和成分检测等。这些都必须接受现代化管理，无条件遵守和执行。同时，也要注意保持中医的主体特色。

## 第三节　中医文化的复兴

进入新世纪，在党和政府方针政策的指引下，中医呈现出前所未有的良好发展局面。充分认识中医药的战略特性，有助于把握正确方向，增强克服艰难险阻的信心和勇气，持久地做好"扶持和促进中医药事业发展"的工作，使中医药对振兴民族、繁荣国家所具有的重要战略作用得以更好发挥。

中医具有客观的内在战略特性，从最直接的应用领域医药卫生看，结合医改的推进，建设具有鲜明中国特色的医药卫生体系和国民健康保障体系，是一项非常必要和极其紧迫的重大国家战略，其中，中医药是成功建设这两个体系的战略基石。

当前，国民医疗保障已成世界性执政难题，主要原因在于无论采用何种支付方式，都无法有效控制医药费用的吹气泡式膨胀，由此会引发一系列政治和社会问题。我国目前也在积极探索现代先进的医药模式。

### 一、维护健康，防治疾病

中西医虽然从哲学基点、方法论到直接目标和手段方面都存在不同，但二者的目的都是维护健康，防治疾病。有人认为，只有西医的理论和方法能够解释和验证的东西才是"科学"的，否则就是"伪科学"。这一认识不但否定了真理的实践性和相对性，而且否定了科学的开放性和渐进性，是片面和短视的。中医理论中深邃的中国哲学思想和广博的植物学、动物学、矿物学、物候学、地理学等知识绝不是简单地用西医学理论和方法能够裁定的。我们迄今不能解释的自然现象乃至人体功能不计其数，但这并不应成为否定其存在的理由，更不应成为我们探索真理的羁绊。

中医药是中华民族用数千年时间和亿万人生命实践不断发现、创造、积累、检验和完善所形成的一个原创、独立、完整的知识理论和方法技能体系。中华民族能五千年来生生不息、日渐强盛，中医药功不可没。

中医药在当代依然生机勃勃，依然可以祛病强身，从中医药防治 SARS 到用古方研治甲流新药等防治重大流行疫病，再到救灾抢险用中医药简易方法防治群体伤病，中医药无疑是当代乃至今后人类防治疾病、维护健康的有效手段之一。

## 二、提高社会效益和经济效益

中医药具有"简、便、廉、验"的特点。甘肃省在决定医改方针时强调：因为甘肃是"穷省"，所以要"用最简单的方法解决最基础的问题，用尽可能少的费用维护居民健康，走中医特色的医改之路"。中国是发展中国家，现实告诉我们，"最简单的方法"必然是对日益复杂化、高度商业化的"当代先进、尖端"医药硬件技术依赖最少的方法，"尽可能少的费用"只有努力采用"最简单的方法"才能实现。

卫生部门的数据表明，在需求旺盛导致中药材价格持续提升的情况下，就全国而言，与以西医药为主体的综合医院相比，中医院的门诊和住院费用要低 20% 左右。由于大力推广中医药服务与惩处过度医疗并举，甘肃省的中医和西医医院的门诊和住院费用要比全国低 40%～50%。用 2010 年和 2011 年两年可获得的数据保守推算，如果全国除甘肃和西藏以外所有省、自治区、直辖市都能把这两项费用降到甘肃省的水平，那么一年节约的医疗费用就可能超过 5500 亿元。

中医药是我国典型的民族传统产业，产业形态完整，产业结构丰富，分布广泛，关联紧密，对三农经济、边远和贫困地区的经济发展拉动作用明显，且具有国际发展前景。从第一产业的中药材野生采集和人工种植来看，全国道地药材品种有 200 余种，十几个主产区，基本覆盖了所有省级行政区划。各省、市的区域性道地药材更是多不胜数。如山西运城，常用的地产植物、动物和矿物中药就有 557 种之多，地黄等还出口他国。种植中药材 40 万亩，年产值近 4 亿元，对当地经济有较明显的拉动作用。在第二产业，既有闻名遐迩的百年老店，也有改革开放后创办的大批中药加工企业，其中不乏独具地区和民族特色的厂家。近年来藏药、蒙药和苗药等传统医药的使用范围在不断扩大，彰显了中医药带动民族地区经济发展的潜力。在第三产业，从药材、药品流通，到医疗、保健服务，再到教育、科研、文化等，各个领域成绩斐然。

眺望寰宇，尽管路途依然遥远而艰辛，但中医药走向世界正迈开坚实的步伐，中医药服务遍及全球 160 多个国家和地区，越是发达国家民众对中医药的接受程度越高，从针灸合法化到中医药合法化的方向渐趋明朗，这必将促使中医药产业经济的更大发展。

对国民经济整体而言，中医药是一个既有开源之功又有节流之效的领域，对国际医药经济领域而言，中医药是我国独具特色与优势的核心竞争力所在。

# 第四节　中医文化的发展与国际化趋势

## 一、中医文化的发展概况

### （一）中华人民共和国成立初期的发展

中华人民共和国成立后，党和政府关心和扶持中医药事业，确立了中西医结合策略，中医药事业在教育、科研、医疗等方面均获得了长足进步。

**1. 设立专门机构，发展中医**

中华人民共和国成立之初，国家百业待兴，在卫生领域，百姓面临"看病难"、缺医少药的困难局面。尽管西医学在中国已取得了很大发展，但全国从事西医工作的医生仅两万余名，难以承担 4.5 亿中国人的医疗卫生工作。中医的境况亦不乐观，受民族虚无主义的影响，中医工作者数量锐减，中医学术受到严重摧残，挽救中医事业于危难之中成为党和政府的重要工作之一。

党和政府高度重视中医药事业。毛泽东主席在 1949 年 9 月接见出席全国卫生行政会议代表时指出："必须很好地团结中医，提高技术，搞好中医工作，发挥中医力量，才能负担起几亿人口的艰巨的卫生工作任务。"针对当时西医与中医并存的情况，毛泽东主席在 1950 年第一届全国卫生会议上题词："团结新老中西各部分医药卫生工作人员，组成巩固的统一战线，为开展伟大的人民卫生工作而奋斗！"由此确定了中西医结合的卫生工作方针。1952 年卫生部医政局下设中医科；1954 年卫生部设立中医司，卫生部副部长主管中医工作，同时聘请多位名老中医为顾问，各、省、市、区卫生厅（局）也相应设立了中医处，地、市卫生局设立了中医科，一些县、区卫生局设立了中医股。党中央的团结中西医与扶持中医的政策大大促进了中医药事业的发展。

**2. 发展中医教育，培养中医人才**

1956 年，国家分别在北京、上海、成都、广州建立了四所中医药院校，中医教育正式纳入国家教育系统。随后各地陆续建立了中等和高等中医院校。在毛泽东中西医结合指示的指导下，全国范围内掀起了西医学习中医的热潮，很多西医院校将中医课程列为必修课。

中医院校克服条件差，师资、校舍紧张，教材短缺的困难，艰苦办学，到 1966 年，10 年间，中医院校达到 21 所，在校生 1 万多人，并建立了一支两千余人的师资队伍。同时开办各类进修班、研究班和西学中班。中医院校的附属医院有病床五千余张，初步形成了具有中医特色的高等教育体系。

**3. 建立中医医疗机构，培养中医临床人才**

在"团结中西医、继承发扬祖国医药学"思想的指导下，从 20 世纪 50 年代初开始，中医药从业人员先后由分散的个体向联合诊所转变，随后国家又办起了中医门诊部和中医医院。到 1960 年，全国中医医院已达 330 所，病床数量达到 1.4 万余张。60 年代初，卫生部门根据中央提出的"调整、巩固、充实、提高"的卫生工作总方针，对全国的卫生机构进行整顿，中医医院的数量进一步增加。

中医医院、中医诊所、综合性医院的中医科成为中医药事业发展的重要基地，中医药从业人员得到肯定与补充。同时，国家还建立一批科研院所。这一时期，中医药无论是教育、医疗还是科研均得到了长足发展。

### （二）"文革"时期的情况

"文革"期间，2/3 的中医医院被撤销，从业人员减少了约 1/3。受"左"的思想干扰，办院方向基本偏离正轨。

中医院校被迫停招，师资队伍被人为拆散。中医事业面临"后继无人""后继乏术"的困难局面。整个中医事业遭到严重摧残，中医文化受到严重冲击。

### （三）改革开放后中医事业的发展

党的十届三中全会以后，党中央"拨乱反正"，从思想上肃清"极左"思潮的影响，中医药事业得到了快速发展。

1986 年 12 月，国家中医管理局成立，随后各省也陆续成立了中医管理机构。到 1985 年底，全国中医药院校达到 25 所，10 余所西医院校设置了中医或中药专业，在校生 2.8 万余人。

这一时期，我国陆续开展了中医硕士、博士和博士后教育，建立了具有相当水平的专业教师队伍，教学方法和手段不断更新，形成了包括大专、本科、硕士、博士和博士后在内的有中医特色的教育体系。到 2012 年，高等中医药院校达到 45 所（大学 15 所，学院 10 所，独立学院 9 所，专科学校 9 所，职业学校 1 所，分校、大专班 1 所），在校人数（含研究生、本科、专科）突破 52 万人。

1978 年，中共中央下发了 56 号文件，国家每年增拨一亿元专款用于发展中医药事业。到 20 世纪 80 年代，全国的中医医院数量增至两千余所，几乎达到县县有中医院。90 年代中期，中医医院进行管理体制改革，各地中医院按照等级标准要求加强内涵建设，中医药事业发展蒸蒸日上。

伴随着中华民族伟大复兴的"中国梦"，中医药事业迎来了新的发展机遇。国务院印发的《中医药健康服务发展规划（2015—2020 年）》和《中医药发展战略规划纲要（2016—2030 年）》对中医药的发展具有重要的指导作用。中医药是"我国独特的卫生资源、潜力巨大的经济资源、具有原创优势的科技资源、优秀的文化资源和重要的生态资源"，涵盖中医医疗服务、中医养生保健、中医药继承与创新、中医药产业发展、中医药文化、中医药海外发展等各个方面，"传承和弘扬中华优秀传统文化，迫切需要进一步普及和宣传中医药文化知识"，高度重视中医药文化建设，立足中医药文化资源优势，加大中医药文化知识普及与推广力度。

## 二、中医文化的国际化趋势

百年来的中西医之争表面上看是医学问题，实际上它所隐藏的是一系列文化问题，核心是认知思维、价值观和行为方式。面对全球一体化趋势，中医将如何发展是每一个中医人需要认真思考的问题。或许《纽约时报》著名专栏作家托马斯·弗里曼所著的《世界是平的》一书能给我们一些启示。

　　"我发现世界是平的。"

　　……

　　我想全球可划分为三个主要纪元。全球化 1.0 自 1492 年，持续到大约 1800 年；全球化 2.0 大概从 1800 年持续至 2000 年，中间曾经被大萧条及两次大战打断；2000 年世界进入了一个新纪元：全球化 3.0，世界从小缩成微小，竞赛场也铲平了。

　　在 1.0，推动全球化的力量来自国家；在 2.0，推动力来自企业；在 3.0，推动力则来自个人。

　　……

　　世界不断缩小变平，每一个角落都会有力量大增的男女，将有更多人插上插头就可以大显身手。

　　托马斯·弗里曼所说的这个已经"变平了的"世界，并非哥伦布、麦哲伦眼中的地球，他是从经济一体化、文化趋同化、资源网络化、信息同步化、工作生活方式模式化的角度来看全球资源得到整合与共享后的地球的，从这个意义上说地球"变平了"。

　　的确，从工业革命以来，尤其是进入 20 世纪后期的信息时代，由现代科技文明带来的信息革命和全球化彻底改变了人类的生活方式和生活观念，给人们的生活带来了崭新的体验：电报、电话、电视、手机、电脑、互联网使信息的传递更加快捷。居住在地球上任何地方的人要想得到全球的信息资源，已无需像哥伦布、麦哲伦时代的人那样必须亲自驾船去获取，只需在已联网的电脑上用鼠标轻轻地点击，瞬间即可得到。甚至世界上发生的任何事情都可通过互联网让全球同步获得最新的信息或新闻。汽车、火车、大型轮船、飞机从空间上拉近了人与人之间的距离，缩短了物流的交换转运时间，时尚的消费观念和方式可以在全世界同步流行……

　　整个地球在变小，在地球上生活的人，即使相隔千里万里也不再感到遥远和陌生，就像生活在一个大村庄一样，故有人称地球为"地球村"。但这种科技成果、经济贸易、信息资源利用和物质消费等方面的全球化，并不意味着文化、观念、信仰、价值观的全球化。21 世纪的文化是多元化的。哈佛大学亨廷顿教授指出："在后冷战的世界中，人民之间最重要的区别不是意识形态的、政治的或经济的，而是文化的区别。"

　　1998 年联合国召开了文化发展政策政府间会议，会议报告的《我们创造性的多元化》中提出要保护文化的多样性："尊重各个文化和各个文化被其他文化尊重的义务。"世界贸易组织（WTO）总干事雷纳托·鲁杰罗认为："把整合中的经济、民族与文明管理起来，使每一种都保持独有的身份和文化——这是我们这个时代面临的巨大挑战，也是我们这个时代作出的伟大承诺。"自 20 世纪 90 年代初哈佛大学教授约瑟夫首次提出"软实力（soft power）"的概念后，人们发现，在信息时代仅仅将眼光盯在 GDP、军事、资源等硬实力是远远不够的，还必须关注比硬实力更重要的"软实力"。

　　"软实力"的核心要素就是"文化"。从全球角度讲，21 世纪人类文化要继续向多元化方向发展；从国家角度讲，增强国际影响力要依靠文化软实力；从生活角度讲，反映百姓生活质量的重要标志就是文化品质。党的"十七大"报告明确提出要努力"提高国家文化软实力",表明党和国家把提升国家文化软实力作为实现中华民族伟大复兴的战略着眼点。

中医药是中国原创的科学知识体系,是中国传统文化中自然知识方面唯一延续至今且仍然自成一体的一个行业,是具有中国特色医药卫生事业的重要组成部分。中医药是增强我国文化软实力必不可少的要素,振兴和发展中医药事业有助于增强民族自信心、自尊心和自豪感,扩大中国在国际上的影响力。

## 思 考 题

1. 中医文化在发展过程中需注意什么。
2. 试论中医文化未来的发展趋势。

# 主要参考书目

[1] 张登本. 《黄帝内经》二十论. 北京：中国中医药出版社，2017.

[2] 李良松，郭洪涛. 出入命门——中医药文化探津. 北京：中国人民大学出版社，2009.

[3] 张志斌，李经纬，郑金生. 中医的历史. 北京：人民卫生出版社，2011.

[4] 李成文. 中医发展史. 北京：人民军医出版社，2004.

[5] 赵明山，鞠宝兆. 黄帝内经文化解读. 沈阳：辽宁科学技术出版社，2014.

[6] 阮堂明，沈华. 中国文化概论. 广州：暨南大学出版社，2012.

[7] 郑洪新. 中医基础理论. 北京：人民卫生出版社，2017.

[8] 臧守虎，贾成祥. 中医药文化学. 北京：中国中医药出版社，2017.

[9] 张成博，程伟. 中国医学史. 北京：中国中医药出版社，2016.

[10] 王明强，张稚鲲，高雨. 中国中医文化传播史. 北京：中国中医药出版社，2015.

[11] 朱建平. 中国医学史研究. 北京：中国古籍出版社，2003.

[12] 李磊. 中医药文化史话. 上海：上海科学出版社，2015.

[13] 张宗明. 传承中医药文化基因. 北京：中国医药科技出版社，2015.

[14] 陈慧珍. 中国传统医学文化散论. 长沙：岳麓书社，2013.

[15] 王旭东. 中医药文化导读. 北京：高等教育出版社，2007.

[16] 刘理想. 中医存废之争. 北京：中国中医药出版社，2007.

[17] 张效霞. 无知与偏见——中医存废百年之争. 济南：山东科学技术出版社，2007.

[18] 何清湖. 中医之学与道. 北京：人民卫生出版社，2017.

[19] 张慰丰. 中西医文化的撞击. 南京：南京出版社，2013.

[20] 申俊龙，曾智. 中医药文化传承与传播的哲学智慧. 北京：科学出版社，2015.

[21] 张志斌，李经纬，郑金生. 中医的历史. 北京：人民卫生出版社，2011.

[22] 马伯英. 中国医学文化史. 上海：上海人民出版社，2010.

[23] 薛功忱. 中医药文化溯源. 南京：南京出版社，2013.

[24] 于玲. 解读中医——让中医融入生活. 北京：人民卫生出版社，2014.

[25] 张其成. 中医药文化学. 北京：人民卫生出版社，2017.

[26] 洪雷，陈建平. 中医药文化学. 北京：科学出版社，2016.

［27］郑通涛．中国文化论丛．福州：海风出版社，2000.

［28］司马迁．史记．上海：中华书局，1956.

［29］黄帝内经（中医四部经典大字版）．北京：中国医药科技出版社，2013.

［30］王琦．中医治未病解读．北京：中国中医药出版社，2007.

［31］王琦．中医藏象学．北京：人民卫生出版社，1997.

［32］胡欣，葛秀梅．中医辨证论治教程．潮州：华光出版社，1994.

［33］王香平，刘芳．医德修养．北京：中国协和医科大学出版社，2013.

［34］戴慧华．医乃仁术：古今中外医德故事．上海：上海科学技术出版社，2010.

［35］张其成．中医哲学基础．北京：中国中医药出版社，2005.

［36］邢玉瑞．中医思维方法．北京：人民卫生出版社，2010.

［37］郭建庆．中国文化概述．上海：上海交通大学出版社，2005.

［38］王庆宪．中医思维学．成都：重庆出版社，1990.

［39］黄海波．中国传统文化与中医．北京：人民卫生出版社，2007.

［40］吉文辉．中医学文化基础．北京：科学出版社，2005.

［41］曲黎敏．中医与传统文化．北京：人民卫生出版社，2005.

［42］田岳凤．中医特色疗法．北京：科学出版社，2009.

［43］杨力．周易与中医学．北京：北京科学技术出版社，2007.

［44］冯友兰．中国哲学简史．北京：新世界出版社，2002.

［45］廖育群．岐黄医道．沈阳：辽宁教育出版社，1991.

［46］严世芸．中医学术发展史．上海：上海中医药大学出版社，2004.

［47］谢观．中国医学源流论．福州：福建科学技术出版社，2003.

［48］苏颖．中医运气学．北京：中国中医药出版社，2009.

［49］邱鸿钟．医学与人类文化．广州：广东高等教育出版社，2006.

［50］薛公忱．论医中儒道佛．北京：中医古籍出版社，1999.